頤

Chinesische Naturheilverfahren

Foen Tjoeng Lie

Chinesische Naturheilverfahren

**Selbstbehandlung mit bewährten Methoden
der physikalischen Therapie**

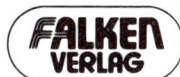

FALKEN VERLAG

Zum Thema »natürliche Heilmethoden« sind im Falken-Verlag außerdem erschienen:
»Gesundheit durch altbewährte Kräuterrezepte und Hausmittel aus der Naturapotheke« (Nr. 4157),
Falken-Handbuch Heilkräuter (Nr. 4076),
Falken-Handbuch Bio-Medizin (Nr. 4136),
»Gesund bleiben — gesund werden durch Enzyme« (Nr. 0677),
»Fußmassage« (Nr. 0714),
»Gesund bleiben — gesund werden durch Heilfasten« (Nr. 0713),
»Gesund bleiben — gesund werden durch Massage« (Nr. 0750),
»Die echte Schroth-Kur« (Nr. 0797).

CIP-Kurztitelaufnahme der Deutschen Bibliothek

Lie, Foen Tjoeng:
Chinesische Naturheilverfahren: Selbstbehandlung mit bewährten Methoden d. physikal. Therapie / Foen Tjoeng Lie.
[Zeichn.: Gerhard Scholz]. — Niedernhausen/Ts.: Falken-Verlag, 1986.
  (Falken-Sachbuch)
  ISBN 3-8068-4247-7

ISBN 3 8068 4247 7

© 1986 by Falken-Verlag GmbH, 6272 Niedernhausen/Ts.
Umschlag: Typographie: Kreativ-Design Gerd Aumann, Wiesbaden-Nordenstadt; Zeichnung: Gerhard Scholz, Dornburg
Zeichnungen: Gerhard Scholz, Dornburg
Die Ratschläge in diesem Buch sind von Autor und Verlag sorgfältig erwogen und geprüft, dennoch kann eine Garantie nicht übernommen werden. Eine Haftung des Autors bzw. des Verlages und seiner Beauftragten für Personen-, Sach- und Vermögensschäden ist ausgeschlossen.
Satz: Dinges + Frick, Wiesbaden
Druck: Auer, Donauwörth

817 2635 4453 6271

Inhalt

Vorwort

Es fällt auf, daß die Akupunktur im Westen sehr häufig ganz pauschal mit der chinesischen Medizin gleichgesetzt wird. Sie stellt aber nicht die einzige Heilmethode der chinesischen Medizin dar. Diese umfaßt, genau wie die Ganzheitsmedizin westlicher und anderer Kulturen auch, viele andere Methoden: Drogen (pflanzlicher, tierischer und mineralischer Herkunft), Ernährung, Gymnastik, Massage, Atemübungen, Heilbäder (durch Wasser, Sonne und Luft), Wärmebehandlung usw.

In diesem Buch werden die verschiedenen Heilmethoden der chinesischen Physiotherapie ausführlicher besprochen. Neben der allgemeinen Beschreibung der einzelnen Verfahren werden ihre Einsatzmöglichkeiten zur Behandlung und zur Vorbeugung von Krankheiten beschrieben. Die Leser können die vorgestellten Übungen erlernen und selbst durchführen. Es ist jedoch in manchen Fällen vorteilhaft, sich von einem erfahrenen Lehrer anleiten zu lassen, um Fehler zu vermeiden, individuelle Übungen zusammenzustellen oder das jeweilige Belastungspensum richtig zu bestimmen.

Gedacht sind alle Übungen — mit Ausnahme der Schwangerschafts- und Wochenbettgymnastik — sowohl für Männer als auch für Frauen. Um einen reibungslosen Übungsablauf zu gewährleisten, wurde die Mehrzahl der Übungen illustriert. Die wechselnden Personendarstellungen sind Ausdruck der unterschiedlichen Übungsabschnitte und Positionen sowie der individuellen Gestaltung des jeweiligen Übungspensums.

Die Vorteile der chinesischen Physiotherapie liegen auf der Hand:

● Bei richtiger Anwendung belastet oder schädigt sie den Körper nicht.
● Sie ist einfach zu erlernen.
● Sie kann in der Krankheitsbehandlung und -vorbeugung vielseitig eingesetzt werden.
● Sie kann überall (sowohl in Krankenhaus und Praxis als auch zu Hause) durchgeführt werden.
● Sie ist kostengünstig.

Trotz dieser Vorteile der chinesischen Physiotherapie kann man allerdings nicht davon ausgehen, daß man sie nur anzuwenden braucht, um dann sofort gesund zu werden und zu bleiben, denn jede Krankheit hat vielfältige Ursachen, die unterschiedlich zusammenhängen können. Faktoren wie das Zusammenspiel zwischen Seele und Körper, die Harmonie zwischen Belastung und Erholung, die Wechselwirkung zwischen Lebensgewohnheit / Ernährung einerseits und körperlich-seelischem Wohlbefinden andererseits sind ebenfalls wichtig und müssen berücksichtigt werden.

Für Durchsicht und sprachliche Korrektur des Textes sowie fachliche Anregung und Kritik danke ich Frau Brigitte Brunner (Wien), Frau Dipl. Physiotherapeutin Angelika Mückler (Wien) und Herrn Manfred Brinkmann (Hamburg).

Foen Tjoeng Lie

引言

Einführung

Die chinesische physikalische Therapie ist sowohl Vorbeugungs- als auch Therapiemaßnahme. Sie unterscheidet sich in mehreren Punkten von einer allgemeinen Krankheitsbehandlung.

Was ist die chinesische Physiotherapie?

● Der Kranke wird im allgemeinen als Partner angesprochen. Er benutzt die Physiotherapie, um die körperlichen, funktionellen und gesundheitlichen Nachteile, Fehler oder Mängel auszugleichen, sie zu behandeln. Deshalb verfügt die Physiotherapie über spezielle Formen und Verfahren. Weiterhin setzt sie ein bestimmtes tägliches Pensum voraus. Im allgemeinen ist der Anteil an Bewegung relativ klein, angepaßt an Zustand, körperliche Kräfte und Gewohnheit des Patienten; Form und Methode sind je nach Krankheit und Zweck unterschiedlich, sie müssen unter Umständen vom Arzt und Therapeuten bestimmt werden.

● Gewöhnlich können Rekonvaleszenten (auf dem Wege der Genesung befindliche Patienten), ältere Menschen und solche in schlechtem Allgemeinzustand normale Sportarten nicht betreiben. In diesem Fall eignet sich die chinesische physikalische Therapie, die Genesungsphase zu verkürzen, den Gesundheitszustand zu verbessern und Krankheiten vorzubeugen.

Aber auch normale, gesunde Menschen können ihren Allgemeinzustand durch Physiotherapie weiter verbessern und ebenfalls Krankheiten vorbeugen.

● Mittel der Physiotherapie sind natürliche Faktoren, wie Bewegung, Licht, Luft, Wärme usw., durch deren Einsatz der Körper trainiert wird. Die Physiotherapie benötigt keine Medikamente und chirurgischen Eingriffe. Durch Teilnahme an der chinesischen physikalischen Therapie verbessern sich die Körperkonstitution und die physiologischen Funktionen des Organismus, beschleunigt sich die Genesung und lassen sich körperliche Fehler korrigieren.

● Ziel der chinesischen Physiotherapie ist es, nicht nur die Krankheit zu behandeln, damit der Mensch seine Gesundheit zurückerlangt, sondern auch die Körperfunktionen wiederherzustellen und die Anfälligkeit für Krankheiten zu mindern.

Entwicklung

Einerseits hat die Physiotherapie in China eine sehr lange Tradition, andererseits hat sie sich in der letzten Zeit entscheidend weiterentwickelt. Sie ist in ihrer heutigen Form das Ergebnis langer Versuche, mit Krankheiten fertigzuwerden. Verschiedenen Literaturquellen zufolge hat die Menschheit bereits vor 3000 Jahren Gymnastik benutzt, um Krankheiten zu behandeln. Schon in früheren Zeiten haben die Menschen festgestellt, daß Bewegung und Massage Muskelschmerzen lindern und die Beweglichkeit der Gelenke verbessern können.

Als erste haben die Chinesen Leibesübungen eingesetzt, um Krankheiten zu behandeln. Es ist überliefert, daß schon die Leute in der Zeit von *Tang-Yao* (2297 vor Christus) durch Tanzen versucht haben, Erkrankungen und Bewegungseinschränkungen der Gelenke zu behandeln. Zur *Zeit der Frühlings- und Herbstperiode und der streitenden Reiche* (1066 bis 256 vor Christus) haben die Menschen dann unter der Parole »Be-

kämpfe das Schicksal« nach und nach die Gymnastik zur Gesundheitspflege, die Atemgymnastik und andere Maßnahmen der physikalischen Therapie durch langjährige Praxis und Erfahrung entwickelt. Sie werden seitdem gern zur Behandlung und Vorbeugung benutzt. Vor kurzem hat eine chinesische Archäologengruppe in Chang-Sha (Hauptstadt der Provinz Hu-Nan) ein sehr altes Seidengemälde aus der *Han-Dynastie* (206 vor Christus — 220 nach Christus) gefunden, auf dem das »Dao-Yin-Shu« (eine Art Gymnastik zur Gesundheitspflege) dargestellt wird. Dies ist nur einer von vielen Beweisen für die lange Tradition der chinesischen physikalischen Therapie.

In den letzten Jahren der Han-Dynastie gewann der berühmte Arzt Hua-Tuo die Erkenntnis, daß der menschliche Körper die Arbeit braucht, daß das Nahrungs-Qi (siehe Seite 22) durch Bewegung umgesetzt wird und dadurch weniger Krankheiten entstehen. Er hat die Gymnastik nach fünf Tieren (Wu-Qin-Xi) entwickelt; dabei werden die Bewegungen von Tiger, Hirsch, Bär, Affe und Vogel nachgeahmt. Später haben sich auch Tai-Ji-Quan (Schattenboxen), Ba-Duan-Jin (Brokatgymnastik mit acht Übungen), Shi-Er-Duan-Jin (Brokatgymnastik mit zwölf Übungen) in der breiten Bevölkerung durchgesetzt. Sie alle haben sich als wirksame Vorbeugungs- und Behandlungsmaßnahmen erwiesen.

Nach der Befreiung Chinas hat sich die chinesische physikalische Therapie sehr rasch weiterentwickelt. Einerseits werden die traditionellen Methoden wie Tai-Ji-Quan (Schattenboxen), Qi-Gong (Atemtherapie) usw. gepflegt, gleichzeitig werden aber auch die Erfahrungen der ausländischen Physiotherapie aufgenommen und in der neuen chinesischen Physiotherapie berücksichtigt.

Methoden

Atemtherapie

Qi-Gong, die chinesische Atemtherapie, ist eine Methode zur Körperstärkung durch Kombination von Ruhe (Entspannung) und Übung. Sie ist Teil des umfassenderen Qi-Trainings und bewirkt, daß der Körper ausreichend Qi produziert bzw. konserviert und somit eine ausgeprägte Abwehrkraft entwickelt. Im allgemeinen wird sie bei allen chronischen Erkrankungen eingesetzt.

Bewegungstherapie

Außer Heilgymnastik, wie *Wu-Qin-Xi* (Gymnastik nach fünf Tieren), *Ba-Duan-Jin* (Brokatgymnastik mit acht Übungen) und *Shi-Er-Duan-Jin* (Brokatgymnastik mit zwölf Übungen), gehören auch Heilspaziergänge (Man-Xing-Bai-Bu-Gong), einfaches Spazierengehen oder sportliche Betätigungen, wie Bergsteigen, Rudern und Schwimmen, zur Bewegungstherapie.

Das bekannte *Tai-Ji-Quan* (Schattenboxen) wird ebenfalls dazugerechnet, sollte aber wegen der erhöhten Anstrengung nur bei gutem Allgemeinzustand durchgeführt werden. Auf das Schattenboxen wird in diesem Buch nicht näher eingegangen, da es sich um ein sehr umfangreiches Gebiet handelt, dem man in diesem Rahmen nicht gerecht werden könnte.

Um den Bewegungsapparat des Körpers zu kräftigen, können Geräte eingesetzt werden, wie z. B. das große Drehrad, um die Beweglichkeit des Schultergelenkes zu verbessern, oder ein einfaches Fahrrad, um die Beine zu trainieren.

Heilmassage

Die Heilmassage kann als Punkt- oder Meridianmassage *(Akupressur)* von dem Kranken selbst *(Zi-Wo-An-Mo)* oder von geschultem Personal durchgeführt werden. Eingesetzt wird sie überwiegend zur Schmerzlinderung sowie zur Besserung der Durchblutung und Lymphzirkulation.

Anwendung von Wasser, Licht, Luft und Wärme

Durch Anwendung natürlicher Elemente, wie Wasser *(Hydrotherapie)*, Sonne *(Heliotherapie)*, Luft und Wärme *(Jiu-Fa, Moxibustion)* wird der Körper trainiert. Diese Formen der Therapie werden gewöhnlich mit anderen Heilmethoden kombiniert.

Indikationen

Die Physiotherapie ist als Teilgebiet der Gesamtmedizin zu werten; ihren Indikationen sind Grenzen gesetzt. Bei manchen Erkrankungen zeigt sie gute Erfolge, bei manchen kann sie nur unterstützend wirken oder allgemein stärken.

Nach Erfahrungen chinesischer Ärzte kann die physikalische Therapie bei folgenden Erkrankungen eine deutliche Heilwirkung zeigen:

Chronische Erkrankungen

Hauptsächlich sind hier chronische Erkrankungen des Atmungssystems, des Verdauungssystems, des Kreislaufsystems und des Genitalsystems angesprochen. Am häufigsten wird die chinesische Physiotherapie bei Lungentuberkulose, Lungenemphysem, chronischer Bronchitis, chronischer Verstopfung, Hämorrhoiden und Darmvorfall, Magensenkung, Gebärmuttervorfall, hohem Blutdruck, Übererregbarkeit, schneller Erschöpfung sowie Arthritis eingesetzt.

Bei der Behandlung dieser chronischen Erkrankungen kann die chinesische Physiotherapie zur Besserung der Organfunktion beitragen, die Konstitution stärken, die Abwehrkraft fördern, die Symptome lindern und/oder das Fortschreiten der Krankheit hemmen.

Lähmungen

Bei Lähmungen, die durch Nervenentzündungen, Verletzungen, Schlaganfälle usw. verursacht werden, kann die chinesische Physiotherapie bei konsequenter Dauerbehandlung eine vollständige oder teilweise Rehabilitation der motorischen Funktion fördern.

Bewegungseinschränkungen der Gelenke und Haltungsfehler

Viele Bewegungseinschränkungen der Gelenke — beispielsweise infolge äußerer Verletzungen oder Nervenentzündungen — kann man durch intensiven Einsatz der chinesischen physikalischen Therapie beseitigen. Bei einer Wirbelsäulendeformation (Wirbelsäulenverkrümmung und Buckel) sowie Plattfüßen kann man mit frühzeitigem Einsatz der chinesischen Physiotherapie gewisse Korrekturen unterschiedlichen Grades erreichen.

Kontraindikationen

Es ist recht schwierig, über die Kontraindikationen (Gegenanzeigen) der Physiotherapie, auch der chinesischen, generell etwas zu sagen. Es gibt Fälle, in denen der Einsatz der Physiotherapie im allgemeinen nicht erlaubt ist. Speziell auf den einzelnen Fall bezogen, stellt es sich dann aber oft heraus, daß einige Übungen oder Maßnahmen der Physiotherapie doch zur Förderung des Heilprozesses oder zur Linderung der Beschwerden eingesetzt werden können. Andererseits können durch einen empfohlenen und im allgemeinen unbedenklichen Einsatz der Physiotherapie auch Nebenwirkungen, wie Schlafstörungen, Müdigkeit, Herzklopfen und Herzrhythmusstörungen usw., auftreten. Hier muß entweder die Behandlung unterbrochen oder das Belastungspensum für den Kranken reduziert werden, denn häufig sind solche unerwünschten Nebenwirkungen Zeichen eines überhöhten Übungspensums. Ob sich diese oder jene Übungen/Maßnahmen der Physiotherapie für diesen oder jenen Patienten eignen, hängt oft nicht nur von der Krankheit oder den Symptomen ab, sondern auch vom Allgemeinzustand und von der Belastbarkeit des Patienten sowie der Beschaffenheit und der Funktionsfähigkeit der jeweiligen Körperteile. Auf solche eventuellen Kontraindikationen, Vorsichtsmaßnahmen und zu beachtenden Punkte wird bei der Behandlung der jeweiligen Krankheiten hingewiesen. Es muß stets von Fall zu Fall entschieden werden, was allerdings oft nur der behandelnde Arzt kann. Im Zweifelsfall ist es deshalb ratsam, einen Arzt aufzusuchen. In diesem Buch können nur Richtlinien gegeben werden.

Ganz klar liegt der Fall allerdings bei Fieber.

Vom Krankheitsgeschehen her gesehen, bringt eine Ausübung der Physiotherapie während der Fieberphase dem Körper Nachteile. Einerseits ist die Wärmeproduktion des Körpers bei Fieber schon stark angestiegen, andererseits verstärkt die Ausübung von Physiotherapie den Stoffwechsel der Muskeln und dadurch auch die Wärmeproduktion. Der Körper wird mit einer doppelten Wärmebelastung konfrontiert. Außerdem werden bei Fieber in verschiedenen Körperstrukturen große Mengen von Eiweiß abgebaut und große Mengen von Vitaminen verbraucht. Die Ausübung von chinesischer physikalischer Therapie erhöht zusätzlich den Verbrauch von Energie im Körper. Dies führt zu einer Schwächung der körperlichen Konstitution und damit der Abwehrkraft.

Drittens beschleunigt sich der Herzschlag bei Fieber (gewöhnlich erhöht sich der Puls um 10—20 Schläge pro Minute bei einer Erhöhung der Körpertemperatur von 1°C). Das Herzminutenvolumen (das Blutvolumen, das pro Minute vom Herzen ausgeworfen wird) steigt mit. Die Herzbelastung ist dadurch vergrößert. Wenn man in diesem Moment zusätzlich noch Heilgymnastik betreibt, erhöht man die Herzbelastung um ein weiteres. Dies kann unter Umständen zu Herzrhythmusstörungen führen.

Unbedingt zu erwähnen wäre noch, daß Fieber häufig eine Reaktion des Körpers auf eine Infektionskrankheit ist. Der Organismus braucht gerade in dieser Situation Ruhe und nicht Bewegung, damit die Abwehr nicht zusätzlich belastet und gestört wird und der Körper in der Lage ist, alle Kräfte zu mobilisieren und zu konzentrieren, um die Krankheit erfolgreich zu bekämpfen.

Ausnahme: Bei mäßiger Erhöhung der Körpertemperatur (weniger als 38°C) darf man, soweit genügend Kraft vorhanden ist, spazierengehen oder leichte Übungen der Atemtherapie (Qi-Gong) durchführen.

Außer bei Fieber sollte man auch bei folgenden Zuständen die Physiotherapie möglichst nicht betreiben:

● akutes oder subakutes Stadium einer Erkrankung (insbesondere einer entzündlichen Erkrankung oder einer Infektionskrankheit wie Tuberkulose);

● schwere Allgemeinsymptomatik oder Erschöpfung;

● Gefahr einer Komplikation (wie Thrombose, Tumor und Metastasen);

● auch Schwangerschaft und örtliche Erkrankungen sowie Verletzungen können gegen manche Maßnahmen der Physiotherapie (z. B. Massage, Gymnastik usw.) sprechen.

Es sei hier deswegen nochmals erwähnt, daß der Leser, der sich mit der chinesischen Physiotherapie aus diesem Buch selbst behandeln möchte, unbedingt vorher mit seinem Arzt sprechen sollte, wenn noch Unklarheiten im Hinblick auf ein mögliches Risiko der Behandlung bestehen.

Heilungsmechanismen

Die chinesische Physiotherapie ist kein Medikament und kein Stärkungsmittel, warum kann sie also heilen? Kann man durch Gymnastik oder Sport gesund werden? Ist das so einfach?

Über die Wirkungsprinzipien der Physiotherapie hat man in der letzten Zeit viele Erkenntnisse gewonnen:

● Mangel an körperlicher Bewegung ist die häufige Ursache zahlreicher Erkrankungen. Wenn man z. B. nur im Sitzen arbeitet, führt dies zu einer Minderung der Darmbewegung und einer Erschlaffung der Bauchmuskeln. Chronische Verstopfung ist oft das Ergebnis. Durch andauernde, intensive, geistige Arbeit (Dauerstreß) und minimale körperliche Arbeit oder Sport als Ausgleich, leiden viele Menschen zudem unter nervöser Erschöpfung.

Um solche Erkrankungen und Beschwerden zu behandeln, muß man in der Therapie schwerpunktmäßig auf erholsame körperliche Betätigung und Sportübungen hinwirken, um den Bewegungsmangel auszugleichen.

● Viele chronisch Kranke bewegen sich aus Angst oder Mangel an Informationen zu wenig und legen dadurch weitere Körperfunktionen still. Durch chronischen Bewegungsmangel werden alle normalen Abläufe im Organismus gestört; daraus resultieren dann flache Atmung, Kreislauf-, Verdauungs- und Stoffwechselstörungen, verminderte Muskelspannung, häufig sogar Muskelschwund und depressive Verstimmungen.

Die chinesische Physiotherapie dient hier der Verbesserung der Atmung, des Blutkreislaufs, der Verdauung und der psychischen Grundhaltung, sie begünstigt damit die Heilung der Grundkrankheit.

● Manche Erkrankungen manifestieren sich hauptsächlich in Bewegungseinschränkungen wie Versteifung der Gelenke oder Lähmungen. Wenn man die Möglichkeiten der physikalischen Therapie ausschöpft, z. B. Erweiterung des Bewegungsradius, Training zur Normalisierung der Nervenversorgung und der Muskelspannung (durch Sport, Krankengymnastik, Massage u. a.), erreicht man eine schnellere Wiederherstellung oder zumindest eine Verbesserung der Bewegungsfunktionen.

● Hauptfaktor vieler Erkrankungen, z. B. Regulationsstörungen des Kreislaufs, Lungenemphysem usw., ist eine Funktionsschwäche des Herzens und der Lungen. Durch die Heilgymnastik kann man schrittweise die Herz- und die Lungenfunktion steigern, d. h. die Kondition stärken. Die Atem- und die Kreislauffunktion werden verbessert und damit auch die Beschwerden gelindert.

● Bei der Behandlung mancher Krankheiten braucht man zwar in einer bestimmten Phase Medikamente, wie z. B. bei Lungentuberkulose. Sind aber die inneren Organe funktionell gestört, können Medikamente nicht ausreichend absorbiert werden, d. h., die Wirkung der medikamentösen Behandlung wird beeinträchtigt.

Die physikalische Therapie kann in diesem Fall die Funktionen der inneren Organe — insbesondere den Stoffwechsel — verbessern, so daß sich die Wirkung der Medikamente voll entfalten kann. Unter diesen Umständen ist die Physiotherapie eine wirksame Ergänzung der medikamentösen Behandlung.

Warum gerade (chinesische) Physiotherapie?

Mancher Leser mag sich jetzt die Frage stellen: Genügt denn nicht eine medikamentöse oder operative Behandlung? In Medizin und Pharmakologie werden gewaltige Fortschritte erzielt; immer neue Medikamente werden auf den Markt gebracht; die Chirurgie hat große Erfolge. Ist das nicht genug? Es ist ja einleuchtend, wenn Gesunde Sport treiben. Aber ist es denn für Kranke richtig, Gymnastik, Sportübungen usw. auszuüben? Können sie das denn verkraften?

Die Physiotherapie besitzt ihren eigenständigen Heilwert, der nicht durch andere Heilmethoden zu ersetzen ist. Auf den ersten Blick scheint die Physiotherapie zur Heilung einer Krankheit nicht notwendig zu sein. Aber bei genauerer Beobachtung stellt man eine Verzögerung der Heilung fest, wenn die Physiotherapie bei entsprechender Indikation nicht eingesetzt wird. So kann manche medikamentös schwierig zu behandelnde Erkrankung durch Anwendung der Heilgymnastik oder anderer physikalischer Therapien günstig beeinflußt werden; die Beschwerden werden gelindert, und der Gesundheitszustand normalisiert sich allmählich. Darüber hinaus hat die physikalische Therapie viele Vorteile: Sie ist einfach und leicht durchzuführen, kostet wenig, ist relativ unabhängig von Geräten und hat eine gute Heilwirkung. Sie läßt sich wie folgt charakterisieren:

● Physiotherapie ist eine funktionelle Behandlungsmethode. Sie hilft dem Patienten, die Funktion des Herzens, der Lunge, der Muskeln usw. zu trainieren. Sie kann Funktionsschwächen bessern und Fehlfunktionen bis zu einem bestimmten Grad normalisieren. Rehabilitation und Funktionssteigerung durch Physiotherapie kann durch medikamentöse Therapie nicht ersetzt werden.

● Physiotherapie ist eine Behandlung des ganzen Körpers; d. h. bei Kopfschmerzen wird nicht primär der Kopf, bei Beinschmerzen nicht nur das Bein behandelt, sondern der Gesamtorganismus ist von Bedeutung. Durch Regulierung des Nervensystems, durch Verbesserung des Blutkreislaufs, durch Steigerung der Nährstoffaufnahme wird die Stärkung der Konstitution und Abwehrkraft erreicht.

● Physiotherapie ist eine aktive Heilmethode. Die Patienten übernehmen eine eigene Verantwortung, sie behandeln sich selbst. Sie arbeiten aktiv an ihrer eigenen Gesundheit, befreien sich aus ärztlicher und medikamentöser Abhängigkeit. Diese Eigeninitiative stärkt das Selbstvertrauen bei der Bekämpfung der Krankheit und begünstigt den Heilungsprozeß.

● Physiotherapie ist ein natürliches Heilverfahren. Sie nützt die natürlichen Fähigkeiten des Menschen. Bei richtiger Durchführung und individuellem Pensum entstehen keinerlei unerwünschte Nebenwirkungen. Physiotherapie kann unabhängig von Alter, Geschlecht oder Konstitution ausgeübt werden.

● Physiotherapie ist eine vorbeugende Maßnahme. Die Entstehung einer Erkrankung wird durch innere und äußere Faktoren verursacht. Nach Auffassung der chinesischen Medizin sind die inneren Faktoren maßgebend; die äußeren Faktoren können nur aufgrund der inneren Faktoren wirken. Körperliche Ertüchtigung ist für die Stärkung der Konstitution und für die Steigerung der Abwehrkraft sehr nützlich. Wir können beobachten, daß unter ähnlichen oder gleichen Bedingungen manche Menschen krank werden und manche nicht; ob man erkrankt oder nicht ist also unter anderem auch von der Stärke oder Schwäche der Körperabwehr abhängig.

Wichtigste Voraussetzungen für den Heilerfolg

Die Vermehrung der Muskelkraft, die Vergrößerung des Bewegungsradius der Gelenke, die Verbesserung der Herz- und Lungenfunktion usw. können sich nun allmählich und entsprechend der Steigerung des Trainingspensums entwickeln. Eine sinnvolle Steigerung des Trainingspensums kann man nur durch konsequentes, regelmäßiges Üben und systematischen Aufbau erzielen. Eine überhastete Steigerung des Trainingspensums ruft keinerlei positive Veränderung zugunsten einer Funktionsverbesserung hervor, sondern kann im Gegenteil sogar der Gesundheit schaden.

Man muß sich darüber im klaren sein, daß nicht nur Tage und Wochen geübt werden muß, sondern Monate und unter Umständen sogar Jahre. Nur so kann eine Veränderung erreicht werden. Jede Übung muß konsequent durchgeführt und systematisch geplant werden. Sporadisches Üben und eine zu frühe Beendigung der Therapie bringen nicht den erwünschten Erfolg.

Systematisch Üben, das heißt der Reihe nach, schrittweise üben. Das Trainingspensum soll allmählich gesteigert werden. Die Übungen sollen von den einfachen zu den schwierigen langsam aufgebaut werden. Jede Behandlungsphase, jeder Behandlungsabschnitt soll den Übenden systematisch, Schritt für Schritt seinem Behandlungsziel näherbringen. Es empfiehlt sich, den Weg zum »Fernziel« (= Beschwerdefreiheit) in mehrere Teiletappen (= Nahziele) zu zerlegen.

Unterschiede zwischen chinesischer und westlicher Physiotherapie

Die beiden Methoden haben in ihren Wirkungsweisen sehr viele Ähnlichkeiten. Im allgemeinen nutzen sie die vorprogrammierte Reaktionsfähigkeit unseres Organismus auf die zugefügten Reize aus. Diese Reaktionen sind nicht isoliert auf nur einen Körperteil beschränkt, sondern treten im ganzen Organismus auf. Die krankmachenden Faktoren werden durch solche Reaktionen beseitigt, die gestörten Funktionen wieder normalisiert. Sowohl die chinesische als auch die westliche Physiotherapie setzen den körpereigenen Selbstheilungsprozeß in Gang, fördern und verstärken ihn.

Selbst was Technik und Methodik der beiden Systeme anbelangt, kann man recht viele Ähnlichkeiten entdecken. Trotzdem gibt es Unterschiede zwischen den beiden.

Ein Teil der Übungen der chinesischen Physiotherapie hat sich aus der Alltagsarbeit und dem Alltagsleben entwickelt, z. B. Teile der Brokatgymnastik mit acht und mit zwölf Übungen sowie der Heilspaziergang; ein anderer Teil stammt aus den religiösen Riten und Bräuchen (z. B.

Teile der Brokatgymnastik sowie der Atemtherapie); ein weiterer Teil ist den Bewegungen der Tiere nachgeahmt (z. B. die Gymnastik nach fünf Tieren); und nicht zuletzt kommt ein Teil aus der Selbstverteidigungskunst und der kriegerischen Kampfkunst (z. B. Teile der Atemtherapie, des Tai-Ji-Quan und der Brokatgymnastik).

Sicherlich ist die westliche Physiotherapie auch zur Vorbeugung geeignet, aber in der Praxis wird diese Bedeutung vernachlässigt. Anders die chinesische Physiotherapie. Sie wird nicht nur zur Behandlung und Rehabilitation eingesetzt, sondern auch sehr betont als Vorbeugungsmaßnahme. Als solche wird sie in den Alltag integriert. Morgens oder nachmittags sieht man nicht nur in den Sanatorien, sondern auch im Park oder auf anderen Plätzen, viele alte und junge Menschen Übungen des Tai-Ji-Quan (Schattenboxen), des Qi-Gong (Atemtherapie) oder andere Gymnastik betreiben.

Es scheint den Chinesen zu gelingen, zumindest einen Teil der Verantwortung für die Gesundheit und das Wohlbefinden selbst zu tragen. Ihnen ist auch klar, daß nur die regelmäßige und ausdauernde Durchführung dieser Vorbeugungsmaßnahmen die Gesundheit und das Wohlbefinden sichern kann. Diese positive Einstellung steht im Einklang mit der allgemeinen Philosophie der traditionellen chinesischen Medizin.

Selbstkontrolle bei der Ausübung

Die Ausübung von Physiotherapie ist sehr einfach. Gewöhnlich genügt es, wenn man von einem Arzt, Physiotherapeuten, Sportlehrer oder einer entsprechend ausgebildeten Person Anweisungen erhält. Man kann im Krankenhaus, im Sanatorium, in der Schule oder zu Hause praktizieren. Wichtig ist, daß man mit Selbstkontrolle und Disziplin übt.

Unter Selbstkontrolle versteht man die Beobachtung der Reaktion des Körpers während des Trainingsprozesses. Anhand der Körperreaktion kann man gegebenenfalls das Pensum, die Technik oder das Verfahren differenzieren. Das Trainingspensum teilt man gewöhnlich in drei Kategorien (groß, mittel und klein). Im allgemeinen können die Patienten selbst durch Messen der Pulsfrequenz nach der Übung das Trainingspensum festlegen. Eine normale Pulsfrequenz beträgt ungefähr 60—80 Schläge pro Minute. Nach einer Übung mit großem Trainingspensum steigert sie sich auf 120—140 Schläge pro Minute, bei mittlerem Trainingspensum auf etwa 90—110 Schläge; bei kleinem Trainingspensum ändert sich die Pulsfrequenz kaum oder steigert sich um weniger als 10 Schläge pro Minute. Um eine erfolgreiche Physiotherapie zu gewährleisten, ist das kleine oder höchstens das mittlere Trainingspensum nötig.

Wenn nach den Übungen erhöhte Körpertemperatur oder Fieber, Schlaflosigkeit, anhaltende Gewichtsabnahme, deutliche Ermüdung, örtlich begrenzte Schmerzen, Schwellungen in irgendeinem Körperteil oder eine Verschlechterung des Zustands auftreten, sollte man vorerst mit der Übung aufhören. Diese oben genannten unerwünschten Nebenwirkungen können durch übermäßiges Pensum oder falsche Technik hervorgerufen werden. Man sollte unverzüglich einen Fachmann (Arzt, Physiotherapeuten, Sportlehrer) zu Rate ziehen, um gegebenenfalls nach einer Korrektur weiterüben zu können.

Die Selbstkontrolle bei Physiotherapie ist absolut wichtig, damit gegebenenfalls sofort korrigierend eingegriffen werden kann. Die Selbstkontrolle sichert die Richtigkeit der Durchführung und damit den Therapieerfolg.

Fachgerechte Physiotherapie
für chronisch Kranke

Außer der Anweisung durch Fachpersonal und der notwendigen Selbstkontrolle muß man noch folgende Punkte beachten, um die Vorteile der Physiotherapie, wie z. B. Stärkung der Körperkonstitution, Steigerung der Abwehrkraft, auch wirklich auszunutzen. Tatsache ist, daß die Physiotherapie kein Allheilmittel ist, daß sie nicht isoliert, sondern zusammen mit anderen Maßnahmen betrieben werden muß.

● Die an chronischen Krankheiten leidenden Menschen müssen eine richtige Einstellung zu ihrer Erkrankung gewinnen und eine positive, optimistische Haltung aufbauen. Sie müssen eine unbeugsame Ausdauer und Eigeninitiative gegenüber dem sogenannten Schicksal aufbringen. Fühlt man sich durch eine Erkrankung bedroht und verängstigt, durch momentane Beschwerden verunsichert und verwirrt, so kann die Heilgymnastik auch nicht ideal zur Geltung kommen. Denn jede psychische Belastung kann nicht nur die volle Konzentration auf die Übung verhindern, sondern auch den Heilungsprozeß stören und verzögern.

● Die Patienten müssen sich über Wirksamkeit und Nebenwirkungen von Medikamenten genau informieren und sich dementsprechend verhalten. Manche setzen ihr ganzes Vertrauen in Medikamente und sind sehr skeptisch gegenüber der Physiotherapie; sie glauben nicht daran, daß man durch kombinierte Anwendung vieler Maßnahmen die eigene Abwehrkraft steigern und demzufolge die Krankheit verhindern kann. Andere wiederum mißtrauen Medikamenten, weil sie vielleicht schlechte Erfahrungen damit gemacht oder Angst vor Nebenwirkungen haben. Sie vertrauen ausschließlich der physikalischen Therapie, glauben, daß beispielsweise allein die Heilgymnastik alle Krankheiten heilen könnte.

Tatsache ist, daß nicht nur akut Erkrankte Medikamente brauchen, sondern oft auch chronisch Erkrankte, vor allem in der akuten Phase ihrer Krankheit. Auch wenn sie Physiotherapie betreiben, brauchen sie zumindest am Anfang noch die Unterstützung z. B. einer medikamentösen Behandlung; nach einer gewissen Zeit kann man — bei konsequenter Ausübung der Physiotherapie und entsprechend der Besserung — nach und nach die Dosierung der Medikamente herabsetzen und eventuell zum Schluß ganz auf sie verzichten. Dabei sollte man unbedingt mit den behandelnden Ärzten zusammenarbeiten.

● Der Mensch ist ein »Allesfresser«. Der menschliche Organismus benötigt eine vielseitige Ernährung. Eine gute Ernährung muß nicht größtenteils aus Fleisch, Fisch und ähnlichem bestehen; gute Nahrungsmittel brauchen nicht teuer zu sein, und man muß nicht immer ein Stärkungsmittel wie Ginseng verwenden. Frisches Gemüse und verschiedene Getreidearten enthalten ebenso gute Nährwerte.

Umgekehrt kann der Körper ausreichende Nährstoffe nicht ausschließlich aus Gemüse und Getreide erhalten. Kurzum, eine gesunde und vernünftige Ernährung darf nicht einseitig sein, sie muß sowohl aus tierischen als auch aus pflanzlichen Bestandteilen zusammengesetzt werden.

● Arbeit und Muße müssen harmonisch aufeinander abgestimmt werden. Man sollte den Tagesablauf nach Möglichkeit dem menschlichen Urbedürfnis (biologischen Tagesrhythmus) entsprechend gestalten; dazu gehören genügend Schlaf, frühes Aufstehen, regelmäßiges Trainieren ohne Überanstrengung.

● Nikotin- und Alkoholgenuß sollten vermieden werden. Daß Nikotin und Alkohol der menschlichen Gesundheit schaden, ist ja mehr als genug beschrieben worden. Speziell bei chronischen Erkrankungen kann völliger Alkohol- und Nikotinverzicht in Kombination mit Physiotherapie und vernünftiger Lebensweise (wie oben beschrieben) Heilung oder zumindest Linderung der Beschwerden bringen.

基礎

Die Grundlagen der chinesischen Physiotherapie

Qi-Gong (Atemtherapie), Tai-Ji-Quan (Schattenboxen), Wu-Qin-Xi (Gymnastik nach fünf Tieren), Ba-Duan-Jin (Brokatgymnastik mit acht Übungen), Shi-Er-Duan-Jin (Brokatgymnastik mit zwölf Übungen), Zi-Wo-An-Mo (Selbstmassage), Man-Xing-Bai-Bu-Gong (Heilspaziergang), verschiedene Bäder und vieles andere bilden die Grundlagen der Vorbeugungs- und Behandlungsmaßnahmen der neuen chinesischen Physiotherapie.

Qi-Gong (Atemtherapie)

Was ist Qi-Gong?

Qi-Gong ist eine besondere Technik zur Körperkräftigung und gleichzeitig eine sehr wirksame Maßnahme zur Krankheitsvorbeugung und -behandlung.

Unter »Qi« versteht man in der traditionellen chinesischen Medizin hauptsächlich die vom Menschen eingeatmete Luft (Sauerstoff) und das ursprünglich im menschlichen Körper schon vorhandene »Yuan-Qi«. Das »Yuan-Qi« ist eine Art Antriebsenergie für die Lebensaktivitäten im menschlichen Organismus, es entspricht der Abwehrkraft gegen Erkrankungen, der Anpassungsfähigkeit des Körpers an Umweltbedingungen und der Regenerationsfähigkeit des Organismus bei Störungen. Die traditionelle chinesische Medizin ist der Ansicht, daß üppiges »Yuan-Qi« der wichtigste Faktor zur Aufrechterhaltung der Gesundheit und zur Krankheitsvorbeugung ist; sie betont, daß die Krankheit nicht in den Körper eindringen kann, solange der Mensch ausreichend »Zheng-Qi« (eine andere Bezeichnung für das »Yuan-Qi«) besitzt.

In der Rekonvaleszenzphase einer Erkrankung verordnet ein chinesischer Arzt Maßnahmen zur Wiederherstellung bzw. Kräftigung des »Yuan-Qi«, um die Genesung zu beschleunigen. Qi-Gong (Atemtherapie) ist eine wirksame Methode, das »Yuan-Qi« zu trainieren; es kann dadurch allgemein die Konstitution verbessert werden.

Die Technik des Qi-Gong setzt sich aus Übungen zur Regulierung der Körperhaltung, der Atmung und der Psyche zusammen. Diese drei Faktoren fördern, beeinflussen und beschränken sich gegenseitig. Zentraler Punkt des Qi-Gong ist die Beherrschung und Koordinierung dieser drei Faktoren, um dadurch eine Körperkräftigung und eine Krankheitsvorbeugung zu erreichen.

Es gibt zahlreiche Varianten des Qi-Gong. Zur Zeit werden in China vorwiegend drei Übungen (zur Entspannung, zur Kräftigung und zur inneren Regulation) betrieben. Sie werden im folgenden vorgestellt.

Heilungs-mechanismen

Jahrhundertelange Erfahrung lehrt, daß man mit Qi-Gong viele chronische Erkrankungen erfolgreich behandeln kann; deutliche Erfolge zeigen sich vor allem bei nervöser Erschöpfung, Bluthochdruck ohne erkennbare organische Ursache, Magen- und Zwölffingerdarmgeschwüren, Magensenkung und chronischer Verstopfung. Außerdem wird das Qi-Gong zur allgemeinen Gesundheitspflege angewendet.

Die Wirkung des Qi-Gong beruht hauptsächlich auf folgenden drei Mechanismen:

● *Erholung des »Yuan-Qi«:* Durch angemessene Ruhe erholt sich das verbrauchte oder geschädigte »Yuan-Qi«. Somit können sich die gestörten Funktionen regulieren, die Abwehrkraft verstärkt sich. Nach zahlreichen klinischen Beobachtungen und Experimenten kam man zu der Erkenntnis, daß der vertiefte Ruhezustand beim Qi-Gong eine Beruhigung der Aktivitäten der Großhirnrinde hervorruft. Durch diese Beruhigungsfunktion ermöglicht Qi-Gong eine Normalisierung von irritierten Funktionen infolge Übererregung der Großhirnrinde. Es hemmt die Erregbarkeit und gibt dem Körper dadurch eine günstige Voraussetzung für die Erholung.

Die Fähigkeit des Qi-Gong, bei nervöser Erschöpfung, hohem Blutdruck sowie Magen- und Zwölffingerdarmgeschwüren eine Heilung zu provozieren, ist wahrscheinlich auf diesen Wirkfaktor zurückzuführen, da bei Entstehung dieser Erkrankungen psychischen Komponenten oft eine wesentliche Bedeutung zukommt.

● *Ansammlung der Energie:* Bei experimentellen Beobachtungen stellte man fest, daß die physiologische Folge der Ausübung von Qi-Gong eine Art Einsparungsreaktion ist, d. h., für dieselbe Tätigkeit benötigt man weniger Energie, z. B. weniger Sauerstoff (bis zu 30 Prozent weniger als vor dem Training) und weniger Kalorien (bis zu 20 Prozent weniger). Dieser »Spareffekt« ist vorteilhaft bei der Verminderung des Energieverbrauchs und bei der Ansammlung/Mobilisierung neuer Energie. Dies ist wahrscheinlich ausschlaggebend für die positive Wirkung des Qi-Gong bei Menschen in schlechtem Allgemeinzustand und mit zehrenden chronischen Krankheiten.

● »Massage« des Bauchraums: Durch die mechanische Wirkung der Atembewegung führt man eine »Massage« der Bauchorgane aus. Die Bauchatemtechnik (Zwerchfellatmung) des Qi-Gong, vor allem bei der Übung zur inneren Regulation, besitzt eine deutliche Massagewirkung. Bei dieser Atemtechnik vergrößert sich die Bewegungsbreite des Zwerchfells um das 3- bis 4fache, durch das Ausdehnen (Lockerlassen der Zwerchfellmuskulatur) und das Einziehen (Anspannung) des Zwerchfells werden die inneren Organe im Bauchraum rhythmisch bewegt (Massage). Dadurch werden die Peristaltik des Magen-Darm-Traktes gefördert, Blutstauungen im Bauchraum beseitigt und die Verdauungs- und Absorptionsfunktionen verbessert.

Der gesteigerte Appetit sowie die intensivierte Verdauung und Absorption (bei schlanken Menschen kann man eine Gewichtszunahme beobachten) beruhen auf dieser »Massage« des Bauchraums; auf sie ist auch zurückzuführen, daß Qi-Gong chronische Verstopfung und Magensenkung wirksam beeinflussen kann.

Wie erlernt man Qi-Gong?

Um das Qi-Gong zu trainieren, sollte man folgende Regeln beachten:

● *Natürliche Entspannung und allgemeine Ruhe:*
Es sollen Körper und Psyche entspannt werden. Voraussetzung dafür sind bequeme, nirgends einengende Kleidung; eine lockere und freie Körperhaltung (locker hängende Schulter, gut aufgerichtete Wirbelsäule, aber nicht krampfhaft gestreckt!). Wichtig ist, daß die Bauchmuskulatur und insbesondere auch die Unterleibsmuskulatur entspannt werden.

Danach sollte man sich seelisch entspannen, d. h. innerlich ruhig und gelassen sein. Während der Übung ist es wichtig, sich auf den Übungsablauf selbst zu konzentrieren und keinen Gedanken an andere Dinge zu verlieren. Nachdem man den ersten Schritt der (körperlichen) Entspannung erreicht hat, sollte man sich nun auf die Regulierung des Atems konzentrieren. Dadurch wird das Erleben einer umfassenden (körperlichen und seelischen) Entspannung erleichtert.

Ziele dieser Entspannung sind das vollständige Konzentrieren auf die Übung, das Vermeiden psychischer Erregung und das Vermindern der Empfindung für äußere Störfaktoren wie Lärm und Licht; manchmal erreicht man einen vertieften Ruhezustand und fühlt kaum das Gewicht der eigenen Gliedmaßen oder gar des eigenen Körpers. Der Anfänger bekommt bei der Übung häufig innere Unruhe oder kann sich nicht konzentrieren. In diesem Fall hilft es oft, an den Satz »Gut Ding braucht Weile« zu denken, denn es bedarf eines starken Willens und einer unbeugsamen Ausdauer sowie großer Geduld, um diesen vertieften Ruhezustand zu erreichen. Wenn man gelassen ist und geduldig übt, kommt man nach einer gewissen Zeit leichter zum Ziel.

● *Vereinigung von Wille und Qi:*
Bei der Übung sollte man die Beherrschung des Willens und die Regulation der Atmung in Einklang bringen. Wichtig ist dabei die Konzentration auf die Atmung, um Rhythmus, Tiefe, Geschwindigkeit und Häufigkeit der Atemzüge bewußt zu regulieren sowie den Atem zu beobachten. Voraussetzung dafür ist die innere Ruhe.

Die Regulation der Atmung wird von den folgenden Merkmalen bestimmt: fein, tief (lang), langsam, stabil, gleichmäßig und ruhig. Die Übungen zur Entspannung und zur Kräftigung betonen die Willensbeherrschung, die Übung zur inneren Regulation ist zur Regulierung des Atems gedacht. Alle drei Übungen müssen im Einklang mit Willensbeherrschung und Atemregulation ausgeführt werden, erst so können sie ihre volle Wirkung entfalten.

● *Kombination von Ruhe und Bewegung:*
Im Qi-Gong überwiegt die Ruhe. Daraus resultieren Bewegungsmangel und fehlende Aktivität des Körpers. Deswegen braucht man außer Qi-Gong zusätzlich andere, bewegungsintensive Übungsformen wie Bodengymnastik oder ähnliches, um eine umfassende Heilwirkung zu erreichen. Damit dieser Effekt gewährleistet wird, sollte man die bewegungsorientierten Übungen nach der Atemübung durchführen; d. h. erst Ruhe, dann Bewegung.

● *Planmäßiges Vorgehen:*
Qi-Gong ist eine Übung, um die Steuerung des Willens und der Atmung zu trainieren. Um die Atemregulation fachgerecht ausführen zu können, muß man regelmäßig und dauerhaft üben. Dabei sollte man planmäßig vorgehen und das Übungspensum allmählich nach ei-

ner festgelegten Reihenfolge aufbauen. Erst dadurch kann sich der gewünschte Erfolg langsam einstellen. Für Atemtechnik und Auswahl der Körperhaltung bei der Übung gilt der Aufbau von leicht nach schwierig. Die Technik zum Eintritt in den vertieften Ruhezustand sollte man schrittweise entwickeln und die Übungsdauer allmählich verlängern (am Anfang genügen etwa 10—15 Minuten).

Weiter sind folgende Punkte zu beachten:

● 10—15 Minuten vor Beginn der Übung soll man geistige Aktivitäten wie Lesen, Musizieren usw. unterlassen; falls nötig vorher Blase und Darm entleeren.

● Die Übungsdauer kann man nach Gefühl bestimmen. Nach einer Sitzung sollte man nicht sofort aufstehen, sondern zuerst das Gesicht reiben, um die Augen herum massieren, die Beine zum Körper ziehen und sie in der Luft wie beim Radfahren hin und her drehen. Danach kann man ganz langsam aufstehen und anschließend die Arme und Beine ausschütteln.

● Wenn während der Übung Kurzatmigkeit oder innere Unruhe auftreten, muß man in Ruhe prüfen, ob Atemtechnik und Körperhaltung in Ordnung sind, ob man eventuell im Moment eigentlich nicht in der Stimmung ist zu üben oder mit seinen Gedanken abwesend. Dies sind die häufigsten Ursachen für eine Disharmonie während der Übung. Nach der Korrektur kann die Übung weitergeführt werden.

● Wenn bei einzelnen Übungen Kopfschmerzen, Schwindel oder dumpfer Druck im Kopf entstehen, muß man die mögliche Ursache herausfinden. Meist werden diese Symptome durch übermäßig vertiefte Atemzüge, Überlastung durch voreilige Pensumsteigerung oder durch psychische Aufregung verursacht.

● Mit leerem oder überfülltem Magen soll man nicht üben.

● Wenn man Fieber oder Durchfall hat oder wenn man erkältet bzw. übermüdet ist, soll man die Übungen für einige Zeit unterbrechen.

Zwischenfälle während der Übungen

Bei fachgerecht durchgeführten Übungen, sowohl zur Entspannung als auch zur Kräftigung oder zur inneren Regulation, werden keine unangenehmen Zwischenfälle auftreten. Wenn der Körper sich am Anfang an die notwendige Haltung, Atemtechnik und Willenssteuerung noch nicht gewöhnt hat oder wenn die Technik noch nicht beherrscht wird, können einige unerwünschte Reaktionen auftreten. Diese können gewöhnlich durch richtige Unterweisung bei der Übung sehr gut vermieden werden. Wenn sie trotz vorsichtiger Einführung auftreten, lassen sie sich in der Regel durch entsprechende Maßnahmen beheben.

Im folgenden Abschnitt werden die häufig auftretenden Zwischenfälle und ihre Korrekturmaßnahmen besprochen.

Im Bereich der Körperhaltung

● *Rückenschmerzen:* Meist durch unpassende oder ungewohnte Sitzhaltung hervorgerufen. In diesem Fall kann man die Übung zuerst im Liegen ausführen und anschließend im Sitzen; oder man übt zuerst im Sitzen, bis man müde wird, und setzt dann im Liegen fort. Man kann auch durch Verkürzung oder Unterteilung der gesamten Sitzdauer in kleinere Abschnitte die Rückenschmerzen vermeiden und den Körper langsam an die richtige Sitzhaltung gewöhnen.

● *Einschlafen der Beine:* Tritt oft bei der Übung im Sitzen mit gekreuzten Beinen auf. Prophylaktisch bewegt man die Beine vor Übungsbeginn gründlich durch (z. B. Beugen, Strecken und Ausschütteln). Falls die Beine trotzdem einschlafen, kann man durch Massage der Beine, Wechsel der Beinstellung oder Aufstehen und Umhergehen die Beschwerden beseitigen und anschließend weitermachen.

Im Bereich der Atmung

● *Behinderte Atmung und innere Unruhe:* Meist hervorgerufen durch Übereifer am Anfang des Trainings oder erzwungen tiefe und lange Atmung. Diese Fehler soll man möglichst korrigieren, gegebenenfalls kann man die Übung durch Aufstehen oder einen kleinen Rundgang im Raum unterbrechen. Nachdem man sich beruhigt hat, kann die Übung fortgesetzt werden.

● *Kurzatmigkeit, Beklemmungsgefühl und Schmerzen in den seitlichen Rippenpartien:* Oft durch übertrieben vertiefte Atmung oder übermäßig lang angehaltenen Atem verursacht. Wenn man entsprechend korrigiert, verschwinden die Beschwerden schnell. Falls nötig, kann man die seitliche Rippengegend sanft massieren.

Im Bereich des Willens und des Gefühls

● *Schläfrigkeit:* Tritt meist bei der liegenden Übung auf und/oder bei psychischer Abgeschlagenheit sowie bei körperlicher Übermüdung. Sie läßt sich vermeiden, wenn man die Übung im Sitzen anstatt im Liegen ausführt oder wenn man die Augen einen kleinen Spalt öffnet und auf die Nasenspitze schaut. Ansonsten sollte man nicht üben, wenn man sehr müde ist. Oft läßt sich die Schläfrigkeit vermeiden, wenn man vorher eine kleine Tasse heißen Tee trinkt oder im Raum umhergeht.

Wenn solche Maßnahmen nicht mehr helfen, ist man meist übermüdet; in diesem Fall soll man die Übung unterbrechen und sich durch genügenden Schlaf erholen.

● *Ungewöhnliche Gefühle (sensationelle Reaktionen):* Manchmal spürt man gewisse ungewöhnliche Gefühle wie Taubheit der Haut und der Muskeln, Juckreiz, Wärme oder Kribbeln usw., wenn man in den vertieften Ruhezustand eintritt. Dies sind normale Reaktionen des Körpers. Die chinesische Medizin sagt, daß man das Qi — vitale Energie — im Körper aktiviert. Man sollte diese Gefühle intensiv wahrnehmen, um sie später je nach der Zielsetzung der Übung in bestimmten Körperregionen oder im ganzen Körper zirkulieren zu lassen. Wenn die Gefühle unangenehm werden, kann man die Aufmerksamkeit auf den Unterleib an die Dan-Tian-Stelle (3 Finger breit unter dem Nabel) verlagern und allzu tiefe Atemzüge vermeiden.

Im Bereich des Kreislaufs

● *Herzklopfen (Tachykardie):* Die Steigerung der Herzfrequenz auf mehr als 100 Schläge pro Minute wird häufig erst im vertieften Ruhezustand bemerkt. Sie ist oft auf übermäßig tiefe Einatmung, übermäßig langes Luftanhalten oder psychische Spannung zurückzuführen. Nachdem man entsprechend korrigiert hat, verschwinden die Beschwerden meist von selbst.

● *Pochende Schläfenschlagader:* Das Gefühl der pochenden Schläfenschlagader auf der Seite, auf der der Übende liegt, wird meistens durch ungünstige Lagerung verursacht. Man braucht nur die Kopfhaltung ein bißchen zu ändern, damit die Schlagader im Ohrbereich nicht durch das Kopfgewicht direkt gedrückt wird.

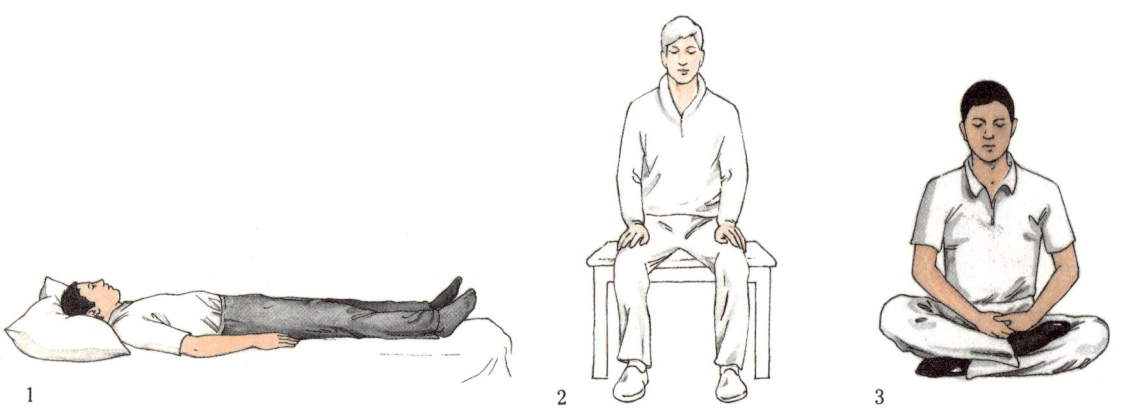

1   2   3

Abb. 1—3

Übung zur Entspannung

Im allgemeinen eignet sich diese Übung für alle chronischen Erkrankungen sowie schwache Konstitution. Ferner eignet sie sich auch als unterstützende Methode, um psychische Übererregbarkeit herabzusetzen.

1. *Die Körperhaltung:* Man nimmt eine liegende Position ein **(Abb. 1)**, legt den Kopf und einen Teil der Nacken-Schulter-Partie eventuell auf ein großes Kissen. Man legt die beiden· Arme ganz locker neben den Körper, streckt die Beine aus, schließt die Augen sowie den Mund und berührt mit der Zungenspitze den Gaumen. Dabei ist darauf zu achten, daß Augen, Mund und Kiefer entspannt in einer natürlichen Lage ruhen.

2. *Die Atmung:* Man atmet ganz natürlich durch die Nase ein und aus; die Tiefe und der Rhythmus entsprechen der normalen Atmung. Es wird nur so reguliert, daß die Atmung fein (d.h., das Atemgeräusch ist kaum zu hören), gleichmäßig (gleich schnell und gleich tief) und stabil (nicht drängend und nicht stockend) ist.

3. *Die Technik zum Eintritt in den tiefen Ruhezustand:* Beim Einatmen sagt man in Gedanken zu sich selbst »Ich bin ganz ruhig« und beim Ausatmen »Ich bin entspannt«. Während man sich den Satz »Ich bin entspannt« still vorsagt, soll man bei jedem Atemzug einen Körperteil nach dem anderen der Reihe nach von oben nach unten lockern: Kopf, Hals, Oberarme, Unterarme, Hände, Brust, Bauch, Rücken, Lende und Kreuz, Oberschenkel, Unterschenkel und zum Schluß die Füße. Nachdem alle Körperteile entspannt sind, lockert man weiter die Gefäße, die Nerven und die inneren Organe.

4. *Die Dauer und die Häufigkeit der Übung:* Je nach körperlichem Zustand oder Krankheitsbild bestimmt man selbst das Pensum. Gewöhnlich übt man in der Klinik oder bei Krankheit zu Hause 3- bis 4mal am Tag, jedesmal 30 Minuten. Wenn man arbeitet, kann man 1- bis 2mal am Tag für jeweils 30 Minuten trainieren. Es gibt keinen festgelegten Maßstab für die Gesamtübungs- bzw. -behandlungsdauer mit Qi-Gong. Im allgemeinen ist ein langfristiges Training von mindestens 2—3 Monaten nötig, um eine positive Wirkung zu erzielen.

24

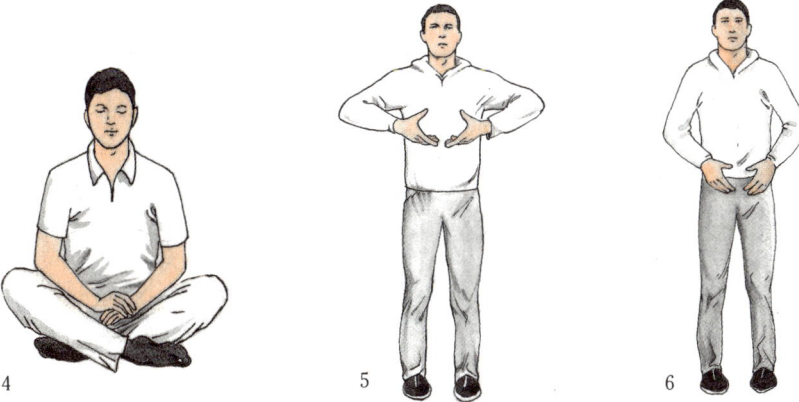

4   5   6

Abb. 4—6

Übung zur Kräftigung

Die Indikationen der Übung zur Kräftigung sind nervöse Erschöpfung, Bluthochdruck, Funktions-Störungen des Herzens, Lungenemphysem, Bronchialasthma usw. Charakteristisch für diese Übung ist die Betonung des vertieften Ruhezustandes und der einfachen vertieften Atmung.

1. *Die Körperhaltung:* Gewöhnlich wird die Übung im Sitzen auf einer Bank oder ähnlichem ausgeführt, weniger häufig im Sitzen mit gekreuzten Beinen (»Lotussitz«). Für geschwächte Patienten bietet es sich an, im Liegen zu üben.

● *Normaler Sitz:* Man sitzt ganz normal aufrecht, die Füße bleiben fest auf dem Boden, die Beine schulterbreit auseinander, Knie-, Hüft- und Sprunggelenke sind etwa 90° gebeugt. Die beiden Handflächen werden ganz leicht auf die Oberschenkel gelegt, die beiden Ellenbo-

gen leicht angewinkelt, der Kopf richtet sich auf, und das Kinn neigt sich ein wenig nach unten; Rücken und Lende sollen gerade sein, die Schultern hängen locker. Die Haltung der Augen, des Mundes und der Zunge entsprechen der bei der Übung zur Entspannung **(Abb. 2)**.

● *Sitz mit gekreuzten Beinen:* Entweder kreuzt man die Beine so, daß die beiden Füße auf den Unterschenkeln bzw. Knien liegen (»Lotussitz«), oder so, daß ein Fuß unter einem Bein und der andere Fuß auf dem anderen Bein liegt (»Halblotussitz«, **Abb. 3**), oder auch so, daß die beiden Füße unter den Beinen liegen (»Schneidersitz«, **Abb. 4**). Das Körpergewicht ist gleichmäßig auf beide Sitzbeinhöcker verteilt.

Die Lende und der Rücken sind aufrecht, aber nicht überstreckt, die beiden Schultern hängen locker herab. Der Kopf richtet sich auf und das Kinn neigt sich ein wenig nach unten. Die beiden Hände werden vor den Unterleib (Dan-Tian, 3 Finger breit unterhalb des Bauchnabels)

übereinandergelegt, wobei die Handinnenflächen zum Bauch zeigen, ohne ihn aber zu berühren. Die Kriterien für die Haltung der Augen, des Mundes und der Zunge entsprechen denen der Übung zur Entspannung.

● *Stehen:* Man steht aufrecht. Die Beine werden schulterbreit auseinandergespreizt, wobei die Fußspitzen leicht nach innen gestellt und die Knie geringfügig gebeugt werden. Das Kreuz und der Rücken bleiben in einer Senkrechten. Die Arme hebt man hoch, wobei die Hände gleich hoch und die Ellenbogen etwas niedriger als die Schultern stehen. Die Arme werden kreisförmig gehalten, als ob man einen Baum umarmen würde; die Hände und die Finger hält man so, als ob man einen Fußball in den Händen hätte **(Abb. 5)**.

Eine Variante zeigt die Abbildung 6: Hände- und Fingerhaltung bleiben gleich, die Arme werden mäßig gebeugt, jedoch nicht gehoben, und die Hände bleiben in Höhe des Unterleibs.

2. *Die Atemtechnik:*
● Geatmet wird auf natürliche Art und Weise wie bei der Übung zur Entspannung.
● Zwerchfellatmung, d. h. Bauchatmung:
Der Bauch wölbt sich bei der Einatmung (das Zwerchfell fällt in den Bauchraum hinein) und zieht sich bei der Ausatmung zurück (das Zwerchfell hebt sich wieder). Dabei wird die Luft zu keinem Zeitpunkt angehalten, d.h., der Atemvorgang wird fließend durchgeführt. Am Anfang macht man soviel Atemzüge pro Minute wie gewohnt, allmählich vertieft man die Atmung, ohne zu übertreiben, und reduziert die Atemzüge auf 6—8 pro Minute. Auf keinen Fall darf man dabei übermäßig heftig einatmen, den Bauch herausdrücken oder übertrieben tief atmen.

3. *Die Technik zum Eintritt in den vertieften Ruhezustand:* Ziel dieser Übung ist es, den Willen so zu steuern, daß man sich ganz entspannt auf den Unterleib (Dan-Tian) konzentriert. Da das nicht einfach ist, kann man den Vorgang am Anfang durch bestimmte Hilfsmaßnahmen erleichtern.
● *Die Atemzüge zählen:* In Gedanken zählt man die Atemzüge, bis eine bestimmte Zahl erreicht ist (am besten eine runde Zahl wie 10, 20 usw.). Dann zählt man wieder von vorne. Wenn man dabei durch irgend etwas gestört wird, soll man ganz ruhig wieder von vorne anfangen.

● *Der Atmung folgen:* Man verfolgt in Gedanken einfach die Ein- und Ausatmung und konzentriert sich auf die Atmung (den Weg der ein- und ausströmenden Luft verfolgen). Wenn man zwischendurch abgelenkt wird, soll man ganz ruhig versuchen, die Aufmerksamkeit wieder auf die Atmung zu lenken.
● *Die Konzentration auf Dan-Tian:* Nachdem man durch eine der obengenannten Hilfsmaßnahmen die Steuerung der Konzentration einigermaßen beherrscht, kann man zur etwas schwierigeren Methode übergehen. Man konzentriert sich auf den Punkt Dan-Tian, der nach Ansicht der chinesischen Medizin das Zentrum unseres Qi — der vitalen Energie — ist. Die Stelle befindet

Programmplanung für die Übung zur Kräftigung

Stufe	I (1.—2. Woche)	II (3.—5. Woche)	III (ab 6. Woche)
Haltung	Liegen oder normaler Sitz	Normaler Sitz oder Sitz mit gekreuzten Beinen	Sitzen oder Stehen
Atmung	Von natürlicher bis zu leichter, tiefer Atmung	Natürliche tiefe bzw. mäßig tiefe Bauchatmung	Natürliche tiefe Bauchatmung
Gedanken	Die Atmung zählen oder ihr folgen	Der Atmung folgen oder Konzentration auf Dan-Tian	Konzentration auf Dan-Tian
Häufigkeit und Dauer	3- bis 4mal/Tag je 10—15 Minuten	3- bis 4mal/Tag je 15—20 Minuten	2- bis 3mal/Tag je 20—30 Minuten
Anmerkungen	Achten auf richtige Haltung; feine, gleichmäßige und stabile Atmung; Konzentration.	Achten auf mäßig tiefe Atmung; sie soll tief in den Bauch führen. Versuch, den vertieften Ruhezustand zu erreichen. Phase der ersten Gewöhnung an die Übung.	Die Atmung soll fein, tief, langsam, stabil, ruhig und gleichmäßig sein. Man ist jetzt in der Lage, den tiefen Ruhezustand zu erreichen. Das Allgemeinbefinden wird besser, und es macht Spaß zu üben.

sich etwa 3 Finger breit (4—6 cm) unterhalb des Bauchnabels. Ähnlich wie bei anderen Meditationen (z.B. Yoga) soll man nach und nach die Fähigkeit erlangen, die Konzentration zwar auf dieser Stelle zu halten, sich jedoch nicht permanent und nicht bewußt gedanklich damit zu beschäftigen. Diese Fähigkeit läßt sich nicht mit Gewalt erzwingen, man muß geduldig üben. Wenn die Gedanken zwischendurch abschweifen und wenn man sich nicht konzentrieren kann, sollte man ganz ruhig und gelassen nochmals versuchen, die Aufmerksamkeit auf den Unterleib (Dan-Tian) zu lenken.

4. *Die Dauer und die Häufigkeit der Übung:* Ähnlich wie bei der Übung zur Entspannung soll man hier die Dauer einer Sitzung und die Übungshäufigkeit so bestimmen, daß man den vertieften Ruhezustand allmählich mühelos erreicht. Nochmals sei erwähnt, daß man die Übung schrittweise erlernen und trainieren muß. Es ist wichtig, sich genügend Zeit zum Erlernen der einzelnen Übungsabschnitte zu lassen, da jeder Abschnitt auf dem vorherigen aufbaut. Auf keinen Fall darf man voreilig versuchen, die ganze Übung in zu kurzer Zeit zu absolvieren (Merke: Rom ist nicht an einem Tag erbaut worden, und es ist auch noch kein Meister vom Himmel gefallen!).

In der nebenstehenden Tabelle wird ein Vorschlag zur Planung des Programms für die Übung zur Kräftigung vorgestellt. Man kann selbstverständlich individuell und nach Bedarf etwas von diesem Vorschlag abweichen.

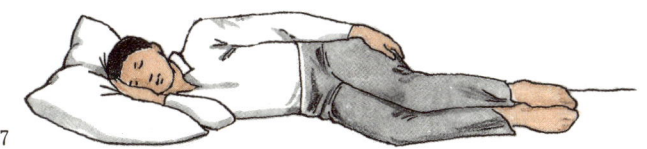

7

Abb. 7

Übung zur inneren Regulation

Durch ihre besondere Atemtechnik eignet sich die Übung zur inneren Regulation sehr gut zur Behandlung von chronischer Verstopfung, Geschwüren des Magens und Zwölffingerdarms, Magensenkung und Leberentzündung. Diese Übung betont die Atemtechnik, ohne den vertieften Ruhezustand zu vernachlässigen.

1. *Die Körperhaltung:* Hauptsächlich wird diese Übung im Liegen auf der Seite oder im Sitzen (sowohl auf einer Bank als auch mit gekreuzten Beinen), seltener im Liegen auf dem Rücken (für Anfänger oder bei schwachem Allgemeinzustand) durchgeführt.

● *Seitenlage:* Gewöhnlich liegt man auf der rechten Seite, um dem Magen bei der Bauchatmung einen Bewegungsfreiraum zu schaffen; nur bei Schmerzen in der rechten Rippenpartie liegt man auf der linken Seite. Der Kopf ist etwas nach vorn gebeugt, den rechten Arm legt man vor den Kopf, wobei die rechte Hand auf dem Kopfkissen liegt; den linken Arm legt man ganz entspannt auf den Oberschenkel oder die Hüfte, wobei die Handfläche zum Körper gerichtet wird **(Abb. 7)**. Wichtig ist, daß die Haltung dabei ganz entspannt und natürlich ist. Die anderen Kriterien entsprechen denen der Übungen zur Entspannung und zur Kräftigung.

● *Rückenlage:* Genau wie bei der Übung zur Entspannung!

● *Sitzen:* Genau wie bei der Übung zur Kräftigung!

2. *Die Atemtechnik:* Mit der Intervalltechnik, d.h. so wie bei der Übung zur Entspannung, sagt man still vor sich hin »Ich bin ruhig«, »Ich bin entspannt« und atmet dabei mit der Bauchatemtechnik durch die Nase ein und aus. Die Reihenfolge ist: Einatmen, Ausatmen, Ruhepause (d.h. vorübergehend nicht mit der Atmung beschäftigen und die Luft

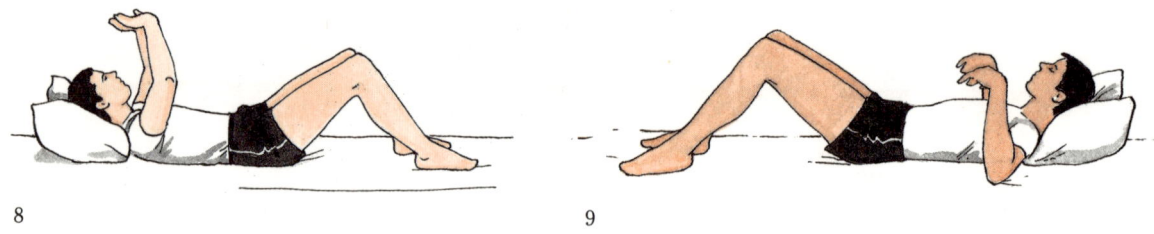

8   9

Abb. 8—9

nicht anhalten!), während der Pause legt man die Zungenspitze an den Gaumen und sagt die Sätze still zu sich selbst; danach bringt man die Zunge zurück in die normale Lage und atmet weiter ein und aus.

Hier wird noch einmal betont, daß man während der Ruhepause die Luft nicht in der Lunge anhalten soll, sondern einfach für eine Weile mit dem Atmen aufhören und sich auf den Unterleib (Dan-Tian) konzentrieren soll. Auf keinen Fall darf man die Luft im Kehlkopf oder im Oberbauch anhalten, weil das eventuell Druckgefühle, Luftnot und andere Beschwerden hervorrufen könnte.

Die Dauer der Pause zwischen den Atemzügen sollte man allmählich verlängern; im Schnitt beträgt sie etwa 3—7 Sekunden, d.h., 1- bis 2mal sagt man sich in normalem Tempo die Sätze vor. Dabei soll man über den Sinn der Sätze nachdenken (z.B. die Ruhe ist gut, die Ruhe und die Entspannung sind gut; die Ruhe und die Entspannung sind gut für meine Gesundheit usw.). Die physiologi-

sche Wirkung der Ruhepause ist zur Zeit noch nicht bekannt. Man weiß nur, daß sich dadurch Beschwerden im Bereich des Magen-Darm-Traktes schneller und effektiver behandeln lassen. Bei klinischen Tests stellte man fest, daß diese Atemtechnik mit Intervall durch periodischen inneren Druck im Bauchraum die Durchblutung der inneren Organe und die Peristaltik des Magen-Darm-Traktes stärker fördert als die gewöhnliche Bauchatmung.

3. *Die Technik zum Eintritt in den vertieften Ruhezustand:* Sie entspricht der Technik bei der Übung zur Kräftigung (siehe Seite 25ff.). Wichtig ist, daß man sich mit den Gedanken ganz auf den Unterleib konzentriert und sich nicht ablenken läßt.

Ergänzende Qi-Übungen

In diesem Abschnitt werden einige Qi-Übungen vorgestellt, die zum Teil aus *Qi-Gong* (chinesische Atemtherapie) und *Zhan-Zhuang* (Stehübungen) und zum anderen Teil aus *Dao-Yin* (»Do-Yin« = klassische Heilgymnastik) sowie *Yi-Jin-Jing* (Muskeltraining) stammen. Einige leichtere Übungen kann man gleich in der ersten Lern- und Übungsphase durchführen, andere, etwas schwierigere Übungen soll man erst machen, wenn die Grundtechnik des Qi-Gong (Atem, Körperhaltung, Steuerung der Aufmerksamkeit usw.) einigermaßen beherrscht wird. So wird der Körper nicht überfordert, und es macht auch Spaß, die Übungen — von einfachen bis zu schwierigen — stufenweise zu erlernen und auszuführen.

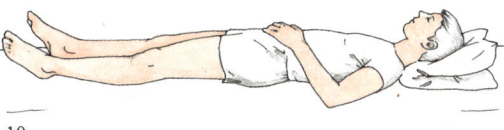

10

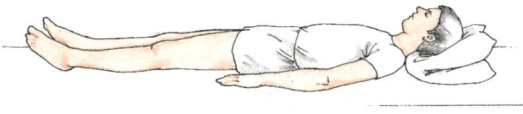

11

Abb. 10—11

Erster Übungssatz

Diese Übungen sind besonders geeignet bei allgemeiner Schwäche oder nervlicher Erschöpfung. Man führt sie in Rückenlage aus.

Der Übungssatz besteht aus vier Einzelübungen. Man soll sie möglichst der Reihe nach (1.—4. Übung) ausführen. Man bleibt jeweils in der entsprechenden Körperhaltung und atmet langsam, ruhig und gleichmäßig ein und aus, bis man nicht mehr kann und die Schultern ermüden. Dann bringt man die Hände neben den Körper, und nach einer Weile fährt man mit der nächsten Übung fort. Nachdem alle Übungen ausgeführt wurden, begibt man sich in die Seitenlage (siehe auch die Übung zur inneren Regulation des Qi-Gong, Seite 27f.) oder in eine Lage, in der man gewöhnlich schläft. Nun atmet man weiter: ganz sanft, gleichmäßig, tief und langsam, wobei die ganze Aufmerksamkeit auf die Atmung oder auf Dan-Tian konzentriert werden

soll. Anfänglich dauert es oft lange, bis man einschläft. Diese Zeitspanne verkürzt sich, sobald der Körper gelernt hat, die Aktivität der Großhirnrinde willentlich zu beruhigen.

1. Man legt sich im Bett auf den Rücken, stellt die Füße zuerst schulterbreit auseinander und zieht sie dann zum Körper heran, so daß die Ober- und Unterschenkel einen Winkel von 90° bilden, wobei die Fußsohlen das Bett ganz berühren. Danach hält man die Hände vor die Brust, die Handflächen sind zur Decke gerichtet, und die Arme werden so gebeugt, als ob man einen Gegenstand stützen würde **(Abb. 8)**; man kann die Handflächen allerdings auch zum Körper drehen, so daß es aussieht, als wolle man einen Baum umarmen.

2. Man nimmt eine ähnliche Körperhaltung wie bei der 1. Übung ein, wobei die Ellenbogen auf das Bett gestützt werden, die Handflächen nach unten gerichtet sind und die Finger ganz natürlich und locker fallen **(Abb. 9)**.

3. Jetzt streckt man die Beine aus, die Füße bleiben schulterbreit auseinander. Die Ellenbogen legt man mäßig gebeugt neben den Körper auf das Bett (man kann sie auch zuerst frei über dem Bett halten). Mit locker fallenden Fingern bleiben die Hände (Handflächen zum Körper gerichtet) knapp über dem Bauch. Erst wenn man müde wird, legt man sie auf den Bauch **(Abb. 10)**.

4. Die Beine haben die gleiche Haltung wie bei der 3. Übung, die Hände befinden sich neben dem Körper mit nach oben oder unten gerichteten Handflächen, wobei die Arme leicht gebeugt sind und die seitlichen Rippenpartien nicht berühren **(Abb. 11)**. Man hebt Hände und Ellenbogen im Wechsel so lange knapp über das Bett, bis sie ermüden.

Zweiter Übungssatz

1. Man sitzt aufrecht und ziemlich weit vorn auf einem Stuhl oder auf der Bettkante. Man spreizt die Beine mehr als schulterbreit auseinander, beugt die Knie und legt die Handflächen unterhalb des Bauchnabels auf den Bauch **(Abb. 12)**. Nun atmet man tief durch (Bauchatmung).

2. Kurz vor Ende der Ausatmung beugt man den ganzen Oberkörper nach vorn, bis der Kopf tiefer als die Knie ist **(Abb. 13)**. Dabei drückt man mit den Händen auf den Bauch. So erhöht sich der Druck im Bauch, und das Zwerchfell wird höher in den Brustkorb gerückt. Die Luft wird so stärker aus der Lunge gepreßt.

3. Danach lockert man die Hände, hebt den Kopf hoch, richtet den Oberkörper langsam auf und atmet gleichzeitig ein. Mit dem Ende der Einatmung befindet man sich wieder in der Ausgangsposition.

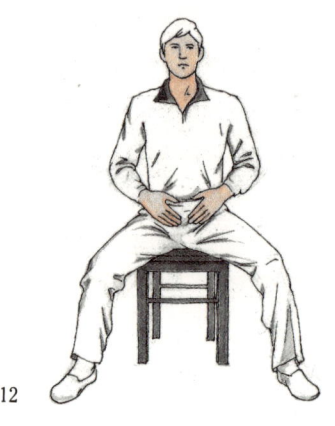

12

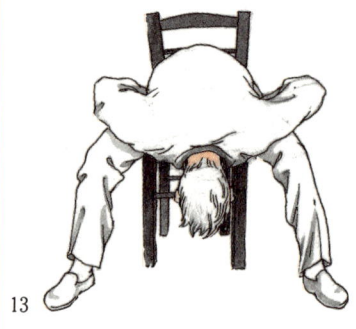

13

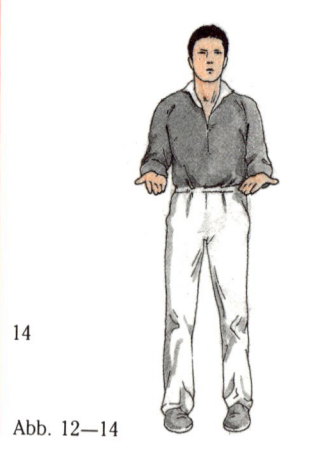

14

Abb. 12—14

Dritter Übungssatz

1. Man steht aufrecht und stellt die Füße mit leicht nach innen gerichteten Fußspitzen schulterbreit auseinander, bringt die Hände mit aneinandergelegten Handrücken vor den Unterleib. Man hebt die Hände am Bauch vorbei neben die Taille, dabei richten sich die Handflächen nach oben. Während dieser Bewegung atmet man tief ein **(Abb. 14)**.

2. Dann läßt man die Hände zum Boden fallen und bringt dabei die Handrücken wieder zueinander. Gleichzeitig beugt man den Oberkörper nach unten und berührt mit den Fingern den Boden. Dabei atmet man aus und schreit laut »Hai«, damit die Luft aus der Lunge heraus strömt **(Abb. 15)**.

3. Jetzt ballt man die Hände zu Fäusten und bringt sie zur Brust, als ob man einen schweren Gegenstand hochheben würde **(Abb. 16)**. Die Handflächen sind jetzt nach oben gerichtet. Während dieser Bewegung atmet man tief ein.

4. Danach streckt man die Arme waagrecht zur Seite, so daß sie mit den Schultern eine Ebene bilden und die Faustflächen nach vorn gerichtet sind **(Abb. 17)**. Gleichzeitig atmet man vollständig aus.

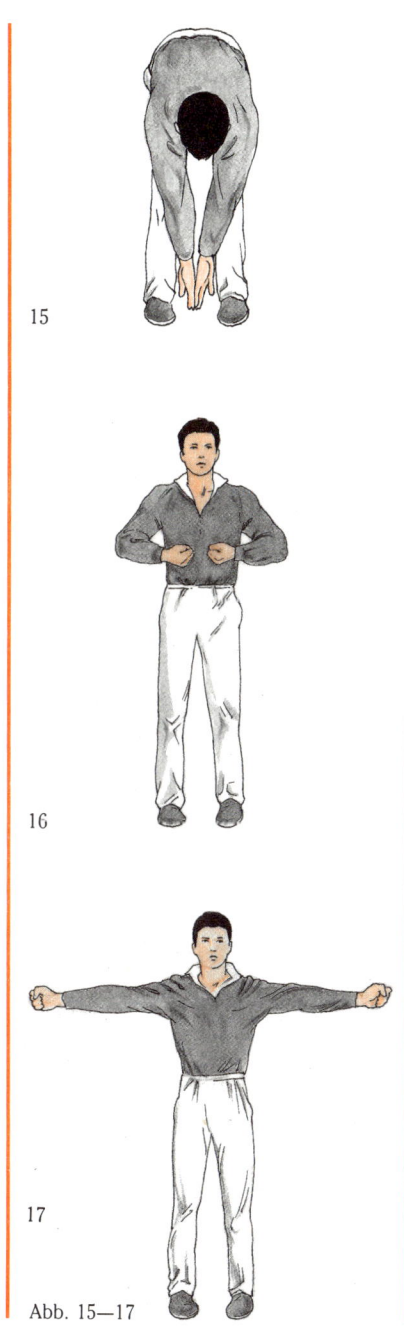

15

16

17

Abb. 15—17

5. Dann dreht man die Fäuste nach vorn, so daß die Faustflächen am Ende nach hinten gerichtet sind **(Abb. 18)**, und atmet dabei tief ein.
6. Nun dreht man die Fäuste wieder zurück, so daß die Handflächen nach oben gerichtet sind **(Abb. 19)**, und atmet dabei ganz aus.
7. Dann bringt man die Fäuste zum Oberbauch und atmet währenddessen tief ein. Danach drückt man den Oberbauch mit den Fäusten langsam, aber kraftvoll und ohne den Oberkörper zu beugen ein und atmet gleichzeitig ganz aus **(Abb. 20)**.
8. Nach der Ausatmung öffnet man die Fäuste und läßt die Arme nun ganz langsam neben den Körper fallen. Dabei atmet man ein und anschließend ein paarmal durch.
Diese Übung kann man je nach Belastbarkeit 10- bis 30mal wiederholen. Sie eignet sich sehr gut zur Verbesserung der Atemfunktion und des Allgemeinzustands.

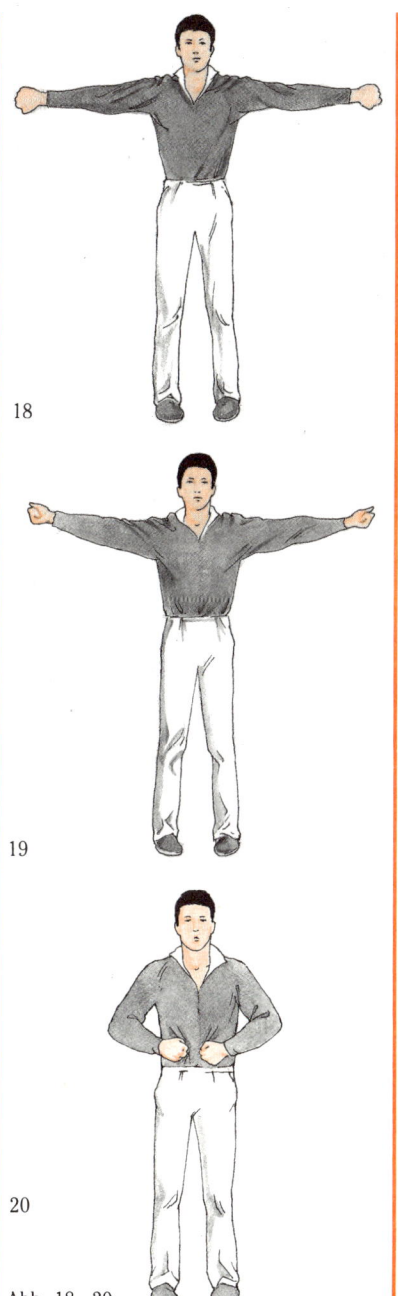

18

19

20

Abb. 18—20

31

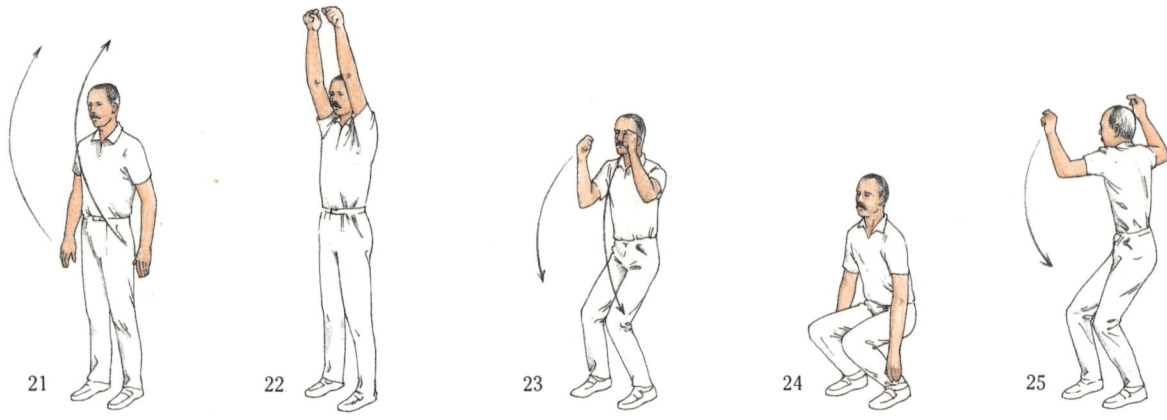

Abb. 21—25

Vierter Übungssatz

Diese Übung kann nicht nur die Lungenfunktion verbessern, sondern auch den Kreislauf, die Verdauung und den Stoffwechsel anregen. Ferner stärkt sie die Brust- und Bauchmuskeln. Daher eignet sie sich sowohl zur Verbesserung der Konstitution als auch zur Behandlung vieler chronischer Krankheiten, z.B. Bluthochdruck mit unbekannter Ursache, Bronchitis, Bronchialasthma, Kreislaufschwäche und Appetitlosigkeit.

Um die obengenannten Wirkungen voll zur Geltung kommen zu lassen, muß man bei der Übung unbedingt auf die harmonische Koordinierung von Bewegung und Atmung achten. Es ist außerdem nötig, daß die einzelnen Bewegungen gleichmäßig, sanft, langsam und fließend ausgeführt werden und die Atmung tief, ruhig, gleichmäßig und natürlich ist.

1. Man steht aufrecht und stellt die Füße schulterbreit auseinander, die Arme hängen ganz locker neben dem Körper. Vor Beginn der Übung sollte man zuerst ein paar natürliche Atemzüge machen und sich auf die auszuführenden Bewegungen konzentrieren. Jetzt beugt man die Arme etwas an, läßt die Finger locker auseinanderfallen und bringt die Hände mit leicht gebeugten Ellenbogen nach oben an der Brust vorbei über den Kopf **(Abb. 21 und 22)**. Man atmet dabei ein, d.h., mit Beginn der Handbewegung fängt man an einzuatmen, mit Ende der Einatmung sind die Hände über dem Kopf angekommen, d.h., die Handbewegung ist beendet.

2. Dann geht man in die Hocke, gleichzeitig bringt man die Hände am Kopf und an der Brust vorbei neben die Beine, dabei hält man den Oberkörper stets natürlich aufrecht **(Abb. 23 und 24)**. Die Bewegung und die Ausatmung müssen gleichzeitig begonnen und beendet werden. Danach steht man auf und bewegt die Hände an der Brust vorbei nach oben über den Kopf. Gleichzeitig atmet man ein.

Diese Übung kann man je nach Verträglichkeit 10- bis 20mal wiederholen. Am Anfang kann eine zu häufige Wiederholung bei geschwächten Patienten Schwindelgefühle hervorrufen. Bei angemessener Übungsdauer bereitet sie aber ein angenehmes Wohlgefühl. Sobald man diese Übung richtig beherrscht, kann man während des Kniens und des Aufstehens den Körper zusätzlich nach links und nach rechts drehen **(Abb. 25)**, dabei bleiben die Bewegung und die Atmung immer koordiniert.

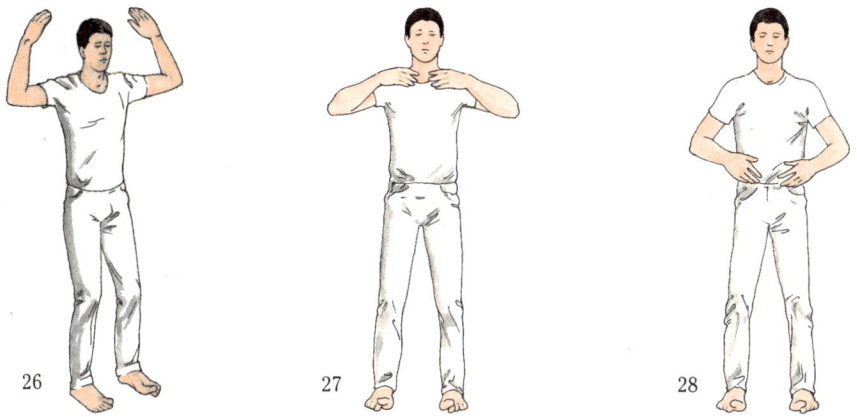

26   27   28

Abb. 26—28

Fünfter Übungssatz

Diese Übung gehört an sich zu den Grundübungen des Qi-Gong zur Kräftigung einer schwachen Konstitution. Sie kann außerdem zur Behandlung von Bluthochdruck, Bronchialasthma und Erkrankungen des Magen-Darm-Traktes eingesetzt werden; ferner eignet sie sich auch zur Kräftigung der Beine.

Die Übung dient vor allem der Harmonisierung von Willenssteuerung und Qi-Kreislauf. Nach ausreichender Übung kann man die Qi-Zirkulation mit dem Willen steuern, damit das Qi ungehindert durch den ganzen Körper fließen kann; d.h., man ist in der Lage, das Qi durch bewußte Steuerung in bestimmte Körperregionen zu führen. Für gezielte Therapien, z.B. bei Bluthochdruck, Durchblutungsstörungen und Lähmungen, ist diese Qi-Führung besonders wichtig.

1. Man steht aufrecht, Beine in etwa schulterbreit gespreizt, die große Zehe liegt jeweils auf der zweiten Zehe. Man beugt die Knie gerade so weit, daß sie nicht über die Fußspitzen hinausragen. Der Rumpf bleibt dabei völlig aufrecht, das Körpergewicht ist gleichmäßig zwischen beiden Beinen verteilt; d.h. der Punkt Bai-Hui (Lenkergefäßpunkt 20) auf dem Scheitel und der Punkt Hui-Yin (Dienergefäßpunkt 1) in der Mitte zwischen After und äußerem Geschlechtsteil befinden sich in einer Linie. Fußgelenke, Knie, Hüften, Kreuz, Nacken und Schultern müssen frei und locker sein. Man schließt die Augen oder läßt sie einen Spalt offen, so daß man gerade noch einen Lichtschimmer wahrnimmt. Der After, und bei Frauen auch die Vagina, soll ganz entspannt sein, d.h., die Beckenbodenmuskulatur wird nicht angespannt. Nun atmet man ganz langsam tief durch.

2. Nachdem man ganz ausgeatmet hat, hebt man die leicht angebeugten Arme schnell über den Kopf und richtet die Handflächen zum Scheitel **(Abb. 26)**. Man bleibt in dieser Haltung und atmet so lange ganz sanft, tief und gleichmäßig weiter, bis man das Gefühl hat, als sammle sich über dem Scheitel Nebel an. Dann bewegt man die Hände an Gesicht, Brust und Bauch vorbei langsam hinunter **(Abb. 27 und 28)**. Dabei atmet man weiter tief und ruhig und versucht, das Gefühl, das man auf dem Scheitel spürt, mit der langsamen Handbewegung nach unten zu transportieren.

Um diesen Transport des Gefühls — die Qi-Führung — zu erleichtern, kann man sich den Körper in drei Ebenen vorstellen:

● *Die vordere Ebene:* von Bai-Hui (Lenkergefäßpunkt 20) auf dem Scheitel zur Seite über die Ohren und den Hals zum Kehlkopf, dann über die beiden Schlüsselbeine, die Brust und den Oberbauch zum Nabel, weiter nach unten über die Mitte des Unterbauchs und das äußere Geschlechtsteil bis zu Hui-Yin (Dienergefäßpunkt 1), danach über die In-

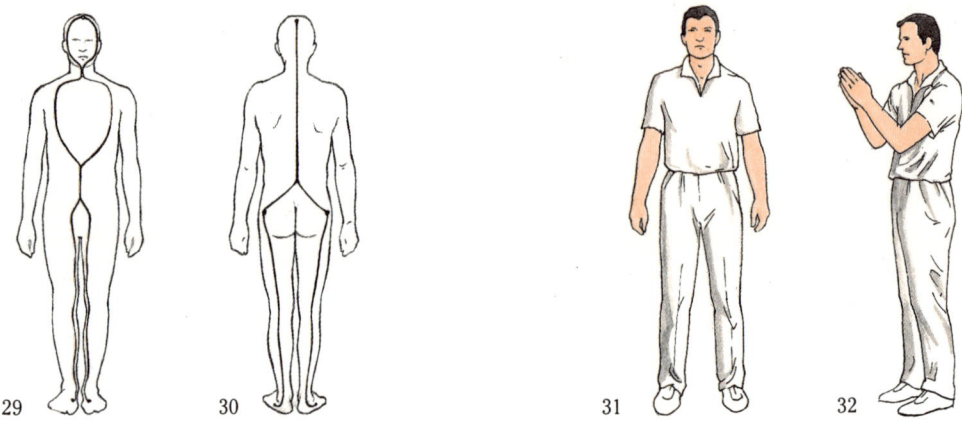

29　　　　　　　　30　　　　　　　　31　　　　　　　32

Abb. 29—32

nenseite beider Beine zum Punkt Yong-Quan (Nierenpunkt 1) in der Mitte der Fußsohle **(Abb. 29)**.

● *Die hintere Ebene:* von Bai-Hui (Lenkergefäßpunkt 20) auf dem Scheitel, über die Mittellinie des Schädels zum Nacken, weiter entlang der Wirbelsäule über den Rücken und Lendenbereich bis zur Höhe des 2. Lendenwirbelkörpers, wo der Punkt Ming-Men (Lenkergefäßpunkt 4) liegt. Dann zu beiden Hüftgelenken und über die Rückseite der Beine zum Punkt Yong-Quan (Nierenpunkt 1, **Abb. 30**).

● *Die mittlere Ebene:* sie verläuft in der Tiefe des Körpers, zwischen der vorderen und der hinteren Ebene. Dabei stellt man sich vor, daß sich eine feine Röhre vom Punkt Bai-Hui (Lenkergefäßpunkt 20) durch den ganzen Körper über die Mitte des Kopfes, des Halses, der Brust, des Bauches, der beiden Beine (durch die Mitte der Röhrenknochen des Ober- und Unterschenkels) zum Punkt Yong-Quan (Nierenpunkt 1) hinzieht.

Am Anfang der Übung sollte man die drei Ebenen einzeln wahrnehmen und das Gefühl aus dem Scheitel stets von oben nach unten transportieren. Nachdem man das mühelos nachvollziehen kann, versucht man, das Gefühl auf einmal vom Scheitel zu den Fußsohlen zu bewegen, ohne den Körper in drei Ebenen zu teilen. Bei dieser Übung sollte die Atmung ganz natürlich kommen und gehen, deshalb kann man erst beginnen, wenn die Atmung ohne große Konzentration locker, ruhig, gleichmäßig und tief ausgeführt wird. Wichtig ist, daß man die Aufmerksamkeit ganz auf die Qi-Führung richtet. Die Bewegung der Hände nach unten muß ganz langsam ausgeführt werden; wenn nötig bleibt man mit den Händen etwas länger über einem bestimmten Körperteil, damit das Gefühl nicht durch schnelle Bewegung verlorengeht. Häufig spürt man nach ausreichender Übungsdauer ein angenehmes, warmes Gefühl; dieses Gefühl wird auch als »De-Qi« (das Qi erreichen/bekommen) bezeichnet. In seltenen Fällen spürt man die Wärme zwar im Rumpfbereich, in den Beinen (oder auch in den Armen) aber nur Kälte. Das ist zwar ein Zeichen dafür, daß die Qi-Führung noch nicht optimal funktioniert, ist aber, besonders am Anfang, nicht ungewöhnlich. Durch Konzentration auf die Qi-Führung in den Beinen und/oder in den Armen kann dieser Fehler korrigiert werden.

Bei der Behandlung des Bluthochdrucks ist zu beachten, daß die Arme am Anfang der Übung sehr langsam über den Kopf gehoben werden und die Qi-Führung zu den Füßen zügiger erfolgt.

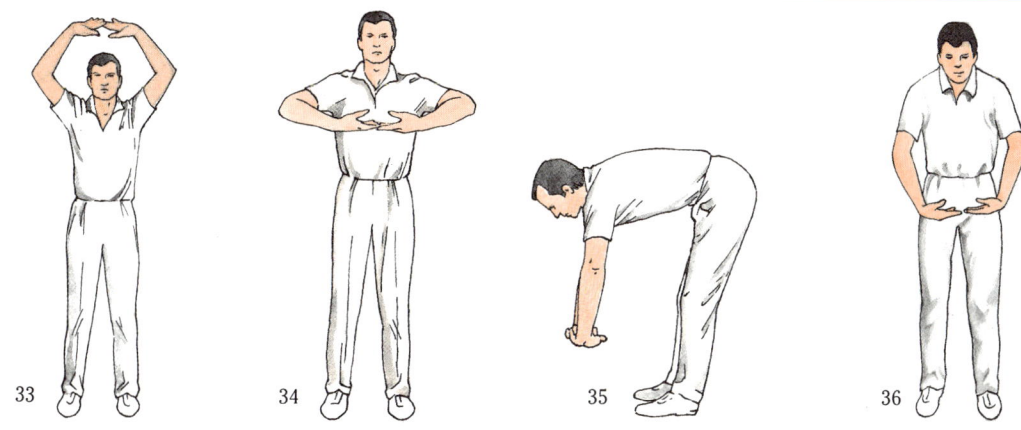

Abb. 33—36

Sechster Übungssatz

1. *Die Ausgangsstellung:* Die Füße stehen parallel und schulterbreit gespreizt, die Knie sind etwas gebeugt, die Wirbelsäule ist aufrecht, und die Arme hängen locker **(Abb. 31)**. Ausatmen.

2. Arme auseinander und im Bogen aufwärts nach vorn führen, bis die Hände einander in Brusthöhe berühren. Die Ellenbogen nehmen nun einen Winkel von 90° ein, die Hände sind wie zum Gebet gefaltet (buddhistische Begrüßung, **Abb. 32**). Während dieser Bewegung einatmen.

3. Hände lösen, Arme zur Seite senken, bis sie wieder zur Ausgangsstellung zurückgekehrt sind. Ausatmen.

4. Arme seitwärts in die Höhe auseinanderführen — die Hände werden dabei zur Armaußenseite hin abgewinkelt —, bis sich die Fingerspitzen über dem Kopf treffen. Die Handflächen zeigen jetzt nach oben, die Arme sind locker gebeugt **(Abb. 33)**. Dabei einatmen.

5. Arme seitwärts senken, die immer noch abgewinkelten Hände bis zur Ausgangsstellung führen, dann lockern. Dabei ausatmen.

6. Die Hände vor den Bauch führen, die Handflächen nach oben gewendet, die Finger zeigen zueinander. In dieser Haltung die Hände bis zur Brustmitte heben **(Abb. 34)**. Dabei einatmen.

7. Handflächen nach unten drehen, dabei die Hände verschränken, den Körper mit geradem Rücken in den Hüften beugen, die Arme strecken und so weit nach unten gehen, daß die verschränkten Hände dem Boden möglichst nahe kommen. Während der Beugebewegung können die Knie gestreckt werden **(Abb. 35)**. Dabei ausatmen.

8. Die Finger lösen, Handflächen nach oben drehen; die Hände im Kreis über dem Boden bewegen, als würde man einen Ball aufnehmen. Die Finger zeigen jetzt wieder zueinander; in dieser Haltung aufrichten **(Abb. 36)**. Die Arme werden vom Körper mit hochgezogen; erst wenn der Oberkörper aufgerichtet ist, hebt man die Hände bis zur Brustmitte. Dort die Hände auseinanderführen und neben der Brust zur Faust schließen. Die Ellenbogen zeigen jetzt nach hinten. Dabei einatmen.

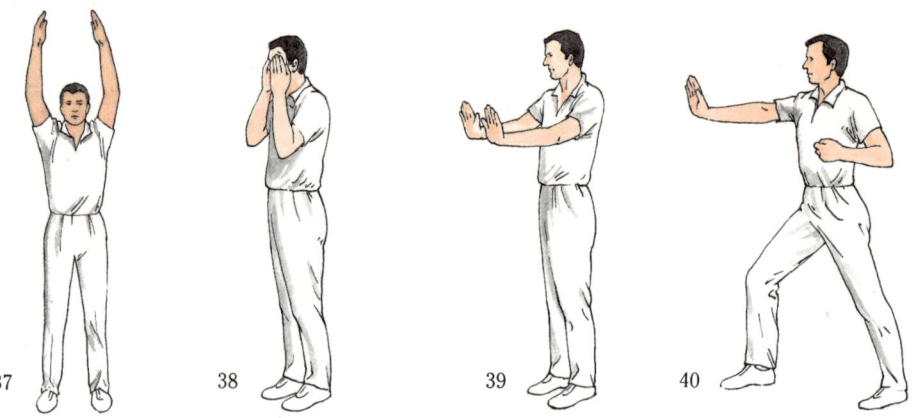

37　　　　38　　　　39　　　　40

Abb. 37—40

9. Hände öffnen, die Handflächen nach oben, Finger nach vorn. Die Hände heben, die Handrücken in Gesichtshöhe etwas nach außen drehen und die Arme schließlich über den Kopf heben, bis sie gestreckt sind und die Handflächen zueinander zeigen **(Abb. 37)**. Dabei ausatmen.

10. Arme senken und Hände zum Gesicht führen, dabei drehen sich die Handrücken nach außen. Während der Bewegung einatmen.

11. Mit langsamen Bewegungen das Gesicht 6mal reiben, als wolle man es waschen **(Abb. 38)**. Dabei ausatmen.

12. Hände weiter senken, Handflächen zum Körper gerichtet, gleichzeitig die Ellenbogen nach hinten ziehen, bis sich die Hände mit nach oben gewandten Handflächen neben der Brust befinden. Dabei einatmen.

13. Die Handflächen nach unten drehen und so anziehen, daß die Fingerspitzen nach oben zeigen. Die Arme schieben die Hände nach vorn **(Abb. 39)**. Dabei ausatmen.

14. Handflächen nach oben wenden und zur Faust schließen. Fäuste zum Körper ziehen, bis sie sich neben der Brust befinden. Dabei einatmen.

15. Rechte Faust öffnen, Handfläche nach vorn drehen, Fingerspitzen zeigen nach oben. Rechten Arm ausstrecken, als wolle man etwas von sich weisen; gleichzeitig einen Schritt mit dem rechten Fuß vorwärts machen. Die linke Ferse bleibt dabei auf dem Boden **(Abb. 40)**. Dabei ausatmen.

16. Rechte Handfläche nach oben drehen und zur Faust schließen, diese dann an den Körper ziehen, bis sie sich wieder neben der Brust befindet, und gleichzeitig den rechten Fuß neben den linken Fuß zurückbringen. Dabei einatmen.

17./18. Nun mit der linken Hand und dem linken Fuß die gleiche Bewegung ausführen, wie unter 15. und 16. beschrieben.

19. Fäuste öffnen, Handflächen abwärts wenden, Arme senken bis zur Ausgangsstellung. Dabei ausatmen.

20./21. Die unter 2. und 3. beschriebenen Bewegungen wiederholen.

22. Rechte Hand auf das Dan-Tian unter dem Bauchnabel legen, linke Hand auf die Brustmitte. Mit beiden Händen je 12mal den Körper kreisend massieren (einmal im Uhrzeigersinn, einmal gegen den Uhrzeigersinn). Dabei ruhig und tief atmen. Anschließend die Arme bis zur Ausgangsstellung senken.

23. Den Mund mit Luft vollpumpen und 36mal Bewegungen des Spülens machen, wobei die Luft den gesamten Innenraum des Mundes massieren soll. Wenn sich Speichel bildet, soll er abschließend langsam geschluckt werden.

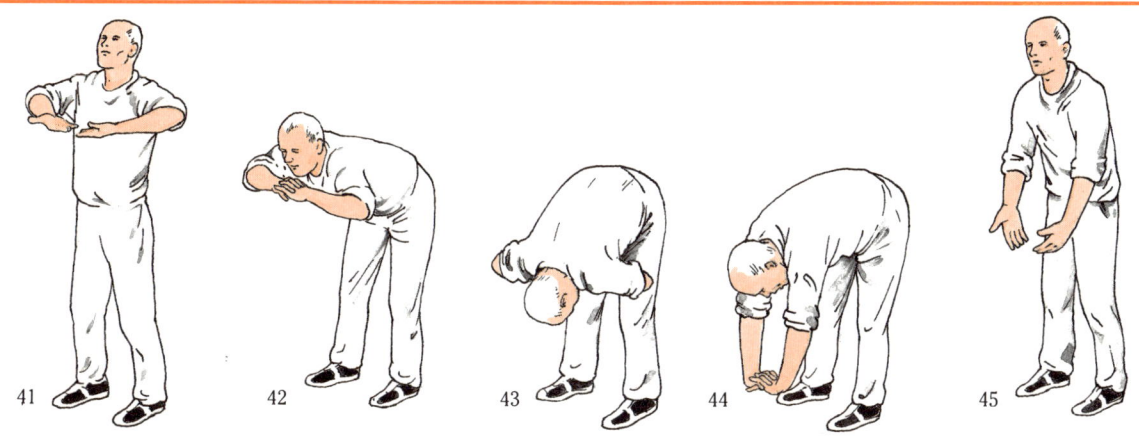

Abb. 41—45

Siebter Übungssatz: Qi-Übungen mit Singen

1. *Die Ausgangsstellung:* Aufrecht stehen, Rücken gerade, Schultern locker hängend, Füße etwas mehr als schulterbreit auseinander und die Knie leicht gebeugt. Ausatmen vor Beginn der eigentlichen Übung.

2. Die Hände so drehen, daß die Handflächen nach oben gerichtet sind und die Fingerspitzen zueinander zeigen. Die Hände nahe dem Körper hochheben (etwa bis in Halshöhe). Dann den Kopf nach hinten beugen und gleichzeitig die Hände weiter bis unter das Kinn heben **(Abb. 41)**. Bei dieser Bewegung einatmen.

3. Nun die Handflächen nach unten wenden und dabei die Hände verschränken. Mit gestrecktem Rücken nach vorn beugen, die Hände bleiben dabei knapp unter dem Kinn **(Abb. 42)**, die Knie können dabei gestreckt werden.

Wenn man sich mit geradem Rücken nicht mehr weiterbeugen kann, rollt man, soweit es möglich ist, von der Lendenwirbelsäule beginnend Wirbel für Wirbel ab, bis der Scheitel zum Boden zeigt **(Abb. 43)**.

4. Nun werden die Arme gestreckt, bis sich die verschränkten Hände knapp über dem Boden befinden **(Abb. 44)**. Während der Vorwärtsbewegung singt man die Silbe »HAAA...« in einer Tonlage, die man als angenehm empfindet, und zwar so laut, daß die Vibration im Körper deutlich wahrzunehmen ist. Der Atem bestimmt das Tempo der Bewegung. Ist die Aus- bzw. Einatmung zu Ende, muß die Abwärts- bzw. Aufwärtsbewegung auch zu Ende sein.

5. Die Finger lösen, die Handflächen nach oben wenden und mit den Händen eine Kreisbewegung machen, als wolle man einen Ball vom Boden aufnehmen. Man richtet sich langsam auf. Die Bewegung beginnt im Kreuz und setzt sich nach oben fort, und zwar möglichst Wirbel für Wirbel. Dabei zieht der Körper die Arme hoch **(Abb. 45)**. Die Arme sind locker gestreckt, die Handflächen nach oben gerichtet, die Fingerspitzen zeigen zueinander. Erst wenn der Oberkörper aufgerichtet ist, beugt man die Ellenbogen und führt die Hände weiter zum Hals. Dann beugt man den Kopf nach hinten und hebt die Hände bis unter das Kinn.

Bei der Aufwärtsbewegung atmet man ein. Wenn man mit einem Atemzug nicht auskommt, kann man beim Aufrichten aus- und dann noch einmal einatmen. Wenn die Hände unter dem Kinn angelangt sind, muß die letzte Einatmung beendet sein.

Fortfahren wie unter 2. angegeben. Bei den nächsten Abwärtsbewegungen singt man der Reihe nach jeweils die Silben »HEEE...«, »SIII...« und »SÜÜÜ...«. Man kann den Übungszyklus mehrmals wiederholen.

Wu-Qin-Xi (Gymnastik nach fünf Tieren)

Was ist Wu-Qin-Xi?

Wu-Qin-Xi (Gymnastik nach fünf Tieren) ist eine klassische Heilgymnastik (man nennt sie Dao-Yin), die die typische Haltung und Bewegung von fünf Tieren nachahmt. Sie wurde von einem berühmten Arzt, Hua-Tuo, in der Endperiode der Han-Dynastie (siehe auch Seite 11) entwickelt.

Sie stellt dar:
- die ruhige, sichere Fortbewegung des Bären,
- den kühnen Sprung des Tigers,
- das geschickte Hüpfen des Affen,
- die Halsstreckung des Hirsches,
- den Flug des Vogels.

Der Arzt Hua-Tuo hatte die Einsicht gewonnen, daß eine medikamentöse Behandlung allein nicht immer genügt. Er legte Wert auf die Praxis, hielt sich an wissenschaftliche Erkenntnisse, widersetzte sich dem Aberglauben und kämpfte gegen die Verehrung der Geister und Gespenster sowie gegen den Glauben an das Schicksal, der von dem damals in China herrschenden Konfuzianismus als eine heilige Lehre vertreten wurde.

Der Arzt Hua-Tuo verbreitete die Gymnastik nach fünf Tieren (Wu-Qin-Xi), damit die Kranken durch diese Leibesübungen und durch gleichzeitige medikamentöse Behandlung die Körperkonstitution stärkten. Er sah sie als Therapie und Prophylaxe mit einem gewissen Maß an Eigenverantwortlichkeit an. Sie ist die erste Krankengymnastik der Welt, die je schriftlich niedergelegt wurde, und stellt noch heute eine wichtige Bereicherung der chinesischen Medizin und des chinesischen Sportes dar.

Im Laufe der Zeit wurde die ursprüngliche Gymnastik verbessert und weiterentwickelt. Innerhalb dieser Entwicklung entstanden viele verschiedene Schulen, die jetzt noch in China vertreten sind. In diesem Buch wird die leichter erlernbare und therapeutisch besser wirksame Technik vorgestellt. Wu-Qin-Xi (Gymnastik nach fünf Tieren) kann man je nach Bedarf in Teilen oder vollständig üben.

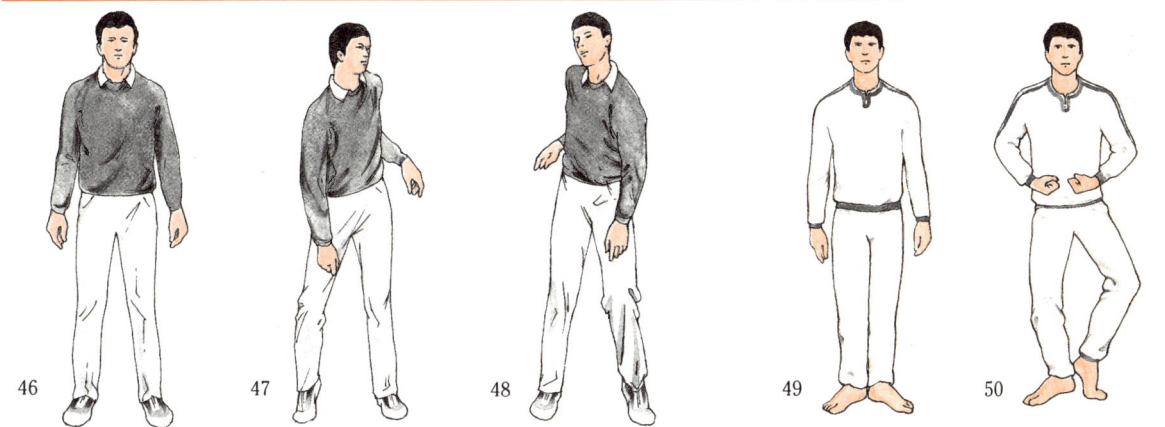

Abb. 46—50

Der Bär

1. *Die Ausgangsstellung:* Man stellt mit leicht gebeugten, schulterbreit gespreizten Beinen. Man läßt beide Arme ganz locker hängen und atmet 3- bis 5mal tief durch. Dann schwenkt man Rücken und Arme locker und natürlich hin und her **(Abb. 46)**.

2. Jetzt beugt man ganz leicht das rechte Knie und hebt die Ferse etwas an; gleichzeitig schwenkt man die rechte Schulter nach vorn unten und läßt den Arm ebenfalls nach vorn unten fallen; die linke Schulter zieht man zurück (die Bewegung kommt aus der Schulter) und hebt den linken Arm bis zur Taille oder zur seitlichen Rippenpartie hoch **(Abb. 47)**.

3. Genau wie bei 2. beschrieben, macht man die gleiche Bewegung nun mit dem linken Bein, der linken Schulter **(Abb. 48)**.

Diese Bewegungen kann man beliebig oft wiederholen. Die Übung steigert die Verdauungsfunktion und verbessert das Zusammenspiel der einzelnen Gelenke.

Zu beachten sind bei dieser Übung folgende Punkte:
● Das Schwenken soll natürlich und entspannt sein;
● die Gelenke bewegen sich weich, locker und fließend;
● der Körper bleibt ständig in Bewegung, beide Beine haben während der ganzen Übung Bodenkontakt;
● die Atmung ist ruhig und die Konzentration auf den Unterleib gerichtet.

Der Tiger

1. *Die Ausgangsstellung:* Die beiden Arme hängen locker, der Kopf ist aufgerichtet. Man blickt geradeaus, schließt den Mund und legt die Zungenspitze gegen den Gaumen. Die Wirbelsäule ist gerade, aber nicht überstreckt. Die Fersen stellt man gegeneinander und bildet mit den Füßen einen Winkel von 90°. Der Körper bleibt eine Zeitlang so aufrecht, aber entspannt **(Abb. 49)**.

2. *Übung nach links:*

1) Man beugt die Knie ganz langsam zu einem Winkel von etwa 130°. Jetzt verlagert man das ganze Körpergewicht auf den rechten Fuß, hebt die linke Ferse hoch und zieht den linken Fuß zum rechten Knöchel. Gleichzeitig ballt man die Hände zur Faust, zieht sie mit nach oben gerichteter Handfläche zur Taille und blickt nach vorn links **(Abb. 50)**.

2) Man macht mit dem linken Fuß einen Schritt schräg nach vorn, der rechte Fuß folgt nur mit einem hal-

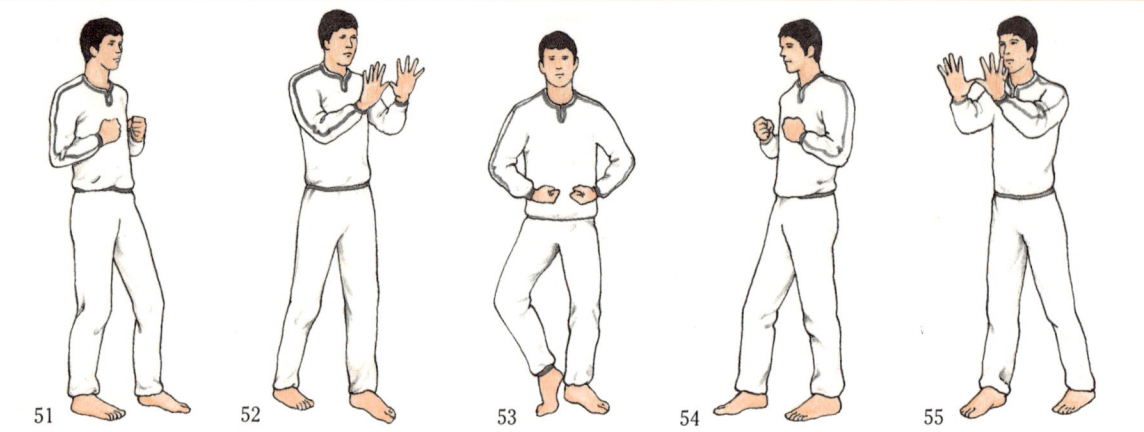

Abb. 51—55

ben Schritt nach. Die beiden Füße stehen nun im Abstand von ungefähr 30 cm schräg hintereinander. Gleichzeitig hebt man die beiden Fäuste aufwärts entlang der Brust und richtet dabei die Handflächen zum Körper **(Abb. 51)**.

3) Sobald die Fäuste die Mundhöhe erreichen, dreht man die Handflächen nach außen und spreizt die Finger auseinander. Nun streckt man die Arme, wobei die Daumen gegeneinander stehen. Der Blick wird auf die Spitze des linken Zeigefingers gerichtet. Das Körpergewicht wird während der Armstreckung nach vorn links verlagert (Sprungphase, **Abb. 52**). Danach nimmt man das Gewicht wieder etwas zurück, und der linke Fuß berührt den Boden nur leicht.

3. *Übung nach rechts:*

1) Man stellt den linken Fuß einen halben Schritt schräg nach vorn und zieht den rechten Fuß bis zum linken Knöchel nach; die Beine stehen dicht beieinander. Jetzt beugt man die Knie und verlagert das Körperge-

wicht auf das linke Bein. Die rechte Ferse hebt man leicht an. Gleichzeitig macht man Fäuste und zieht sie zur Taille, die Handflächen drehen sich nach oben, der Blick richtet sich nach vorn rechts **(Abb. 53)**.

2) Man macht mit dem rechten Fuß einen Schritt nach vorn, der linke Fuß folgt nur mit einem halben Schritt nach. Die beiden Füße stehen nun im Abstand von etwa 30 cm schräg hintereinander. Gleichzeitig hebt man die beiden Fäuste aufwärts entlang der Brust und richtet dabei die Handflächen zum Körper **(Abb. 54)**.

3) Sobald die Fäuste die Mundhöhe erreichen, dreht man die Handflächen nach außen und spreizt die Finger auseinander. Nun streckt man die Arme, wobei die Daumen gegeneinander stehen. Der Blick wird auf die Spitze des rechten Zeigefingers gerichtet. Das Körpergewicht wird während der Armstreckung nach vorn rechts verlagert (Sprungphase, **Abb. 55)**. Danach nimmt man das Gewicht etwas zu-

rück, und der recht Fuß berührt den Boden nur leicht.

4. *Übung nach links*

1) Man stellt den rechten Fuß einen halben Schritt nach vorn und zieht den linken Fuß bis zum rechten Knöchel nach; die Beine stehen jetzt direkt beieinander. Jetzt beugt man die Knie und verlagert das Körpergewicht auf das rechte Bein. Die linke Ferse hebt man leicht an. Gleichzeitig macht man Fäuste und zieht sie zur Taille, die Handflächen drehen sich nach oben, der Blick richtet sich nach vorn links.

2) Man macht mit dem linken Fuß einen Schritt schräg nach vorn, der rechte Fuß folgt nur mit einem halben Schritt nach. Die beiden Füße stehen nun im Abstand von ungefähr 30 cm schräg hintereinander. Gleichzeitig hebt man die beiden Fäuste aufwärts entlang der Brust und richtet dabei die Handflächen zum Körper.

3) Sobald die Fäuste die Mundhöhe erreichen, dreht man die Handflächen nach außen und spreizt die

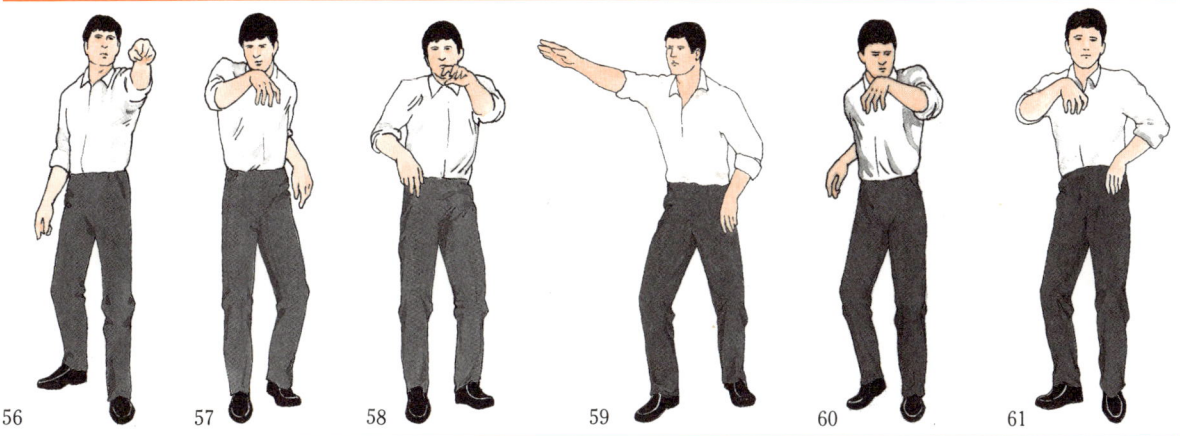

56 57 58 59 60 61

Abb. 56—61

Finger auseinander. Nun streckt man die Arme, wobei die Daumen gegeneinander stehen. Der Blick wird auf die Spitze des linken Zeigefingers gerichtet. Das Körpergewicht wird während der Armstreckung nach vorn links verlagert (Sprungphase). Danach nimmt man das Gewicht wieder etwas zurück, und der linke Fuß berührt den Boden nur leicht.

Man wiederholt diese Bewegung beliebig oft hintereinander nach links und nach rechts. Wichtig sind die Koordination von Arm- und Beinbewegung sowie die Gewichtsverlagerung, die Sicherheit, die Ruhe und die Kühnheit der Bewegung. Der Körper muß aufrecht bleiben, damit der Charakter und das Temperament des Tigers zum Ausdruck kommen.

Der Affe

1. *Die Ausgangsstellung:* Sie ist dieselbe wie beim Tiger.

2. Nun beugt man langsam die Knie und bewegt den linken Fuß schnell und sicher nach vorn; gleichzeitig hebt man die linke Hand entlang des Oberkörpers bis in Mundhöhe und schiebt dann die Hand vorwärts, als ob man etwas aus einer Tasche zieht **(Abb. 56)**. Sobald der Arm gestreckt wird, macht man die Hand zu einer Kralle und läßt sie dann fallen; d.h., die Hand beschreibt knapp neben und vor dem Körper einen Kreis, die Bewegung kommt aus Schulter und Ellenbogen.

3. Man macht mit dem rechten Fuß einen Schritt nach vorn; der linke Fuß geht geringfügig mit, die linke Ferse wird angehoben, die linke Fußsohle berührt den Boden nur noch leicht. Gleichzeitig macht die rechte Hand die unter 2. beschriebene Kreisbewegung. Im gleichen Moment zieht man die linke Hand zurück an die Taille **(Abb. 57)**.

4. Man zieht den linken Fuß etwas zurück und steht dann ganz auf dem linken Fuß. Der Körper neigt sich ein wenig zurück, die rechte Fußspitze berührt den Boden. Gleichzeitig bewegt man die linke Hand nach vorn und die rechte zurück **(Abb. 58)**.

5. Man setzt jetzt den rechten Fuß flink nach vorn, gleichzeitig bewegt man die rechte Hand nach vorn und die linke zurück **(Abb. 59)**.

6. Man zieht den linken Fuß flink nach vorn, der rechte Fuß kommt ein bißchen mit, die rechte Ferse hebt man hoch, und die rechte Fußspitze berührt den Boden nur noch leicht; nun bewegt man die linke Hand nach vorn und die rechte zurück **(Abb. 60)**.

7. Jetzt zieht man den rechten Fuß geringfügig zurück und steht ganz auf dem rechten Fuß. Den Körper neigt man leicht zurück, der linke Fuß geht ebenfalls ein wenig zurück, wobei dann nur noch die Fußspitze den Boden berührt. Gleichzeitig bewegt man die rechte Hand nach vorn und die linke Hand zurück **(Abb. 61)**.

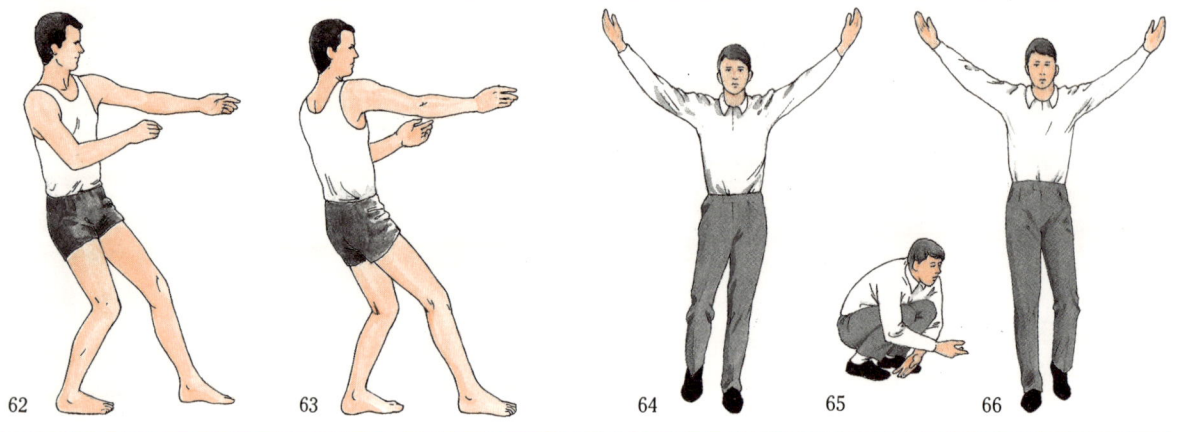

Abb. 62—66

Der Hirsch

1. *Die Ausgangsstellung:* Man steht aufrecht, die Arme hängen locker. Dann beugt man das rechte Knie zu einem Winkel von etwa 130°, zieht den Oberkörper gleichzeitig etwas zurück, streckt das linke Bein nach vorn, das linke Knie leicht angewinkelt, der linke Fuß berührt den Boden oberflächlich, das ganze Körpergewicht wird auf den rechten Fuß verlagert.

2. Der linke Arm wird etwa in Schulterhöhe nach vorn gestreckt, der linke Ellenbogen geringfügig gebeugt; die rechte Hand hält man auf Höhe des linken Ellenbogens, die beiden Handflächen sind nach innen gerichtet **(Abb. 62)**.

3. Man kreist gleichzeitig mit beiden Armen vor dem Körper entgegen dem Uhrzeigersinn, wobei die rechte Hand immer in Höhe des linken Ellenbogens bleibt. Die Kreisbewegung ist nicht aus dem Schultergelenk, sondern aus dem Kreuz-Lenden-Bereich durchzuführen. So

werden eine große Kreisbewegung von beiden Armen und eine kleine Kreisbewegung von der Hüfte ausgeführt (der Oberkörper beschreibt dabei eine Trichterform). Hauptaufgabe dieser Übung ist es, die Lendenwirbelsäule zu aktivieren, die Lendenmuskeln zu stärken, den Blutkreislauf im Beckenbereich zu beleben und gleichzeitig die Beine zu kräftigen.

4. Nachdem man die Bewegung 20- bis 30mal gemacht hat, verlagert man das Körpergewicht auf das linke Bein und streckt das rechte Bein nach vorn; der rechte Arm wird gestreckt, die linke Hand auf Höhe des rechten Ellenbogens gehalten **(Abb. 63)**. Beide Handflächen sind nach innen gerichtet. Gleichzeitig kreist man im Uhrzeigersinn mit beiden Armen vor dem Körper.

Die Bewegung wird beliebig oft nach links und nach rechts ausgeführt.

Der Adler

1. *Die Ausgangsstellung:* Die Füße stellt man nebeneinander; die Arme läßt man locker hängen; man blickt nach vorn und steht ganz ruhig.

2. Man macht mit dem linken Fuß einen Schritt nach vorn, der rechte Fuß folgt mit einem halben Schritt nach und berührt mit der Fußspitze leicht den Boden. Gleichzeitig zieht man die gestreckten Arme — Handflächen nach oben — zur Seite hoch und atmet tief ein **(Abb. 64)**.

3. Man zieht den rechten Fuß zum linken nach und läßt die Arme fallen, gleichzeitig geht man in eine tiefe Hockstellung (wichtig: auch die Fersen berühren den Boden) und kreuzt die Unterarme vor den Knien. Man atmet gleichzeitig tief aus **(Abb. 65)**.

4. Dieselbe Bewegung wie unter 2. beschrieben, allerdings mit dem jeweils anderen Fuß **(Abb. 66)**.

5. Dieselbe Bewegung wie bei 3. beschrieben.

Ba-Duan-Jin
(Brokatgymnastik mit acht Übungen)

Was ist Ba-Duan-Jin?

Ba-Duan-Jin (Brokatgymnastik mit acht Übungen) ist eine alte chinesische Gesundheitsgymnastik. Einigen Angaben zufolge ist sie seit 800 Jahren verbreitet.

Das Zeichen »Jin« bedeutet eigentlich »wunderschön farbig gemusterter Brokat«. Die alten Chinesen bezeichneten die Gymnastik mit dem Wort »Jin«, um die raffinierte Komposition der Übungen zu betonen. Außer diesem Ba-Duan-Jin, das aus acht Übungsabschnitten zusammengesetzt ist, gibt es noch Shi-Er-Duan-Jin, das aus zwölf Übungsabschnitten zusammengesetzt ist.

Die Übungen des Ba-Duan-Jin werden entweder im Stehen oder mit gebeugten Knien (wie beim Reiten, deshalb nennt man die Position auch Reitstellung = Ma-Bu) durchgeführt. Sie betonen die Bewegungen der oberen Körperteile wie Arme, Kopf, Nacken usw. Man kann die Übungen mit oder ohne Kraftanwendung durchführen. Bei der Kraftanwendung sollte man die innere Kraft benutzen, d.h., man stellt sich vor, daß man etwas wegdrückt oder wegschiebt, und zwar gleichmäßig, ruhig, gezielt, fließend und nicht hastig.

Die Bewegungsabläufe des Ba-Duan-Jin sind gut für die Entwicklung der Brustmuskeln und die Stärkung der oberen Extremitäten; die Reitstellung hilft bei der Stärkung der unteren Extremitäten. Außerdem ist die Gymnastik bei der Vorbeugung und Behandlung von Fehlhaltungen der Wirbelsäule angezeigt. Deswegen eignet sie sich nicht nur für ältere Leute, sondern auch für Kinder oder Jugendliche mit Wirbelsäulenerkrankungen, Haltungsfehlern oder Muskelschwäche.

Das Trainingspensum des Ba-Duan-Jin mit Kraftanwendung ist etwas größer als bei Tai-Ji-Quan (Schattenboxen); das des Ba-Duan-Jin ohne Kraftanwendung ist wesentlich kleiner als bei Tai-Ji-Quan und deshalb auch sehr geeignet für ältere oder geschwächte Personen sowie für Menschen mit chronischen Erkrankungen. Zusammen mit Tai-Ji-Quan kann man Ba-Duan-Jin je nach Zustand und Bedarf unterschiedlichen Zielgruppen als passende Gymnastik anbieten.

43

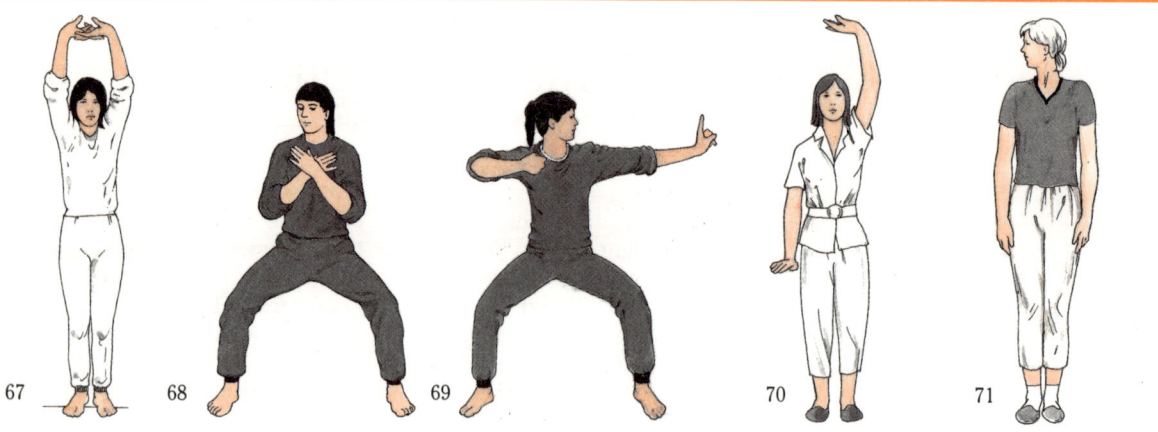

Abb. 67—71

Erster Übungsabschnitt

Der erste Übungsabschnitt heißt in der Übersetzung: den Himmel mit beiden Händen tragen, um die drei Erwärmer zu regulieren. (Die drei Erwärmer sind die drei Abteilungen der inneren Organe in der Brust, im Oberbauch und im Unterleib.)

1. *Die Ausgangsstellung:* aufrechter Stand, beide Arme locker hängend, Blick gerade nach vorn.

2. Beide Arme seitlich ganz langsam hochheben, die Finger verschränken (Gebetshaltung), beide Fersen ungefähr 2,5 cm vom Boden hochheben.

3. Die beiden Handinnenflächen nach oben drehen, die beiden Ellenbogen geradestrecken, die Hände kraftvoll nach oben drücken (Achtung: innere Kraft!), die Füße so hoch wie möglich heben und eine Weile in dieser Position bleiben **(Abb. 67)**.

4. Die verschränkten Finger lösen, beide Arme seitlich ganz langsam nach unten sinken lassen, beide Fersen bleiben oben.

5. Jetzt die beiden Fersen langsam senken und zurück in die Ausgangsstellung.

Die Übung kann man beliebig wiederholen, gewöhnlich 8- bis 16mal. Die Häufigkeit sollte man nach eigenem Ermessen (Kraft und Allgemeinzustand) selbst bestimmen. Diese Regel gilt ebenso für alle anderen Übungen des Ba-Duan-Jin.

Zweiter Übungsabschnitt

Der zweite Übungsabschnitt heißt übersetzt: links und rechts den Bogen spannen wie beim Adlerschießen.

1. *Die Ausgangsstellung:* aufrecht und mit dicht zusammengestellten Fußspitzen stehen.

2. Mit dem linken Fuß einen Schritt zur Seite machen; die Beine beugen, bis die Oberschenkel möglichst parallel zum Boden stehen (Reitstellung), der Oberkörper soll aufrecht bleiben; die beiden Arme sind vor der Brust gekreuzt, der linke Arm vor dem rechten; die Finger auseinanderspreizen, den Kopf leicht zur rechten Seite drehen und zur linken Hand blicken **(Abb. 68)**.

3. Mit der linken Hand eine Faust machen, den Zeigefinger nach oben strecken, Daumen und Zeigefinger wegspreizen, die linke Faust langsam zur Seite bewegen und den linken Arm in Schulterhöhe gerade-

44

strecken. Gleichzeitig rechts eine Faust machen und diese mit gebeugtem Ellenbogen kräftig seitlich nach oben bis zur Verlängerung des Schultergürtels ziehen, den Arm horizontal halten, die Faustfläche zur Schulter gedreht. Mit den Augen zum linken Zeigefinger blicken **(Abb. 69)**.

4. Jetzt die Finger der linken Hand auseinanderspreizen, von der Seite zurück vor die Brust ziehen, gleichzeitig die Finger der rechten Hand auseinanderspreizen und ebenfalls von der Seite vor die Brust ziehen, den rechten Arm vor den linken halten, den Kopf nach links drehen und zur rechten Hand blicken.

5. Die rechte Hand zur Faust ballen, den rechten Zeigefinger emporstrecken und den rechten Daumen vom Zeigefinger wegspreizen; die rechte Faust ganz langsam zur Seite drücken und den rechten Arm geradestrecken; gleichzeitig die linke Hand zur Faust ballen und mit gebeugtem Ellenbogen zur linken Schulter zurückziehen, den Arm horizontal halten und mit den Augen zum rechten Zeigefinger blicken, dann in die Ausgangsstellung zurückkommen.

Dritter Übungsabschnitt

Der dritte Abschnitt heißt übersetzt: Regulation von Milz und Magen durch Hochheben einer Hand.

1. *Die Ausgangsstellung:* Man steht aufrecht und läßt die Arme locker hängen.

2. Man legt die fünf Finger dicht nebeneinander und hebt die linke Hand waagrecht zur Seite, die Handfläche zum Boden gerichtet. Dann hebt man den linken Arm seitlich nach oben, streckt den Arm bei nach oben gerichteten Handinnenflächen und nach rechts gestreckten Fingern ganz gerade durch (Unterarm und Hand bilden einen rechten Winkel). Gleichzeitig hebt man die rechte Hand so, daß die Handfläche nach unten und die Fingerspitzen nach vorn zeigen **(Abb. 70)**. Anschließend kraftvoll mit der rechten Hand nach unten drücken.

3. Man senkt den linken Arm langsam seitlich neben den Körper. Dann drückt man mit der linken Hand und nach vorn gerichteten Fingerspitzen bei nach unten gerichteter Handfläche nach unten. Gleichzeitig hebt man den rechten Arm nach oben, legt die Finger dicht nebeneinander, richtet die Handfläche nach oben und die Fingerspitzen nach links. Dann streckt man den Arm kraftvoll nach oben aus.

Vierter Übungsabschnitt

Die Bezeichnung dieses Abschnittes bedeutet übersetzt: Behandlung von Nackensteifheit und Rückenschmerzen durch Rückwärts-Sehen.

1. *Die Ausgangsstellung:* Man steht aufrecht, hält den Kopf gerade, läßt die Arme entspannt hängen und legt die beiden Handflächen seitlich an die Oberschenkel.

2. Man streckt die Brust heraus, zieht die Schultern etwas zurück, gleichzeitig dreht man den Kopf ganz langsam nach rechts und sieht nach hinten **(Abb. 71)**.

3. Man bringt die Brust, die Schulter und den Kopf zurück in die Ausgangsstellung und blickt geradeaus.

4. Jetzt streckt man die Brust wieder heraus und zieht die Schultern etwas zurück; gleichzeitig dreht man den Kopf ganz langsam nach links und blickt nach hinten.

5. Man bringt die Brust, die Schultern und den Kopf zurück in die Ausgangsposition und schaut nach vorn.

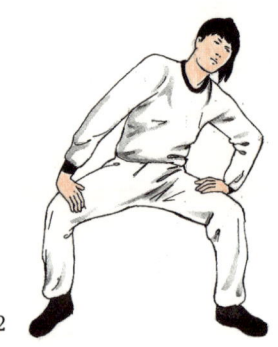

72

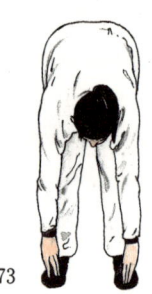

73

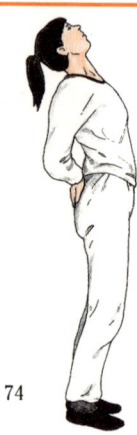

74

Abb. 72—74

Fünfter Übungsabschnitt

Er heißt sinngemäß: den Kopf schütteln, das Gesäß schwenken und das Herzfeuer beseitigen (das Herzfeuer bedeutet hier Ärger, Aufregung und Zorn).

1. *Die Ausgangsstellung:* Man stellt die Beine auseinander, der Abstand der Beine entspricht etwa der Länge von drei Fußsohlen, beugt die Knie zur Reitstellung (siehe Seite 44), stützt die Hände mit zum Körper gerichtetem Daumen auf den Oberschenkel und streckt den Oberkörper.

2. Man neigt den Körper soweit wie möglich nach vorn links, der Kopf kommt mit und fällt nach unten; das Gesäß schwenkt man nach rechts, gleichzeitig dreht man den Kopf kreisförmig nach links **(Abb. 72).** Danach kommt man in die Ausgangsposition zurück.

3. Jetzt dreht man den Oberkörper mit dem Kopf nach links; dabei wird ein Kreis beschrieben. Man stoppt die Bewegung, sobald der Oberkörper nach hinten gestreckt ist, und kommt dann wieder zurück in die Ausgangsstellung.

4. Man wiederholt die unter 2. beschriebene Bewegung, allerdings in die andere Richtung.

5. Man wiederholt die unter 3. beschriebene Bewegung in entgegengesetzter Richtung.

Sechster Übungsabschnitt

Der sechste Übungsabschnitt heißt: mit beiden Händen die Füße greifen und die Lenden festigen.

1. *Die Ausgangsstellung:* aufrechter Stand.

2. Man beugt den Oberkörper ganz langsam und mit durchgedrückten Knien nach vorn, läßt die Arme fallen und berührt die Fußrücken oder die Fußknöchel mit den Fingern oder Handflächen. Der Kopf wird leicht angehoben **(Abb. 73).**

3. Zurück in die Ausgangsstellung.

4. Man drückt mit den Handflächen auf das Kreuzbein oder das Steißbein, dann streckt man Oberkörper und Kopf nach hinten **(Abb. 74).**

5. Man kommt wieder in die Ausgangsstellung zurück.

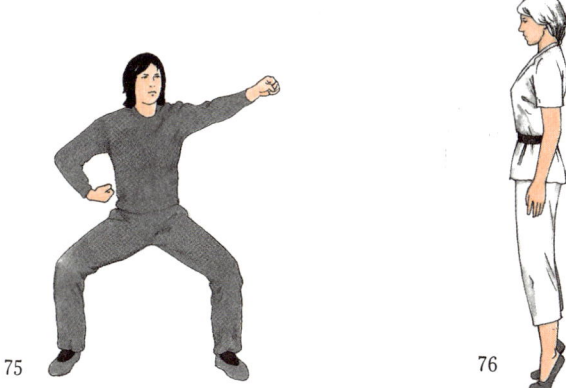

75   76

Abb. 75—76

Siebter Übungsabschnitt

Der siebte Übungsabschnitt heißt: Vermehrung der Kraft durch Boxen und Starren.

1. *Die Ausgangsstellung:* Man stellt die Beine etwa 3 Fuß lang auseinander, beugt die Knie zur Reitstellung (Ma-Bu, siehe Seite 44), macht Fäuste und legt sie an die Taille, die Handflächen nach oben gerichtet.

2. Man stößt die linke Faust langsam, aber mit voller innerer Kraft schräg nach vorn, bis der Arm ganz gestreckt ist. Dabei dreht man die Faust so um, daß die Handfläche jetzt nach unten gerichtet ist; gleichzeitig drückt man die rechte Faust kräftig zusammen und zieht den Ellenbogen langsam zurück. Man starrt mit den Augen geradeaus **(Abb. 75).**

3. Man zieht die linke Faust wieder an die Taille, geht in die Ausgangsstellung zurück und entspannt sich.

4. Genau wie unter 2. beschrieben, stößt man die rechte Faust schräg nach vorn und zieht die linke Faust zurück.

5. Danach kommt man wieder in die Ausgangsstellung zurück und entspannt sich. Die Übung dient dazu, innere Aggressionen zu kanalisieren und eine psychische Ausgeglichenheit zu schaffen.

Achter Übungsabschnitt

Der letzte Abschnitt heißt: durch siebenmal Straffziehen des Rückens verschwinden alle Beschwerden und Krankheiten.

1. *Die Ausgangsstellung:* Man steht aufrecht, stellt die Füße dicht nebeneinander und drückt die Handflächen seitlich gegen den Oberschenkel.

2. Man streckt die Brust heraus, drückt die Knie durch, stößt den Kopf (mit dem Scheitelpunkt voran) kräftig nach oben und hebt gleichzeitig die Fersen so hoch wie möglich **(Abb. 76).**

3. Man stellt die Fersen zurück auf den Boden und kommt in die Ausgangsstellung zurück.

Shi-Er-Duan-Jin
(Brokatgymnastik mit zwölf Übungen)

Was ist Shi-Er-Duan-Jin?

Shi-Er-Duan-Jin (Brokatgymnastik mit zwölf Übungen) ist eine in China seit langem bekannte Leibesübung zur Stärkung der Körperkonstitution; sie dient der Vorbeugung von Krankheiten und der Erhaltung der Gesundheit. Es gibt viele Arten von Shi-Er-Duan-Jin. Hier wird eine einfache Version vorgestellt.

Die Übungen von Shi-Er-Duan-Jin beinhalten gewöhnliche gymnastische Übungen und Selbstmassage. Die Übungen können überwiegend auf einer Bank oder mit gekreuzten Beinen auf dem Boden sitzend geübt werden (einige werden allerdings im Liegen ausgeführt). Das Shi-Er-Duan-Jin ist eine Gymnastikart, die besonders für ältere und schwächere Menschen mit chronischen Krankheiten geeignet ist.

Erste Übung: Zähneklappen

Man klappt die Zähne des Ober- und Unterkiefers etwa 20- bis 30mal kräftig gegeneinander. Diese Übung fördert die Erweiterung der Gefäße des Zahnfleisches, verbessert dadurch die lokale Blutversorgung, dient der Festigung der Zähne sowie der Vorbeugung von Zahnfleischerkrankungen und fördert außerdem die Verdauung. Leute mit akuten Zahnerkrankungen wie Zahnmarkentzündung, Entzündung der Zahnwurzelhaut sowie Menschen mit ausgeprägtem Überbiß sollten diese Übung nicht machen.

Zweite Übung: Zahnfleischmassage

Man bewegt die Zunge etwa 15- bis 20mal vor den Zähnen hin und her, und zwar jeweils nach links, rechts, oben und unten. Durch diese Übung werden das Zahnfleisch und die Mundschleimhaut massiert; man behandelt Zahnfleischentzündungen, Entzündungen des Zahnfleischsaumes, reinigt die Mundhöhle, stimuliert die Speichelproduktion und fördert auch die Verdauung.

Dritte Übung: Gesichtsreibung

Zuerst reibt man die Handflächen aneinander, bis sie warm werden, dann reibt man mit den Handflächen ca. 20- bis 30mal das Gesicht. Das verbessert die Durchblutung des Gewebes im Gesichtsbereich, steigert die Spannung und die Elastizität der Gesichtshaut. Leute mit furunkulösen Aknen sollten allerdings zuerst die Aknen behandeln lassen.

Vierte Übung: Tönen der Himmelstrommel

Man hält sich die Ohren mit den Handinnenflächen zu, legt jeweils den Zeigefinger auf den Mittelfinger und schnippt dann 20- bis 30mal mit den Zeigefingern auf den Hinterkopf (genau auf die Grenze zwischen Schädel und Nacken, das entspricht der Lokalisation der Akupunkturstelle Feng-Chi = Gallenblasenpunkt 20; **Abb. 77**). Man hört dabei Laute einer Trommel, daher der Name der Übung. Sie kann Schwindel und Kopfschmerzen lindern.

Nach Ansicht der traditionellen chinesischen Medizin besitzt die oben genannte Akupunkturstelle eine Heilwirkung bei Kopfschmerzen, Schwindel, Augenflimmern, Nackenschmerzen usw. Diese Übung ist nichts anderes als eine Art Akupressur dieser Akupunkturstelle. Deshalb kann sie entsprechende Beschwerden beseitigen und ihnen vorbeugen.

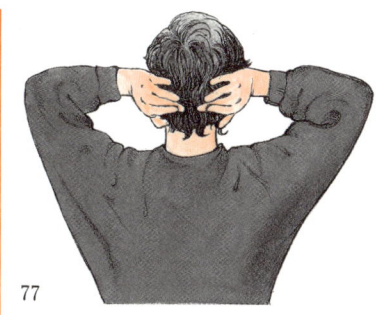

77

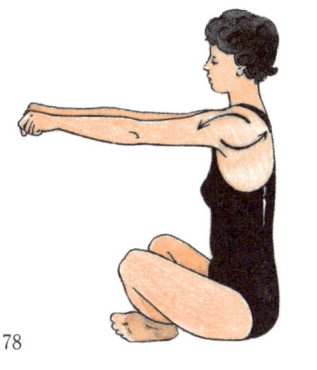

78

Fünfte Übung: Raddrehen

Man beugt die Arme so an, daß die Ellenbogen einen Winkel von 100- bis 110° bilden, und ballt die Hände mit nach unten gerichteten Handflächen ganz locker zur Faust; dann bewegt man die Schultern kreisförmig nach vorn und nach hinten, als ob man ein Rad dreht oder kurbelt **(Abb. 78)**. Diese Bewegung wiederholt man 15- bis 20mal. Sie kann eine gewisse Linderung bei Entzündungen der Umgebung des Schultergelenks bewirken. Die Bewegung erfolgt aus den Schultergelenken.

Sechste Übung: Himmeltragen

Man verschränkt die Finger und streckt die Arme nach oben; die Handflächen sind beim Strecken nach oben gerichtet **(Abb. 79)**. Man macht diese Bewegung 15- bis 20mal. Beim Hochstrecken der Arme atmet man tief ein, um das Atemvolumen zu vergrößern.

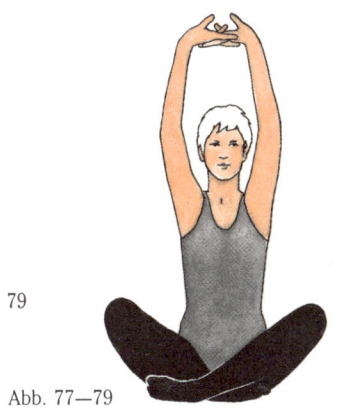

79

Abb. 77—79

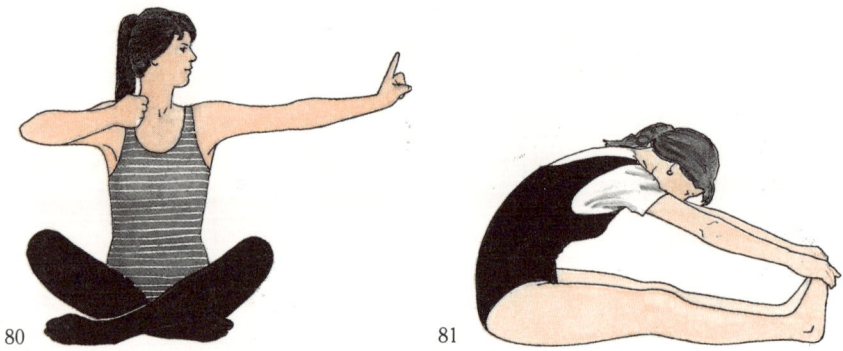

80 81

Abb. 80—81

Siebte Übung: Bogenspannen

Man kreuzt die Unterarme vor der Brust (der rechte Arm vor dem linken); man spreizt die Finger, dreht den Kopf leicht nach links und schaut auf die rechte Hand. Man ballt die linke Hand zur Faust, spreizt jedoch Zeigefinger und Daumen ab. Jetzt streckt man den linken Arm horizontal zur Seite und ballt gleichzeitig die rechte Hand zur Faust, zieht sie mit gebeugtem Ellenbogen horizontal zur rechten Schulter und schaut auf die linke Zeigefingerspitze **(Abb. 80)**. Dann spreizt man die zehn Finger auseinander und bringt die Hände gekreuzt vor die Brust zurück, diesmal bleibt der linke Arm vor dem rechten. Nun macht man die gleiche Bewegung in entgegengesetzter Richtung. So zieht man den Bogen 15- bis 20mal nach links und nach rechts. Trainiert werden die Schulter- und die Oberarmmuskulatur sowie das Atemvolumen.

Achte Übung: Kopf beugen und Fuß greifen

Man sitzt aufrecht mit ausgestreckten Beinen auf dem Boden, beugt den Oberkörper nach vorn und berührt die Fußspitzen mit den Händen (oder ergreift mit den Händen die Fußspitzen und zieht sie zum Körper hin, wenn es möglich ist **Abb. 81**); insgesamt macht man das 15- bis 20mal. Diese Übung ist etwas schwieriger als die anderen. Sie dehnt nicht nur die Lendenmuskeln, die hinteren Oberschenkelmuskeln, die Waden und die Achillessehnen, sondern verbessert auch die Beweglichkeit der Wirbelsäule. Zusätzlich stärkt sie allgemein den Körper, da sie u.a. auch die Nierenfunktion reguliert. Nach Auffassung der chinesischen Medizin sind die Nieren für das Qi, die vitale Energie, zuständig.

Neunte Übung: Reiben des Unterleibs

Die zu reibende Stelle heißt auf chinesisch Dan-Tian und liegt etwa 4—6 cm unterhalb des Bauchnabels. Man reibt die Stelle ca. 30- bis 40mal mit Zeige-, Mittel- und Ringfinger. Dan-Tian entspricht in der Akupunktur der Stelle Shi-Men, der 5. Akupunkturstelle des Dienergefäßes; sie wirkt bei Verdauungsstörungen und Unterleibsschmerzen. Durch Reiben dieser Stelle kann man die Beschwerden lindern.

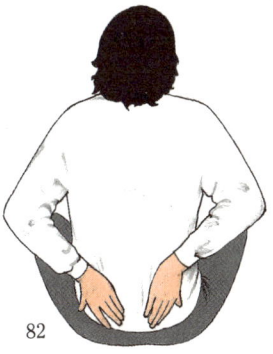
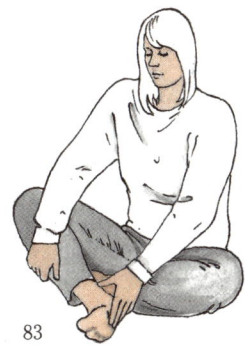

82   83

Abb. 82—83

Zehnte Übung: Reiben der Nierengegend

Zuerst reibt man die Hände gegeneinander, bis sie warm werden, dann reibt man mit den Handflächen die Nierengegend (etwa neben dem 2. Lendenwirbelkörper, **Abb. 82**). Die Stelle entspricht der Akupunkturstelle Shen-Su, der 23. Akupunkturstelle der Harnblasenpassage. Die Übung kann nicht nur Rücken-Lenden-Beschwerden behandeln, sondern stärkt allgemein den ganzen Körper, da die Nieren — und somit das Qi — stimuliert werden.

Elfte Übung: Reiben der Fußsohle

Man reibt die Hände zuerst warm, dann reibt man mit den mittleren drei Fingern der rechten Hand die linke Fußsohle, etwa auf der Grenze zwischen dem oberen Drittel und den unteren beiden Dritteln der Fußsohlen (etwas unterhalb des Fußballens in der Sohlenmitte, **Abb. 83**), bis die Fußsohle warm wird. Danach reibt man mit der linken Hand die rechte Fußsohle. Nach Meinung der traditionellen chinesischen Medizin liegt dort die 1. Akupunkturstelle der Nierenpassage. Die Massage des Punktes wirkt beruhigend, kann Schlafstörungen, Herzklopfen u.ä. behandeln.

Zwölfte Übung: Fußtreten

Man steht aufrecht, stampft zuerst mit einem Fuß 20mal kräftig auf den Boden, dann mit dem anderen. Die Übung bewirkt eine bessere Durchblutung der Beine und entspannt die Muskulatur.

Die zwölf Übungen kann man morgens nach dem Aufstehen oder abends vor dem Schlafengehen machen; die Reihenfolge kann beliebig geändert werden. Man sollte das Trainingspensum ausschließlich nach dem Gesundheitszustand ausrichten. Wichtig ist, daß man sich selbst nicht überfordert.

Man-Xing-Bai-Bu-Gong (Heilspaziergang)

Was ist Man-Xing-Bai-Bu-Gong?

Die chinesische Bezeichnung bedeutet wörtlich »Training mit langsamen hundert Schritten«. Die Gymnastik unterscheidet sich von den anderen, bereits vorgestellten Gymnastikarten durch die Betonung der Beinarbeit. Ergänzt man diese Gehgymnastik mit einer anderen Gymnastikart, so wird der gesamte Körper gut trainiert. Man kann die Gehgymnastik natürlich bei Bedarf auch ohne Ergänzung betreiben.

Die Übungen sind sehr einfach, ähneln im großen und ganzen dem gewöhnlichen Spaziergang. Je nach Bedarf und Belastbarkeit kann man die Übungen auf zwei verschiedene Weisen durchführen, wobei aber auch die schwierigere Art noch immer einfacher als jede Sportübung ist.

Man kann im Freien eine Art langsamen Spaziergang machen oder aber in der Wohnung im Stand üben.

Bevor man mit der Übung anfängt, sollte man versuchen, alle störenden Gedanken oder ablenkende geistige Aktivitäten abzuschalten, so wenig als möglich von der Umgebung wahrzunehmen und den ganzen Körper zu entspannen. Die Übungen sollen nicht mit Kraft oder verkrampft, sondern ganz sanft, geschmeidig und langsam ausgeführt werden. Psychische Ausgeglichenheit hilft dabei, nicht nur die innere Ruhe und Entspannung zu fördern, sondern auch die Bewegungen geschmeidiger zu machen. Nachdem man hundert Schritte absolviert hat, kann man die Übungen beliebig nach Lust und Laune oder körperlicher Belastbarkeit wiederholen.

Leichte Übungen

Erster Übungssatz

1. *Die Ausgangsstellung:* aufrechter Stand, die Arme locker hängend, die Füße schulterbreit auseinander **(Abb. 84)**.

2. Mit der Zunge locker den Gaumen berühren, geradeaus blicken und durch die Nase atmen (möglichst mit Bauchatmung).

3. Finger und Hände vor den Oberschenkeln dicht nebeneinanderlegen, die Arme ganz langsam bis in Augenhöhe heben, wobei die Bewegung einem Bogen ähnelt; gleichzeitig einen Oberschenkel ganz langsam horizontal hochheben, den Unterschenkel entspannt herabhängen lassen und die Fußspitze dabei zum Boden richten **(Abb. 85)**.

4. Die Arme jetzt langsam an Brust und Bauch vorbei bis zum Unterbauch senken, wobei die Finger sich nach oben richten **(Abb. 86)**. Dann die Arme in die Ausgangsstellung zurückbringen; gleichzeitig das Bein langsam auf den Boden stellen.

5. Die Punkte 3 und 4 wiederholen, jedoch mit dem anderen Oberschenkel. Nach 20—30 Wiederholungen soll man stehen bleiben, die Zunge in die normale Lage bringen und den Speichel schlucken. Sofort oder nach einer kleinen Pause macht man die zweite Übung.

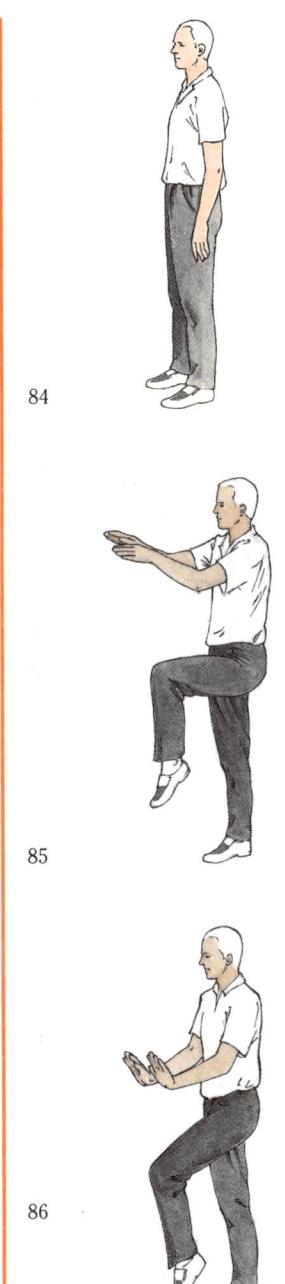

84

85

86

Abb. 84—86

Zweiter Übungssatz

1. *Die Ausgangsstellung:* aufrechter Stand, die Hände auf die Taille legen, die Daumen nach hinten richten und mit der Zunge leicht den Gaumen berühren **(Abb. 87).**
2. Den rechten Arm unter Beschreibung eines Bogens ganz langsam bis in Augenhöhe heben; gleichzeitig den linken Oberschenkel langsam heben, bis er sich parallel zum Boden befindet **(Abb. 88).**
3. Den rechten Arm langsam bis zum Unterbauch senken, wobei sich die Fingerspitzen nach oben richten. Dann den Arm zurück in die Ausgangsstellung ziehen. Gleichzeitig das Bein auf den Boden stellen **(Abb. 89).**
4. Den rechten Arm nochmals wie unter 2. beschrieben bewegen; nun aber den rechten Oberschenkel heben. Dann den Schritt wie bei Punkt 3 beenden.
5. Die Punkte 3 und 4 wiederholen, jedoch mit dem anderen Oberschenkel. Nach 20—30 Wiederholungen stehenbleiben, die Zunge in die normale Lage bringen und den Speichel schlucken.

Dritter Übungssatz

1. Die Ausgangsstellung: Beide Hände mit nach hinten gerichteten Daumen auf die Taille legen, mit der Zunge leicht den Gaumen berühren. Dann den linken Arm wie beim zweiten Übungssatz für den rechten Arm beschrieben bewegen, den rechten und den linken Oberschenkel im Wechsel so wie beim zweiten Übungssatz heben und senken.

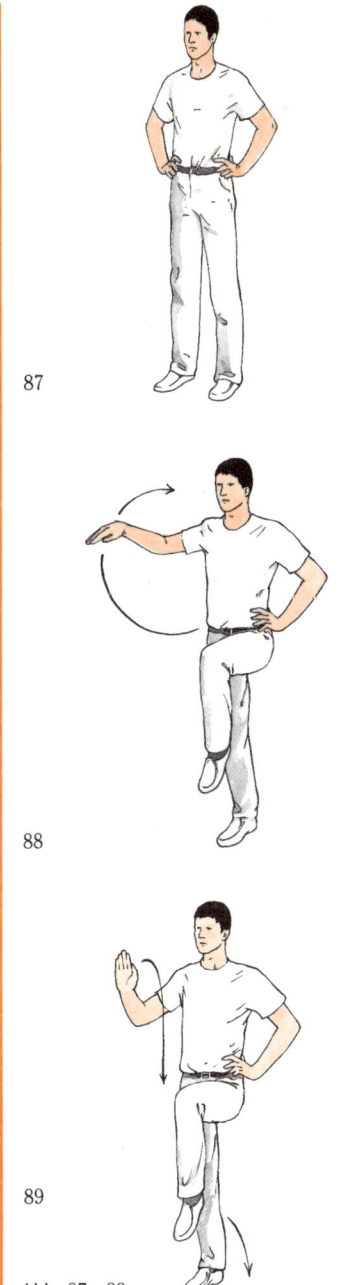

87

88

89

Abb. 87—89

2. Wenn man die Übung 20- bis 30mal wiederholt hat, soll man aufhören. Die Zunge wird in die normale Lage zurückgebracht, der Speichel geschluckt; gleich darauf oder nach einer kleinen Pause die vierte Übung machen.

Vierter Übungssatz

1. *Die Ausgangsstellung:* Die beiden Hände auf die Taille legen, Daumen nach hinten, mit der Zunge leicht den Gaumen berühren, durch die Nase (möglichst mit Bauchatmung) atmen.
2. Den linken Arm zusammen mit dem rechten Oberschenkel bewegen, wie beim zweiten Übungssatz beschrieben.

3. Anschließend den rechten Arm und den linken Oberschenkel gleichzeitig bewegen. Nach 20—30 Wiederholungen die Übung beenden. Man bringt die Zunge in die normale Lage zurück und schluckt den während der Übung gesammelten Speichel.

Schwierige Übungen

Es handelt sich im Prinzip um dieselben Übungen, nur müssen zusätzlich folgende Punkte beachtet werden:

1. Während der ganzen Bewegung eines Beines wird das andere Knie zusätzlich in einer leichten Beugeposition gehalten. (Bei den leichten Übungen kann das Knie gestreckt bleiben.)
2. Den Schultergürtel und beide Arme tief senken, der Brustkorb wird ein wenig eingezogen (es darf nicht zuviel sein!), der Rücken wird leicht gekrümmt, es darf jedoch kein Buckel entstehen, die Schultern dürfen nicht hochgezogen werden.
3. Das Kreuz wird entspannt, das Steißbein geringfügig nach vorn gezogen, d.h., das Schambein ist nach oben gekippt. Wichtig ist, daß der Rumpf dabei aufrecht bleibt, Brust und Becken sollen sich in einer Linie befinden.

_____ Zi-Wo-An-Mo (Selbstmassage) _____

Die besondere Wirkung

Es ist bereits in vielen Veröffentlichungen geschrieben worden, daß bestimmte Stellen der Körperoberfläche (Akupunkturstellen) außer mit den Muskeln (und anderen Strukturen an Ort und Stelle) auch noch mit inneren Organen und anderen Systemkreisen des Organismus in Verbindung stehen. Die Selbstmassage nutzt diese Tatsachen aus, um Erkrankungen zu behandeln. Die Wirkung der (Selbst-)Massage (Zi-Wo-

An-Mo oder Akupressur) ist vielfältig, im allgemeinen kann man folgendes hervorheben:
● *Regulation des Nervensystems:* Durch die (Selbst-)Massage wird die Aktivität der Großhirnrinde so reguliert, daß nicht nur die Körperfunktionen im allgemeinen verbessert werden, sondern auch die Aufnahmefähigkeit der Großhirnrinde für die Schmerzen so weit herabgesetzt wird, daß eine gewisse Schmerzlinderung bewirkt werden kann.
● *Besserung der Abwehrkraft:* Die Massage an den Akupunkturstellen fördert die Blutzirkulation, steigert

die Verdauung und verbessert den Stoffwechsel, dadurch erhöht sich die Abwehrkraft des Körpers gegen Krankheiten.
● *Entspannung der Muskeln und Beseitigung von Entzündungen und Schwellungen:* Die Steigerung der Blutzirkulation durch die Erweiterung der Haargefäße im Bereich der massierten Akupunkturstellen ermöglicht eine bessere und schnellere Absorption der Gewebsflüssigkeit und der gestauten Blutflüssigkeit, dadurch kommt es zu einem schnelleren Entzündungsabbau. Durch die Massagewirkung wird selbstver-

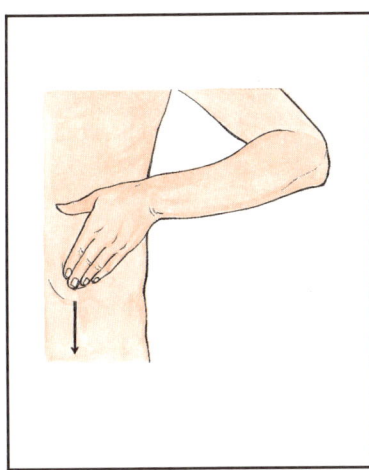

Abb. 90

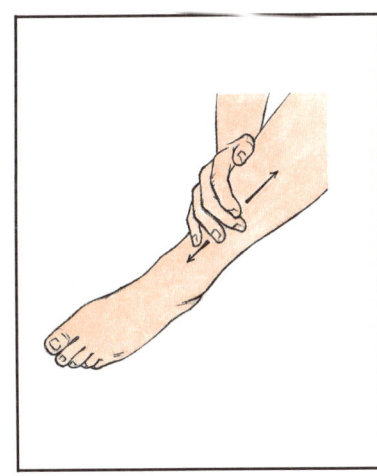

Abb. 91

ständlich auch eine direkte Muskel-entspannung ermöglicht.

● *Die Selbstmassage eignet sich nicht nur zur Behandlung, sondern auch zur Vorbeugung:* Sicherlich kann die Selbstmassage allein nicht immer die erwünschte Heilung her-beiführen. Man sollte sie deshalb nach Bedarf mit anderen Methoden kombinieren, z. B. Gymnastik, Bä-der, Atemtherapie, Medikamente usw.

Die korrekte Durchführung

Insgesamt gibt es Hunderte von Aku-punkturstellen. Es ist nicht die Auf-gabe dieses Buches, sie alle einzeln zu besprechen. Hier werden nur die für bestimmte Behandlungen wich-tigsten Akupunkturstellen beschrie-ben.

Zunächst aber sollen die Grundgriffe der Selbstmassage vorgestellt wer-den.

● Gleichzeitig drückt und schiebt man die Haut mit den Fingern oder mit der Handinnenfläche in eine Richtung **(Abb. 90)**.

● Man reibt die Haut mit den Fin-gern oder mit der Handinnenfläche hin und her **(Abb. 91)**.

● Man drückt und kreist mit den Fingern oder der Handinnenfläche auf derselben Stelle **(Abb. 92)**.

● Man knetet die Muskeln und/oder das Bindegewebe mit Daumen, Zeigefinger und Mittelfinger und rollt dabei aufwärts und abwärts **(Abb. 93)**.

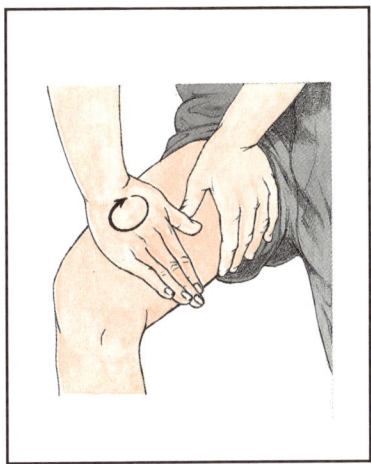

Abb. 92

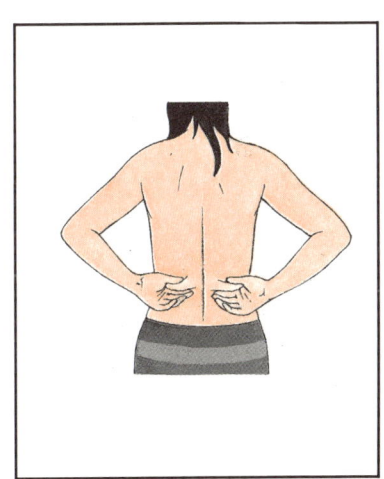

Abb. 93

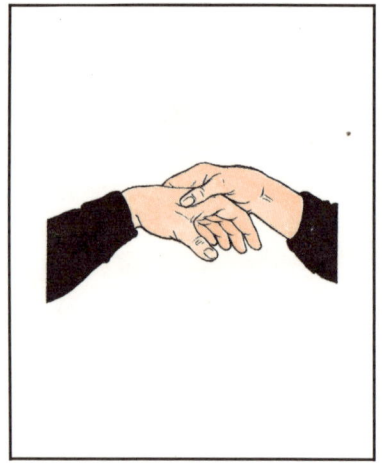

Abb. 94

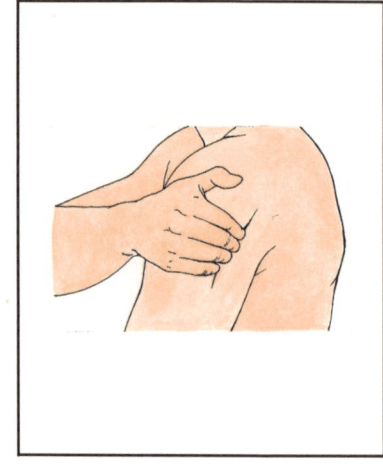

Abb. 96

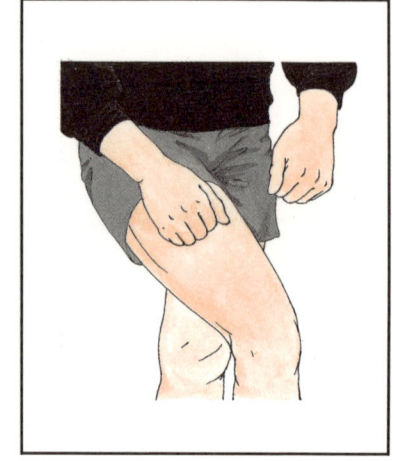

Abb. 98

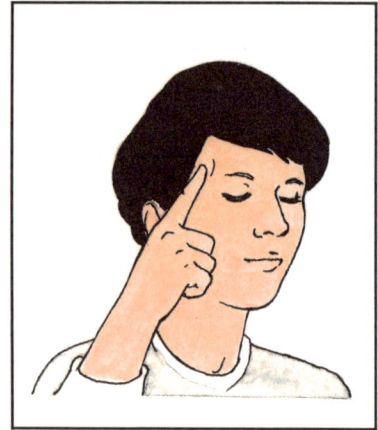

Abb. 95

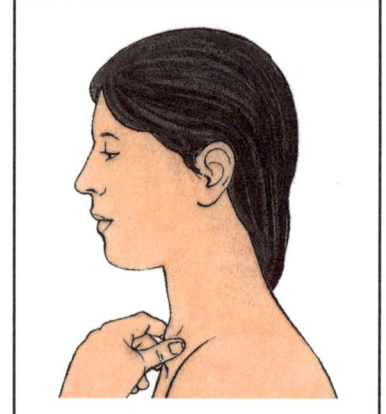

Abb. 97

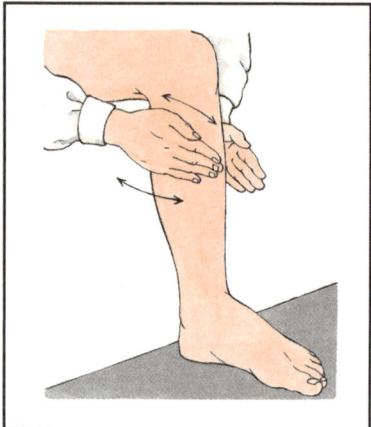

Abb. 99

● Man drückt die Akupunkturstelle kräftig mit der Daumenkuppe **(Abb. 94)**.
● Man drückt die Akupunkturstelle kräftig mit der Fingerkuppe **(Abb. 95)**.

● Man greift mit fünf Fingern um und unter einen Muskelrand **(Abb. 96)**.
● Man kneift die Muskeln oder das Bindegewebe mit drei Fingern und zieht sie dabei weg vom Körper **(Abb. 97)**.

● Man klopft eine bestimmte Körperstelle mit der Handinnenfläche oder Faust **(Abb. 98)**.
● Man reibt und rollt die Gliedmaßen gleichzeitig mit einer Hand oder mit beiden Händen **(Abb. 99)**.

Worauf muß besonders geachtet werden?

Um eine effektive Wirkung der (Selbst-)Massage zu erreichen, sollte man folgende Punkte beachten:

● Da diese Massage hauptsächlich durch Reizung der Akupunkturstellen ihre Heilwirkung erhält, ist die richtige Lokalisation der Akupunkturstellen unerläßlich. Sie wird im folgenden Abschnitt und auch bei Besprechung der Erkrankung vorgenommen.

● Die Kraft beim Massieren soll angemessen sein. Wenn nicht kräftig genug massiert wird, ist die Reizung der Akupunkturstelle nicht ausreichend; wenn zu kräftig massiert wird, ermüdet man schnell, und unter Umständen wird die Haut verletzt. Es ist vollkommen ausreichend, wenn man bei der Massage ein taubes, müdes, schweres Gefühl oder ein Schwellungsgefühl spürt.

● Die Selbstmassage soll nach einem Plan durchgeführt werden. Am Anfang sollte man wenige Akupunkturstellen kurz massieren. Auf keinen Fall sollte man zu heftig und zu angestrengt massieren.

● Die Selbstmassage sollte über längere Zeit und regelmäßig durchgeführt werden. Nur so können Behandlung und Vorbeugung sinnvoll betrieben werden.

Die am häufigsten verwendeten Akupunkturstellen

Auf den folgenden Seiten werden die hier aufgeführten Abkürzungen verwendet:

B Harnblasenmeridian
DG Dienergefäß (identisch mit KG)
Di Dickdarmmeridian
3E Drei-Erwärmer-Meridian
G Gallenblasenmeridian
GG Gouverneurgefäß (identisch mit LG)
H Herzmeridian
KG Konzeptionsgefäß (identisch mit DG)
KS Kreislauf-Sexualitäts-Meridian (identisch mit P)
Le Lebermeridian
LG Lenkergefäß (identisch mit GG)
M Magenmeridian (identisch mit Ma)
Ma Magenmeridian (identisch mit M)
Mi Milzmeridian (identisch mit MP)
MP Milz-Pankreas-Meridian (identisch mit Mi)
N Nierenmeridian
P Perikardmeridian (identisch mit KS)
PaM Punkt außerhalb des Meridians (identisch mit ZP)
ZP Zusatzpunkt (identisch mit PaM)
ZP/PaM 3 Yin-Tang (Siegelhalle) liegt in der Mitte zwischen den beiden Augenbrauen **(Abb. 100)**.
Indikationen: Kopfschmerzen, Stirn-

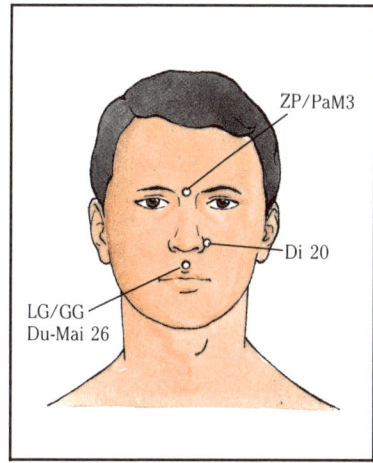

Abb. 100

höhlenentzündung, Schnupfen, Bindehautentzündung und Funktionsstörungen des vegetativen Nervensystems

LG/GG/Du-Mai 26 Ren-Zhong (Menschenmitte) oder *Shui-Gou* (Wassergraben) liegt in der Mitte der Furche zwischen Nase und Oberlippe **(Abb. 100)**.

Indikationen: Schock, Ohnmacht, Hitzschlag, Epilepsie, Kreislaufkollaps, Hexenschuß, Menstruationsschmerzen, niedriger Blutdruck und psychische Erregungszustände

Di 20 Yin-Xiang (Empfang des Duftes) liegt in der Nasen-Lippen-Falte neben dem Nasenflügel **(Abb. 100)**.

Indikationen: Schnupfen, verstopfte Nase, Gesichtlähmung, Trigeminusschmerzen, Menstruationsschmerzen

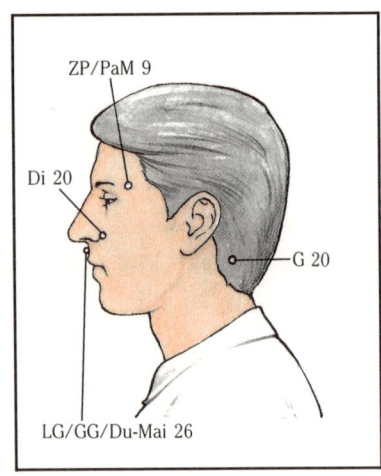

Abb. 101

Di 20 (**Abb. 101**) Erläuterung siehe S. 57

LG/GG/Du-Mai 26 (**Abb. 101**).

G 20 Feng-Chi (Windteich)
liegt an der Schädelbasis zwischen dem Trapez- und dem Kopfwendemuskel am Hals (**Abb. 101**).

Indikationen: Erkrankungen der Sinnesorgane im Kopf-Gesichts-Bereich; Kopfschmerzen, Schwindelanfälle, Nackenschmerzen und -steife, Bluthochdruck

ZP/PaM 9 Tai-Yang (Sonne/höchstes Yang)
liegt in der Mitte der Vertiefung an der Schläfe, etwa 1 Daumen breit hinter dem äußeren Ende der Augenbraue (**Abb. 101**).

Indikationen: Kopfschmerzen, Erkältungen, Bindehautentzündung und andere Augenerkrankungen

G 21 Jian-Jing (Schulterbrunnen)
liegt auf der höchsten Ebene der Schulter zwischen dem Dornfortsatz des 7. Halswirbels und dem äußeren Ende des Schlüsselbeins (**Abb. 102**).

Indikationen: Beschwerden im Schulter-, Nacken- und oberen Rückenbereich; Bluthochdruck, Bronchialasthma, Husten, Brustdrüsenentzündung, mangelnde Milchproduktion stillender Frauen

G 20 (**Abb. 102**) Erläuterungen siehe linke Spalte.

DG/KG/Ren-Mai 17 Shan-Zhong (Brustmitte)
liegt auf der vorderen Mittellinie des Rumpfes auf dem Brustbein in Höhe des 4. Zwischenrippenraums, d.h. etwa in der Mitte zwischen den Brustwarzen (**Abb. 103**).

Indikationen: Husten, Bronchialasthma, Schmerzen in der Brust und Beklemmungsgefühl, Herzklopfen, Brustdrüsenentzündung, Schluckauf

DG/KG/Ren-Mai 15 Jiu-Wei (Taubenschwanz)
liegt auf der vorderen Mittellinie des Rumpfes am Ende des Schwertfortsatzes des Brustbeins (**Abb. 103**).

Indikationen: Schmerzen in der Herzgegend, Schluckauf, Magenschmerzen, innere Unruhe

DG/KG/Ren-Mai 12 Zhong-Wan (mittlerer Magenkanal)
liegt auf der vorderen Mittellinie des Rumpfes, in der Mitte zwischen dem Bauchnabel und dem unteren Ende des Brustbeins (**Abb. 103**).

Indikationen: Erkrankungen des Magens und Zwölffingerdarms wie Geschwüre, Schmerzen, Schleimhautentzündungen, nervöse Beschwerden, Übelkeit, Erbrechen und viele andere; Erkrankungen der Gallenblase wie Entzündung, Schmerzen; Schlafstörungen, nervöse Erschöpfung

DG/KG/Ren-Mai 4 Guan-Yuan (Schranke der Lebenskraft)
liegt auf der vorderen Mittellinie des Rumpfes, auf der Grenze zwischen

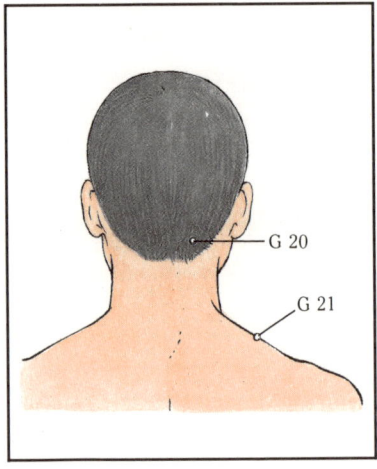

Abb. 102

den unteren zwei Fünfteln und den oberen drei Fünfteln der Entfernung zwischen Bauchnabel und Schambein (**Abb. 103**).

Indikationen: Erkrankungen der Beckenorgane wie chronische Blasenentzündung, Menstruationsbeschwerden, Potenzstörungen und viele andere; Durchfälle, Unterleibschmerzen und allgemeine Schwäche

Ma/M 25 Tian-Shu (Himmelsachse)
liegt 2 Daumen breit neben dem Bauchnabel (**Abb. 103**).

Indikationen: Erkrankungen des Darmtraktes wie Durchfall, Verstopfung und viele andere; Frauenleiden wie Menstruationsschmerzen, Zyklusstörungen, starker Ausfluß sowie Lähmung des Bauchmuskels

Mi/MP 15 Da-Heng (große Quere)
liegt etwa 1 Hand breit neben dem Bauchnabel auf der Mittellinie des Schlüsselbeins (**Abb. 103**).

Indikationen: Erkrankungen des Darmtraktes wie Verstopfung, Durchfall, Blähungen und Bauchschmerzen

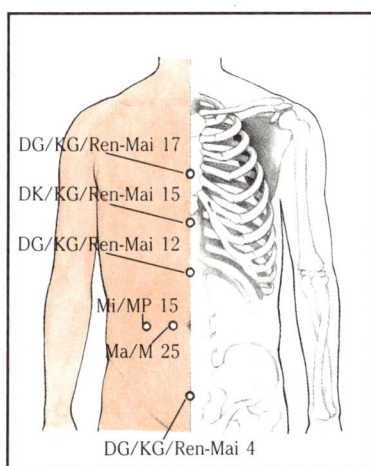

Abb. 103

Der *Harnblasenmeridian* besitzt zwei parallele Verlaufslinien im Rücken; die äußere Verlaufslinie beginnt im mittleren Bereich des Nackens, zieht zur Innenseite des Schulterblattes und weiter senkrecht nach unten zur Gesäßfalte; die innere Verlaufslinie beginnt ebenfalls in der Mitte des Nackens und läuft in der Mitte zwischen den Dornfortsätzen der Wirbel und der äußeren Verlaufslinie bis zur Höhe des Steißbeins senkrecht nach unten, dann aufwärts (zurück) zum 1. Kreuzbeinloch, danach abwärts zum 4. Kreuzbeinloch **(Abb. 104)**.

B 18 Gan-Shu (Zustimmungsstelle der Leber)
liegt 2 Finger breit neben dem unteren Ende des Dornfortsatzes des 9. Brustwirbels **(Abb. 104)**.
Indikationen: Schmerzen in Rücken, Brust, Oberbauch und in der seitlichen Rippenpartie; Erkrankungen der Leber und Gallenblase, Magenbeschwerden, Bronchitis, Bronchialasthma; Schlafstörungen, nervöse Erschöpfung und psychische Erre-

gungszustände; Bindehautentzündung
B 19 Dan-Shu (Zustimmungsstelle der Gallenblase)
liegt 2 Finger breit neben dem unteren Ende des Dornfortsatzes des 10. Brustwirbels **(Abb. 104)**.
Indikationen: Schmerzen in Rücken, Brust, Oberbauch und in der seitlichen Rippenpartie; Erkrankungen der Leber, der Gallenblase und des Magens; Schluckauf, Kopfschmerzen, Bindehautentzündung
Di 4 He-Gu (Talvereinigung/-ende)
liegt an der dicksten Stelle des Muskelwulstes zwischen Daumen und Zeigefinger neben dem Ende der Falte **(Abb. 105)**.
Indikationen: Kopfschmerzen, Mandelentzündung, Schnupfen, Gesichtslähmung, Trigeminusschmerzen und viele andere Erkrankungen im Kopf-Gesichts-Bereich; Schmerzen aller Arten, wie z. B. Menstruationsschmerzen; Fieber
3E 5 Wai-Guan (äußere Schranke)
liegt 2 Endglieder des Zeigefingers oberhalb des Handgelenks auf der Außenseite des Unterarms zwischen den beiden Unterarmknochen **(Abb. 105)**.
Indikationen: Erkältungskrankheiten wie Mandelentzündung, Bindehautentzündung; Fieber, Kopfschmerzen (auch Migräne), Ohrensausen, Mittelohrentzündung; Mumps; Verstopfung; Erkrankungen der oberen Extremitäten wie Schulterschmerzen, Nackensteifigkeit sowie Hexenschuß und Schmerzen in der seitlichen Rippenpartie
Di 11 Qu-Chi (gewundener/gebogener Teich)

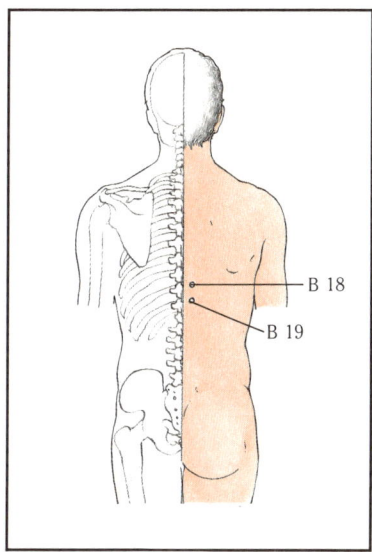

Abb. 104

liegt am Faltenende des Ellenbogens an der Außenseite des Armes **(Abb. 105)**.
Indikationen: Ellenbogen- und Schulterschmerzen, Bluthochdruck, Fieber, Mandelentzündung, Nesselsucht

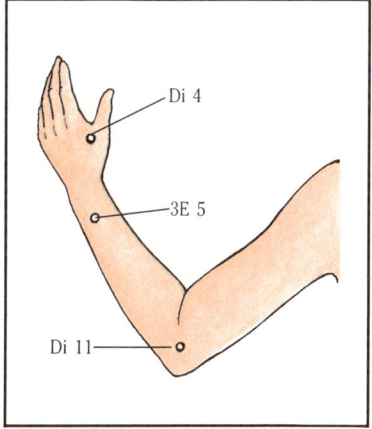

Abb. 105

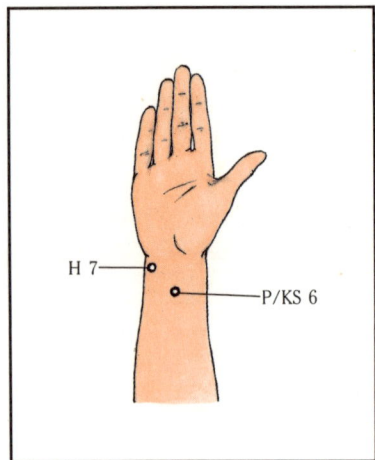

Abb. 106

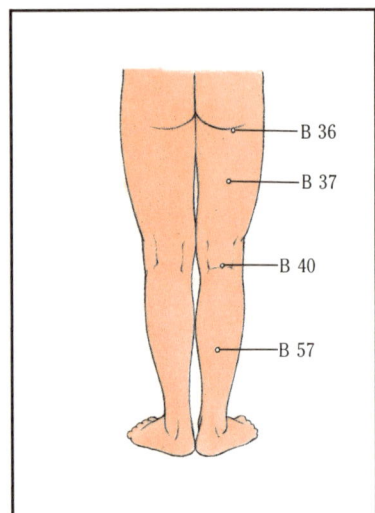

Abb. 107

H 7 Shen-Men (göttliches/geistiges Tor)
liegt am Handgelenk auf der Innenseite des Unterarms neben der Sehne des ellenseitigen Handbeugers **(Abb. 106)**.
Indikationen: Schlafstörungen, Konzentrationsschwäche, innere Unruhe, Herzklopfen und -rhythmusstörungen, Herzschmerzen

P/KS 6 Nei-Guan (innere Schranke)
liegt 2 Endglieder des Zeigefingers oberhalb des Handgelenks, auf der Innenseite des Unterarmes zwischen den beiden großen Sehnen **(Abb. 106)**.
Indikationen: Schmerzen und Beklemmungsgefühl im Brustbereich, Herzklopfen, innere Unruhe, Vergeßlichkeit und psychische Erregungszustände, Kreislaufbeschwerden wie niedriger oder hoher Blutdruck, Bronchialasthma, Übelkeit, Magenschmerzen

B 57 Cheng-Shan (Gebirgsstütze)
liegt in der Mitte der Rückseite des Unterschenkels, am Übergang der Achillessehne in den Wadenmuskel **(Abb. 107)**.
Indikationen: Kreuz- und Ischiasschmerzen, Hexenschuß, Wadenkrampf, Kribbeln und Einschlafen der Glieder, Erkrankungen im Bein; Durchfall, Verstopfung, Hämorrhoiden, Aftervorfall und andere Beschwerden des Mastdarms

B 40 Wei-Zhong (Mitte der Beugefalte)
liegt in der Mitte der Kniekehle **(Abb. 107)**.
Indikationen: Kniegelenksschmerzen, Hexenschuß, Ischiasschmerzen, Erkrankungen im Bein; Bettnässen, Harnblasenentzündung und andere Beschwerden der Harnblase; Ohnmacht, Hitzschlag, Fieber

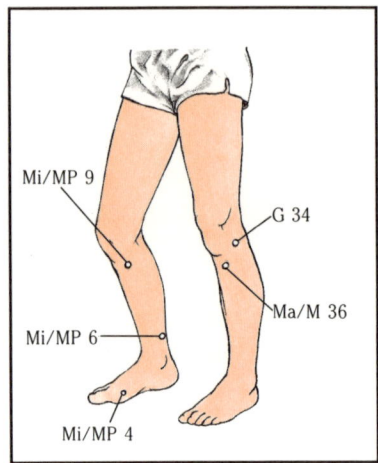

Abb. 108

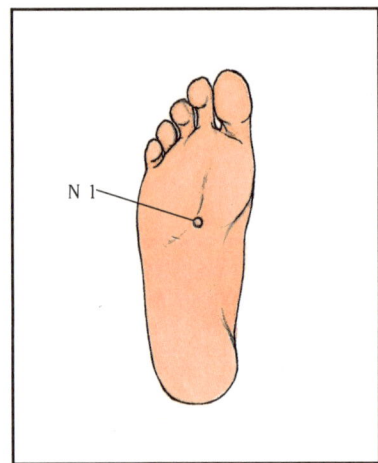

Abb. 109

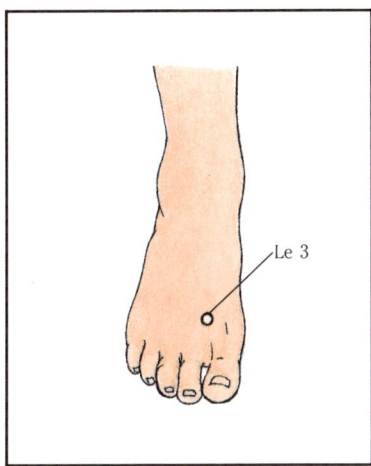

Abb. 110

B 37 Yin-Men (Tor des Reichtums)
liegt auf der Grenze zwischen den oberen zwei Fünfteln und den unteren drei Fünfteln der Mittellinie der Oberschenkelrückseite, zwischen Gesäßfalte und Kniekehle **(Abb. 107)**.
Indikationen: Hexenschuß, Ischiasschmerzen, Lähmungen, Kribbeln und Einschlafen der Beine
B 36 Cheng-Fu (stützende Stelle)
liegt in der Mitte der Gesäßfalte **(Abb. 107)**.
Indikationen: Ischiasschmerzen und andere Beschwerden im Bein wie Kribbeln, Einschlafen, Lähmung und Durchblutungsstörung; Verstopfung, Hämorrhoiden und andere Erkrankungen des Mastdarms; Harnblasenentzündung und andere Beschwerden der Harnblase
Mi/MP 9 Yin-Ling-Quan (Quelle des Yin-Grabhügels)
liegt unter dem Gelenkknorren des Schienbeins auf der Innenseite des Knies **(Abb. 108)**.
Indikationen: Erkrankungen der Beckenorgane wie Harnblasenent-

zündung, Menstruationsbeschwerden und vieles andere; Durchfall und andere Verdauungsstörungen; Kniegelenksbeschwerden
Mi/MP 6 San-Yin-Jiao (Kreuzung der drei Yin)
liegt 4 Finger breit oberhalb des inneren Knöchels, hinter dem Schienbein **(Abb. 108)**.
Indikationen: Verdauungsstörungen wie Durchfall, Blähungen; Erkrankungen der Beckenorgane wie Menstruationsbeschwerden, Bettnässen, Harnblasenentzündung, Potenzstörungen; Schlafstörungen, innere Unruhe und Funktionsstörungen des vegetativen Nervensystems
Mi/MP 4 Gong-Sun (Fürstenenkel)
liegt an der Innenseite des Fußrückens, vor dem unteren Ende des 1. Mittelfußknochens **(Abb. 108)**.
Indikationen: Erbrechen, Blähungen, Durchfall und andere Beschwerden der Verdauung, Bauchschmerzen, Magen- und Menstruationsschmerzen
Ma/M 36 Zu-San-Li (Drittes Wegemaß des Beines)
liegt 4 Finger breit unter der äußeren Kniegelenksgrube, 1 Daumen breit neben dem Schienbein **(Abb. 108)**.
Indikationen: Erkrankungen des Magen-Darms-Traktes wie Schleimhautentzündung, Geschwüre des Magens und des Zwölffingerdarms, Durchfall, Verstopfung, Blähungen, Erbrechen und viele andere; Schlafstörungen, Bluthochdruck, allgemeine Schwäche; Brustdrüsenentzündung, Menstruationsbeschwerden, Fieber, Beschwerden im Beinbereich
G 34 Yang-Ling-Quan (Quelle des Yang-Grabhügels)
liegt 1 Finger breit vor und unter dem Zentrum des Wadenbeinköpfchens **(Abb. 108)**.

Indikationen: Gallenblasen-, Leberentzündung und andere Erkrankungen der Gallenblase und der Leber; Schmerzen in seitlichen Körperregionen, Beschwerden der Harnblase; Lähmung, Schmerzen und andere Beschwerden im Bein
N 1 Yong-Quan (sprudelnde Quelle)
liegt auf der Fußsohle, auf der Grenze zwischen oberem Drittel und den unteren beiden Dritteln der Fußsohlenlänge **(Abb. 109)**.
Indikationen: Krampf- und Schwindelanfälle, Bewußtlosigkeit, psychische Erregungszustände, Bluthochdruck, Kopfschmerzen, Unterleibschmerzen, Beschwerden der Harnblase, Bronchialasthma
Le 3 Tai-Chong (größter Ansturm)
liegt auf dem Fußrücken zwischen dem 1. und dem 2. Mittelfußknochen, etwa 1 Daumen breit hinter den Grundgelenken der Zehen **(Abb. 110)**.
Indikationen: Erkrankungen der Harn- und Geschlechtsorgane wie Harnblasenentzündung, Zyklusstörungen, Menstruationsschmerzen; Verdauungsstörungen wie Blähungen, Durchfall; Kopfschmerzen, Bindehautentzündung, Mandelentzündung, Schwindelanfälle, Krampfanfälle, Schlafstörungen und psychische Erregungszustände

Was ist Hydrotherapie? Wie wirkt sie?

Hydrotherapie bedeutet eigentlich nichts anderes als den Einsatz von Wasser, um den Körper zu trainieren.

Kalte Bäder trainieren Blutgefäße und Nerven, die sich dann besser an klimatische Veränderungen anpassen können. Der Organismus ist dadurch besser gegen Erkältungen gerüstet.

Das kalte Wasser reizt zuerst die Haut. Dort befinden sich Nervenendorgane und zahlreiche Gefäßnetze. Im Unterhautgewebe befindet sich etwa 1/4—1/3 der gesamten Blutmenge des Körpers. Training durch kaltes Wasser erhöht die Kälteverträglichkeit und die Reaktionsfähigkeit der dort verlaufenden Blutgefäße, wodurch sich die Widerstandsfähigkeit des Körpers gegen Kältereize erhöht.

Die Reaktion der Hautgefäße auf Kälteeinwirkung vollzieht sich im allgemeinen in drei Stufen:

● Die Gefäße verengen sich, die Haut wird blaß, und man bekommt als Folge der Kontraktion der Hautmuskulatur eine Gänsehaut.

● Kurz danach erweitern sich die Hautgefäße, und große Blutmengen aus den inneren Organen strömen zur Körperoberfläche; die Hautfarbe wandelt sich von blaß zu hellrot. In diesem Moment fühlt man eine angenehme Wärme im ganzen Körper. Bei therapeutischen Kälteanwendungen kommt es gewöhnlich nur zu diesen ersten beiden Reaktionsstufen. Erst bei Unterkühlung, z.B. durch extrem niedrige Wassertemperatur, übertrieben lange Dauer der Kältereize, und eventuellen Störungen der Körperreaktion, tritt die dritte Stufe ein:

● Die Nervenfasern der Blutgefäße werden gelähmt, die Blutgefäße selbst bleiben maximal erweitert; als Folge treten örtliche Blutstaus auf; die Haut färbt sich purpurrot bis blauschwarz, und man fühlt sich am ganzen Körper kalt.

Um Erfrierungsschäden zu vermeiden, muß man bei Auftreten solcher Unterkühlungszeichen sofort Maßnahmen zur Wiedererwärmung treffen. Gewöhnlich genügt es, die kalten Bäder zu unterbrechen, den ganzen Körper gründlich abzutrocknen, sich warm anzuziehen und sich in einem warmen Raum aufzuhalten. Eventuell muß man den Körper in eine Decke wickeln. Sollte die Unterkühlung fortgeschritten sein, muß man ein ansteigendes warmes Wannenbad nehmen und schluckweise ein heißes Getränk einnehmen.

Die Reaktion der Gefäße wird durch die Gefäßnerven selbst gesteuert. Die häufige Anwendung von kalten Bädern führt dazu, daß der Körper sich allmählich an äußere Kältereize gewöhnen kann und die Reaktionsfähigkeit der Gefäßnerven gesteigert wird, d.h., die Blutgefäße verengen sich rascher und der Organismus reagiert schneller auf Veränderungen der Außentemperatur. Kalte Bäder sind somit eine wichtige prophylaktische Maßnahme gegen Erkältungen oder grippale Infekte.

Kalte Bäder trainieren das Zentralnervensystem. Sie haben eine stimulierende und kräftigende Wirkung. Die Kurzzeitanwendung von kaltem Wasser stimuliert die Großhirnrinde, d.h., ein dämpfender Einfluß auf die Großhirnrinde kann verringert oder sogar beseitigt werden. Bei Kranken mit depressiver Stimmung oder mit Schläfrigkeit bei nervöser Erschöpfung beispielsweise kann ein kurzes, kaltes Bad die Funktion der Großhirnrinde anregen, vorübergehend psychisch aufmuntern und dadurch die Stimmung verbessern. Auch bei psychisch stark belasteten oder körperlich schwer arbeitenden Menschen kann ein kaltes Dusch- oder Gußbad von kurzer Dauer gegen Müdigkeit eingesetzt werden. Allerdings dürfen kalte Bäder nicht als eine Art Aufputschmittel mißbraucht werden, denn eine Forcierung körperlicher oder geistiger Arbeit, mit welchem Mittel auch immer, ist stets gegen die normale, biologische Gesetzmäßigkeit des Organismus gerichtet und daher auch gesundheitsschädlich.

Kalte Bäder trainieren die Verdauungsorgane und fördern den Stoffwechsel.

Wie oben bereits beschrieben, strömt, als Reaktion des Körpers auf Kälteeinwirkung, eine große Blutmenge aus den inneren Organen in die Haut- und Unterhautgewebe. Nachdem die Kälteeinwirkung ausgesetzt wurde, fließt das Blut wieder in die inneren Organe zurück. Dieser verstärkte Blutkreislauf im Bauchraum verbessert nicht nur die Blutversorgung der inneren Organe, sondern regt auch die glatte Muskulatur der Eingeweide an, sich zu kontrahieren. Dadurch steigert sich die Darmperistaltik und verbessert sich die Verdauung. Ferner stellte man fest, daß kalte Bäder den Stoffwechselumsatz erhöhen.

Wie führt man Hydrotherapie durch?

Es gibt verschiedene Arten zur Durchführung von kalten Bädern. Sehr mild ist die Wirkung von Körperwaschungen, etwas intensiver sind Guß-, Dusch- und Wannenbäder. Am intensivsten ist das Winterschwimmen (Schwimmen im ungeheizten Freibad bei kalter Außentemperatur).

Für den untrainierten Körper ist es zu empfehlen, die Behandlung mit der sehr milden Körperwaschung zu beginnen. Erst nachdem sich der Körper daran gewöhnt hat (die Gewöhnungsphase ist individuell verschieden, in der Regel etwa 1—3 Monate), kann man schrittweise auf Guß-, Dusch- und Wannenbäder umstellen. Ist der Körper einigermaßen abgehärtet und der Allgemeinzustand relativ gut, kann man ab Herbst als Vorbereitung auf das Winterschwimmen mit dem Schwimmen im ungeheizten Bad anfangen. Menschen mit geschwächter Konstitution sollten unter Umständen jahrelang bei der Körperwaschung oder beim Gußbad bleiben. Die Temperatur des Wassers und die Dauer des Bades ist individuell und auch je nach Badeort unterschiedlich. Im allgemeinen gilt folgende Regel: Je kälter die Wassertemperatur, desto kürzer das Bad (10—60 Sekunden). Vor und nach dem Bad sollte man sich gewissenhaft durch Gymnastik, Laufen, Abreiben und anderes mehr aufwärmen.

Folgende Punkte müssen bei der Durchführung der kalten Bäder beachtet werden:

● Im allgemeinen sind kalte Bäder indiziert bei schwachem Allgemeinzustand, chronischer Verstopfung, Stoffwechselstörungen, vegetativer Labilität und Lungentuberkulose bei mangelnder Bewegung (stationärer Aufenthalt) mit relativ guter Lungenfunktion. Kontraindiziert sind kalte Bäder bei: Fieber, akuten oder subakuten Erkrankungen, schweren Herzkrankheiten.

● Mit leerem oder vollem Magen sollte man keine Bäderbehandlung durchführen, erst ungefähr eine Stunde nach einer Mahlzeit kann damit begonnen werden. Nach dem Bad soll man etwa 15—20 Minuten ausruhen, bevor man ißt.

● Mit den kalten Bädern sollte man in der warmen Jahreszeit (Hochsommer) beginnen. Zeigen sich keine unerwünschten Nebenwirkungen (siehe unten), kann man sie auch die kalte Jahreszeit hindurch fortsetzen.

● Vor dem Bad muß der ganze Körper trocken und schweißfrei sein. Nach einer anstrengenden Sportübung sollte man zuerst eine Weile ausruhen und warten, bis sich Puls und Atmung beruhigt haben.

● Erst wenn der Körper warm genug ist, soll man mit dem Bad beginnen; d.h., bei Gänsehaut oder Zittern vor Kälte muß man das Aufwärmen vor dem Bad noch forcieren.

● Bei häufiger Anwendung von kalten Bädern muß man seine subjektiven Empfindungen, das Körpergewicht, den Schlaf, den Appetit usw. kontrollieren. Treten unerwünschte Nebenwirkungen, wie ständige Gewichtsabnahme, Schlafstörungen, Appetitlosigkeit und anderes mehr auf, sollte man vorübergehend kalte Bäder vermeiden.

Was ist Heliotherapie? Wie wirkt sie?

Unter Heliotherapie versteht man die Anwendung von Sonnenlicht. Sie wird auch vereinfacht als Sonnenbad bezeichnet. Die Heilwirkung des Sonnenbads beruht nicht nur auf dem Anteil an Ultraviolettstrahlen (UV-Strahlen) des Sonnenlichtes, sondern auch auf dessen anderen Bestandteilen (wie z. B. Infrarotstrahlen). Die Heliotherapie besitzt folgende Vorteile:

● Das sichtbare Sonnenlicht ruft bei den Menschen bewußt oder unbewußt eine positive Stimmungsänderung hervor, die allgemein die Funktionen der verschiedenen Organsysteme und insbesondere die des vegetativen Nervensystems und des hormonellen Systems beeinflußt.

● Das Sonnenlicht, besonders der UV-Anteil, hat eine keimtötende Wirkung, weil es das Eiweiß verschiedener Keime denaturieren kann. Dadurch erhöht sich einmal die Widerstandsfähigkeit gegen Krankheiten, zum anderen zeigt sich auch bei der Wundheilung ein beschleunigter Verlauf.

● Die UV-Strahlen des Sonnenlichts fördern die Synthese von Vitamin D und sichern dadurch den Mineralstoffwechsel (insbesondere von Kalk und Phosphor). So kann das Sonnenbad die Behandlung der Rachitis und der Knochenerweichung unterstützen.

● Der langwellige Anteil des Sonnenlichtes, insbesondere Infrarot, erweitert durch seine wärmende Wirkung Blut- und Lymphgefäße. So verbessert sich der Kreislauf des Blutes und der Lymphe. Ferner wird die körpereigene Wärmeregulation gefördert, dadurch erhöht sich die Anpassungsfähigkeit des Organismus an Hitze.

● Das Sonnenlicht aktiviert außerdem auch die Lungen- und Herzfunktion. Das Auswurfvolumen des Herzens wird gesteigert, die Atmung vertieft und der Gasaustausch in der Lunge verbessert.

● Das Sonnenlicht strafft durch seine nerven- und stoffwechselanregende Funktion das Haut- und das Unterhautgewebe, kräftigt die Muskeln und vergrößert die Beweglichkeit der Gelenke.

Die Heliotherapie eignet sich in der Regel zur Behandlung folgender Krankheiten:

● Chronische, entzündliche Gelenkerkrankungen, auch rheumatische oder rheumatoide Gelenkentzündungen, wenn die akute Phase schon abgeklungen ist;

● Rachitis, Knochenerweichung und Haltungsschwäche; ferner auch als Unterstützung bei Behandlung von Knochenmarkentzündung und Knochenbrüchen;

● Herz- und Kreislauferkrankungen bei ausgeglichener Herzfunktion;

● chronische Darmentzündungen;

● chronische Tuberkulose (Tbc) der Lunge und anderer Organe in ruhender, inaktiver Phase bei stabilem Krankheitsbild und ausgeglichener Organfunktion;

● vegetative Dystonie, insbesondere die des gedämpften Typs.

Die Heliotherapie ist bei folgenden Zuständen kontraindiziert:

● Akute und subakute Phase aller entzündlichen Erkrankungen (auch bei banalen Erkrankungen wie grippalem Infekt usw);

● Fieber;

● entzündliche Hautkrankheiten;

● Blutungsneigung und schwere Anämie;

● starke Erschöpfung und Schlafstörungen;

● aktive Phase der Tbc;

● nicht ausgeglichene Herz- und Kreislauferkrankungen.

Wie führt man Heliotherapie durch?

Überall, wo Sonne scheint: am Strand, auf dem Berge, im Freibad und selbst zu Hause auf dem Balkon oder im Garten kann man die Heliotherapie betreiben. Außerdem kann man die Therapie auch nebenbei während der täglichen Arbeit, bei Sportaktivitäten oder während der Freizeitgestaltung verfolgen, indem man einen Teil des Körpers oder den ganzen Körper besonnt.

Das Teilsonnenbad wird meist zur Behandlung von örtlichen Erkrankungen, wie Gelenk-, Muskel- und Nervenschmerzen, sowie zu Bruch- und Wundbehandlungen eingesetzt. Man erzielt damit eine Linderung der Schmerzen und eine Beschleunigung des Heilprozesses. Dabei braucht man nur den betreffenden Körperteil besonnen. Die übrigen Körperteile können bedeckt werden. Dieses Teilbad provoziert in der Regel selten Beschwerden der Überdosierung wie Schlaflosigkeit, Schwindel, Kopfschmerzen, Hautverbrennung, Herz- und Kreislaufstörungen usw. Deshalb eignet es sich auch für Patienten mit geschwächtem Allgemeinzustand.

Beim Ganzkörpersonnenbad sollte man schrittweise vorgehen. Am Anfang soll nur ein Teil des Körpers besonnt werden, nach und nach vergrößert man den Umfang des besonnten Körperteils, bis schließlich der ganze Körper der Sonne ausgesetzt wird. Eventuell nimmt man zuerst nur Luftbäder (Achtung vor Unterkühlung!). Das dauert ingesamt 6—7 Tage, dann kann man sich in die Sonne begeben.

Auch die Dauer des Sonnenbads soll man nur langsam verlängern. Am ersten Tag genügen 10—15 Minuten. Dann kann man das Sonnenbad täglich um etwa 10 Minuten verlängern, bis insgesamt 1—2 Stunden am Tag erreicht sind.

Die Gesamtdauer der Heliotherapie richtet sich nach Konstitution und Krankheits- bzw. Allgemeinzustand. Hier kann sicherlich der Arzt einen genaueren Rat erteilen. Bei längerem Sonnenbad sollte man zwischendurch öfter schattige und kühle Plätze aufsuchen, damit der Körper sich erholen kann. Dies gilt besonders, wenn man lange Zeit kein Sonnenbad mehr genommen hat. Folgende Punkte sollte man beim Sonnenbad beachten:

● Es ist günstiger, die Heliotherapie in einer staub-, smog- und nebelfreien Gegend durchzuführen, denn Staubpartikel und Nebeldunst behindern die UV-Strahlen. Am Strand, am Ufer eines Sees oder Flusses, auf einem Berg ist ein Sonnenbad wegen der Fülle von Strahlen (durch die Reflexion der Wasser-, Schnee- oder Eisoberfläche) besonders zu empfehlen.

● Mit leerem oder überfülltem Magen sollte man kein Sonnenbad nehmen, und erst 20—30 Minuten nach dem Bad sollte man eine Mahlzeit zu sich nehmen.

● Während des Sonnenbads soll man Kopf und Nacken durch einen Hut oder ein Tuch bedecken sowie die Augen durch Tragen einer Sonnenbrille schützen.

● Bei Müdigkeit und/oder Erschöpfung ist ein Sonnenbad nicht günstig, da man dabei leicht einschläft. Lesen, Schreiben und andere Konzentration erfordernde Tätigkeiten, wie z.B. Schachspielen, können die Aufmerksamkeit so in Anspruch

nehmen, daß man dabei zu lang unter der Sonne bleiben könnte. All dies kann eine Überdosierung mit den entsprechenden Beschwerden verursachen.

● Nach dem Sonnenbad sollte man sich an einem schattigen und kühlen Ort etwa 10—15 Minuten erholen. Am besten duscht oder wäscht man sich zur Abkühlung.

● Wenn während des Sonnenbades starke Hautrötung, Stechen, Schmerzen und Jucken der Haut und andere Zeichen der Hautverbrennung auftreten, muß man das Sonnenbad sofort unterbrechen.

● Wenn man nach dem Sonnenbad Kopfschmerzen, Schlafstörungen, Herzklopfen, Verdauungsstörungen, fortdauernde Gewichtsabnahme beobachtet, darf man die Heliotherapie nicht mehr weiter betreiben. Man soll in diesem Fall einige Tage pausieren. Erst nachdem sich der Körper erholt und das Wohlbefinden wiederhergestellt ist, kann man weitermachen. Eventuell muß man die Dauer der Besonnung reduzieren.

● Je nach Jahreszeit und geographischer Lage variieren die für ein Sonnenbad geeigneten Tageszeiten, in der Regel liegen sie am Vormittag zwischen 9 und 12 Uhr und am Nachmittag zwischen 16 und 18 Uhr. Im Hochsommer, wenn die Sonne sticht, kann man an einem schattigen und kühlen Ort, z.B. unter einem Baum, eine indirekte Besonnung durch die reflektierte Strahlung vornehmen.

Was sind Luftbäder? Wie wirken sie?

Es ist schwierig, eine scharfe Grenze zwischen Sonnen- und Luftbädern zu ziehen. Jedoch ist der Hauptheilfaktor der Luftbäder nicht das Sonnenlicht, es kommen vielmehr die Lufttemperatur, -feuchtigkeit und -bewegung (Wind) sowie das Vorhandensein elektrischer Ionen zum Tragen.

Nach der Lufttemperatur unterteilt man die Luftbäder in

● Kalte Luftbäder mit Temperaturen von 6—14° Celsius;
● kühle Luftbäder mit Temperaturen von 15—20° Celsius;
● milde Luftbäder mit Temperaturen von 21—25° Celsius;
● warme Luftbäder mit Temperaturen von 26—30° Celsius;
● heiße Luftbäder mit Temperaturen, die höher als 30° Celsius liegen.

Um den Organismus zu trainieren, werden hauptsächlich kühle und kalte Luftbäder benutzt. Die physiologischen Wirkungen dieser beiden Luftbäder ähneln im großen und ganzen denen der kalten (Wasser-) Bäder, sind aber etwas milder. Die vielen Heilfaktoren der Luft können das Nervensystem, insbesondere das vegetative Nervensystem, stimulieren, so daß die verschiedenen Funktionen des Verdauungs-, Kreislauf-, Atmungs- und Stoffwechselsystems verbessert werden können. In der Regel fühlt sich der Mensch nach einem Luftbad physisch und psychisch wohler, er kann besser schlafen und hat besseren Appetit.

Wie führt man Luftbäder durch?

Ähnlich wie bei den Sonnenbädern kann man die Luftbäder entweder während der normalen Alltagsaktivitäten nebenbei oder aber ganz gezielt betreiben.

Folgende Punkte soll man dabei beachten:

● Vor dem Luftbad soll man den Körper durch Gymnastik oder Sport aufwärmen. Eine lockere, luftige, gegebenenfalls auch dünne Bekleidung kann eine übermäßige Abkühlung verhindern.
● Besonders untrainierte Menschen sollten möglichst mit warmen Luftbädern (26—30° Celsius) beginnen. Nachdem der Körper mäßig abgehärtet ist, kann man erst auf die kühleren und dann auf die kalten Luftbäder übergehen. Von den Jahreszeiten her gesehen, ist es günstiger, wenn man im Sommer mit dem Training anfängt.
● Die Dauer eines Luftbades soll man je nach individueller Verträglichkeit und Konstitution allmählich verlängern. Hier sei noch einmal auf die Gefahr einer Unterkühlung hingewiesen. Das Auftreten von Gänsehaut ist das erste Zeichen übermäßiger Abkühlung. Spätestens dann soll man — zumindest vorerst — das Luftbad unterbrechen und den Körper wieder aufwärmen.
● Vor allem während der kühlen und kalten Luftbäder sollte die Sonne scheinen, denn die Luft wird durch die Sonne nicht nur erwärmt, sondern enthält zusätzlich gesundheitsfördernde UV-Strahlen. Häufig — das ist für den Organismus von Vorteil — betreibt man die Luftbäder gleichzeitig mit den Sonnenbädern.
● Bei sehr windigem Wetter und bei starker Nebelbildung ist es nicht ratsam, Luftbäder zu nehmen. Ist die Lufttemperatur relativ niedrig, sollte man das Luftbad mit sportlichen Aktivitäten kombinieren. Gemeint sind nicht nur die aufwärmenden Übungen vor dem Bad, sondern auch das Betreiben verschiedener Sportarten während des ganzen Bades.
● Die Indikationen und die Kontraindikationen der Luftbäder ähneln denen der kalten Bäder (siehe Seite 62 f.).

Jiu-Fa (Wärmebehandlung, Moxibustion)

Was ist Jiu-Fa? Wie wirkt es?

Die traditionelle chinesische Medizin kennt auch Wärme als physikalisches Mittel in der Reiztherapie. Anders als bei der Wärmetherapie der westlichen Kultur, die in der Regel in Form eines warmen Bades oder einer Sauna durchgeführt wird, appliziert man die Wärme direkt auf eine bestimmte Stelle der Körperoberfläche (gewöhnlich ist es eine Akupunkturstelle). Die gezielt an eine Akupunkturstelle gebrachte Wärme fördert eine Reihe von körpereigenen Reaktionen (z.B. Regulation des Nervensystems und anderen Organen) wie bei einer Akupunktur- bzw. Akupressurbehandlung.

Als Brennmaterial benutzt man getrocknete, zermalmte Beifußblätter (Artemisia vulgaris), die man für die Anwendung zu einem Kegel oder einer Zigarre formt.

Wie führt man Jiu-Fa durch?

Bei Benutzung eines *Beifußkegels* wird dieser auf eine Akupunkturstelle aufgesetzt. Um eine Hautverbrennung zu vermeiden, wird zwischen den Kegel und die Haut eine Unterlage (z.B. dünne Ingwerscheibe) geschoben. Dann entzündet man den Kegel an der Spitze. Nach einer Weile spürt der Patient eine angenehme Wärme. Der brennende Beifußkegel wird entfernt, sobald die Wärme für den Patienten zu stark wird. Diese Prozedur wiederholt man mehrmals, bis das notwendige Maß der Wärmereizung erreicht ist.

Bei Benutzung einer *Beifußzigarre* zündet man zuerst die Zigarre an und bringt sie in die Nähe einer Akupunkturstelle, in der Regel in einem Abstand von 2—3 cm. Die weitere Handhabung gleicht derjenigen, die bereits für den Gebrauch des Beifußkegels beschrieben wurde.

Die Wärmetherapie durch Beifußkegel oder -zigarre, auch Moxibustion oder Heilbrennen genannt, wird oft bei Patienten mit geschwächter Konstitution sowie zur Behandlung von chronischen Krankheiten und Schmerzen eingesetzt. Gewöhnlich wird die Behandlung in der Praxis von einem Arzt oder einer geschulten ärztlichen Hilfskraft durchgeführt.

67

治疗

Die Behandlung der häufigsten Krankheiten

Die chinesische physikalische Therapie ist bei vielen Krankheiten zur Unterstützung anderer Behandlungsformen oder als Hauptmethode angezeigt. Sowohl die Atem- und die Bewegungstherapie als auch die Heilmassage und die verschiedenen Anwendungen von Luft, Licht, Wasser und Wärme werden in der Dosierung genau auf den individuellen Gesundheitszustand des Patienten abgestimmt.

Erkrankungen der Atmungsorgane

Die chinesische Physiotherapie bietet eine sinnvolle Ergänzung vieler Therapien, die zur Heilung von Erkrankungen der Atmungsorgane eingesetzt werden. Sie kann in der Regel die Lungenfunktion verbessern und damit auch die Abwehrkräfte des Patienten. Der Appetit läßt sich steigern, was für den geschwächten Organismus, besonders bei Tbc-Kranken, ein Vorteil ist. Einige Übungen haben eine ausgesprochen entspannende und entkrampfende Wirkung auf die Muskeln allgemein und auf die Bronchialmuskulatur speziell, was gerade bei der Verbesserung der Ausatmung ein wichtiger Faktor ist. Übungen mit Lautbildung haben zusätzlich eine stimulierende Wirkung auf die Atemfunktion. Dies alles führt dazu, daß sich der Zustand des Patienten bessert und die Begleitbeschwerden sowie die Anfälligkeit bei Erkältungen stark gelindert und vermindert werden.

Atemtherapie

Kann eine Übung mit Tiefatmung die Atemfunktion verbessern?

Früher waren viele Sport- und Heilexperten der Meinung, daß man durch Trainieren der tiefen Atmung die Atemfunktion verbessern kann. Es wurde bei einer Gruppe von 20- bis 30jährigen Erwachsenen beobachtet, daß die Lungenvitalkapazität (Menge der Luft, die nach tiefstem Einatmen wieder ausgeatmet werden kann) nach einem Training der tiefen Atmung (bis zu 6 Monate) um 300—400 ml verbessert werden konnte. Heute wird eher die Meinung vertreten, daß die Übung der tiefen Atmung ohne zusätzliche Sportübungen die Atemfunktion nicht wesentlich verbessern kann, da das Trainingspensum zu klein ist. Die Lunge wird nicht effektiv belastet, und demzufolge wird auch keine bedeutende Verbesserung der Lungenfunktion angeregt.

Bewegungstherapie

Warum kann Sport die Atemfunktion fördern?

Die Vitalkapazität der Lunge ist eine der vielen Normwerte für die Atemfunktion. Gewöhnlich beträgt sie bei erwachsenen Frauen zwischen 2500—3000 ml, bei erwachsenen Männern zwischen 3500—4000 ml. Nach Lungenkrankheiten wie Lungenentzündung (Pneumonie), Brustfellentzündung (Pleuritis) oder bei körperlich schwach gebauten Menschen findet man eine kleinere, oft ungenügende Lungenvitalkapazität (zwischen 2000—2500 ml). Diese Patienten werden nach Sportübungen oder körperlicher Arbeit häufiger kurzatmig (mit dem Gefühl, nicht genug Luft zu bekommen).

Welche Sportübungen sind für die Verbesserung der Atemfunktion nützlich?

Nach praktischer Erfahrung und wissenschaftlicher Beobachtung können Schwimmen, Rudern, Basketball, Laufen und anderes mehr die Atemfunktion am günstigsten beeinflussen. Da Bewegung und Trainingspensum bei diesen Sportarten sehr groß sind, kann durch sie eine vermehrte Aktivität der Atemorgane hervorgerufen werden. Bei Basketball und Laufen z.B. ist das Atemzeitvolumen (die in einer bestimmten Zeit eingeatmete Luftmenge) im Vergleich zur Ruheleistung um das 7- bis 15fache gesteigert. Schwimmen und Rudern stärken die Brustmuskeln. Beim Schwimmen muß sich der Brustkorb gegen den Wasserwiderstand bewegen; diese zusätzliche Belastung fördert die Entwicklung der Brustkorbmuskulatur.

Menschen mit ungenügender Atemfunktion sollten verstärkt Sportübungen mit größerem Trainingspensum betreiben und zusätzlich Sonnenbäder nehmen (günstiger Einfluß auf Blutkreislauf, Atmung und Gasaustausch in der Lunge und vieles andere). Dabei muß man beachten, daß Menschen mit ungenügender Atemfunktion oft auch einen schwachen Allgemeinzustand und damit eine schlechtere Kreislauffunktion haben. Deshalb sollte das Training nach individuellem körperlichem Zustand und Belastbarkeit planmäßig durchgeführt werden. Am Anfang genügen leichtere Sportübungen wie Ba-Duan-Jin (Brokatgymnastik mit acht Übungen), Heilspaziergang, langsamer Waldlauf. Allmählich steigt man dann auf Schwimmen, Rudern, Basketball und anderes um.

Da Menschen mit ungenügender Atemfunktion häufig auch eine geschwächte Abwehrkraft besitzen, sind sie anfälliger für Erkältungen und Bronchitis. Es ist daher wichtig, sie vor Erkältungen zu schützen (insbesondere bei Sportarten, die im Freien ausgeübt werden).

Bronchialasthma (Asthma bronchiale)

Bronchialasthma ist trotz zahlreicher Medikamente eine schwer zu behandelnde Krankheit. Im allgemeinen ist eine gründliche, ursächliche Heilung schwer zu erreichen. Allerdings können Häufigkeit und Schweregrad der Anfälle vermindert werden; nach einer langfristigen physikalischen Therapie kann durchaus eine Besserung des Allgemeinzustands und damit auch der Atemfunktion erreicht werden.

Bedingt durch die Erkrankung, sind die Muskeln des Brustkorbs und des Zwerchfells schwächer, die Vitalkapazität ist gewöhnlich kleiner, das Restluftvolumen in der Lunge ist groß; meist findet man eine deutliche Tendenz zur Lungenblähung.

Die Physiotherapie soll ein Training der Atemmuskeln, eine Verbesserung des Gasaustausches und eine Vorbeugung gegen Lungenblähung bewirken. Außerdem helfen die Übungen, die Bronchien und Bronchiolen zu entkrampfen und den Blutkreislauf in der Lunge zu verbessern. Die Schleimflüssigkeit wird gelöst und kann leichter ausgeworfen werden. Dies alles bewirkt eine Linderung der Asthmabeschwerden.

Hinzu kommt, daß Asthmakranke durch die Übungen eine neue Atemtechnik (Verlängerung der Ausatmung) entwickeln, die die Beschwerden während eines Anfalls lindern kann, wenn sie vor oder zu Beginn des Anfalls angewendet wird.

Bei der Physiotherapie soll man folgende Punkte beachten;

● Die Übungen sollte man nur in den anfallsfreien Intervallen betreiben. Bei gehäuft auftretenden Asthmaanfällen und bei extrem schlechter körperlicher Verfassung sollte einem ärztlich kontrollierten Heilverfahren (Medikamente) der Vorrang gegeben werden.

● Vor der Übung soll man die Atemwege möglichst durch Aushusten der Schleimflüssigkeit frei machen, damit man während der Übung ungehindert atmen kann.

● Wenn während der Übung Brustenge, Druckgefühl in der Brust, Kurzatmigkeit und andere Atembeschwerden auftreten, sollte man die Übung sofort unterbrechen, eine kleine Pause einlegen und eventuell die Ursache der Beschwerden herausfinden (forcierte, tiefe Atmung; verspannte Körperhaltung, Überanstrengung oder andere technische Fehler). Gewöhnlich lassen sich Beschwerden durch Qi-Gong (chinesische Atemtherapie), die Übung zur Entspannung oder durch eine schlichte Ruhepause beseitigen.

Insgesamt kann der Asthmakranke täglich ein bis zwei Übungsblöcke mit je 40—60 Minuten Dauer absolvieren. Das folgende Übungsschema hat sich in der Praxis bewährt.

Atemtherapie: Die Übungen zur Kräftigung und/oder Entspannung dauern 20—30 Minuten; die Atemübung mit Lautbildung erfordert mit den jeweiligen Pausen 5—8 Minuten; die speziellen Übungen zu Bauchatmung und Ausatmung erstrecken sich über 3—5 Minuten.

Bewegungstherapie: Die Entspannungsübungen dauern 3—5 Minuten.

Heilmassage: Für die Massage muß man 5—7 Minuten rechnen.

Atemtherapie

Ein wichtiger Teil der Asthmabehandlung ist das Qi-Gong. Die Vorteile liegen

● in der Verbesserung der Atemfunktion;

● in der Entspannung des gesamten Körpers, die wiederum eine Erleichterung der Atmung zur Folge hat;

● in einer Kräftigung der allgemeinen Konstitution und Steigerung der Abwehrkraft; der Körper wird dadurch weniger erkältungsanfällig, was positiv auf den Verlauf der Heilung wirkt.

Gewöhnlich verwendet man die Übung zur Kräftigung und/oder die Übung zur Entspannung (siehe Seite 24 ff.). Man kann im Sitzen oder im Stehen üben und wendet die Technik der Bauchatmung an (1- bis 2mal täglich, jedesmal 20—30 Minuten). Die Asthmabeschwerden sowie die

Begleiterscheinungen werden auf Dauer deutlich abnehmen.
Zusätzlich können noch folgende Übungen durchgeführt werden:

Atemübung mit Lautbildung

Durch den Stimmreiz wird eine verlängerte Ausatmung bewirkt und automatisiert. Man kann diese Übungen im Sitzen oder im Stehen durchführen. Beim Ausatmen bildet man Laute wie »Wuu...«, »Yii...« oder »Aaa...«.
Am Anfang behält man den Laut für vier bis fünf Sekunden bei, nach und nach sollte man die Dauer der Lautbildung verlängern. Um sich nicht zu überanstrengen, sollte man zwischendurch kleine Pausen einlegen.

Spezielle Übungen zu Bauchatmung und Ausatmung

Die Übungen zur Bauchatmung (siehe Seite 26ff.) und die Übungen zur Ausatmung (siehe Seite 28ff.) dienen der Verbesserung der Atemfunktion, und zwar sowohl der Einatmung als auch der Ausatmung. Man arbeitet jedoch nicht das gesamte Übungsprogramm durch, sondern sucht sich zwei bis drei Übungen aus.

Bewegungstherapie

Häufig findet man verspannte Schulter-, Nacken- und Rumpfmuskulatur. Diese Verspannungen verhindern eine natürlich fließende Atmung. Folgende Übungen können Verspannungen beseitigen:

1. Man steht aufrecht und läßt die Arme ganz locker hängen. Man dreht den Oberkörper rhythmisch nach links und nach rechts und läßt die Arme einfach mitschwingen.
2. Ausgangsstellung wie bei 1. Man bewegt die Schultern locker im Wechsel vor und zurück; die Arme sollen entspannt mitpendeln.
3. Raddrehen (Drehorgel) aus der Brokatgymnastik mit zwölf Übungen (siehe Seite 49).
Diese Übungen führt man jeweils 40- bis 50mal durch, man kann jedoch nach eigenem Befinden mehr oder weniger machen. Wichtig ist, daß man sich nicht überanstrengt. Sollten diese Übungen zur Entspannung nicht ausreichen, kann man zusätzlich die Massage, die Entspannungsübung von Qi-Gong, autogenes Training usw. machen.

Heilmassage

Die Massage eignet sich vor allem bei Druckgefühl, Schmerzen oder Verspannungen im Brust-Rücken-Bereich. Gegebenenfalls kann man sich selbst massieren (siehe Seite 54 ff.), wobei man die Schwerpunkte auf Massage der Zwischenrippenmuskeln, Reiben und Schieben im Brustbereich sowie Klopfen im Rücken legt. Die Massage kann je nach Bedarf ausgeführt werden.

Bronchitis

Bei vielen älteren Patienten mit chronischer Bronchitis findet man als Begleitkrankheit zusätzlich eine Lungenblähung unterschiedlichen Grades. Um ein Lungenemphysem zu verhindern oder die Symptome eines bereits bestehenden auszugleichen sowie eine Verschlechterung zu vermeiden, ist auch bei diesem Krankheitsbild die Physiotherapie indiziert.
Im Prinzip ähnelt die Therapie bei chronischer Bronchitis derjenigen bei Lungenemphysem (siehe Seite 77). Wichtig sind wieder die Betonung der Bauchatmung und die Aktivierung des Zwerchfells, selbstverständlich auch das allgemeine Körpertraining.
Je nach individuellem Allgemeinzustand sollte man Wandern, Schwimmen, Bergsteigen, Rudern, Federball spielen usw. Ideal sind auch Gymnastikübungen im Freien.
Um Schleimflüssigkeit in den Bronchien zu lösen und das Aushusten zu erleichtern, kann man die folgende Methode anwenden:
Man liegt auf einer Seite (oder wechselweise links und rechts), unterlagert die untere Rippenpartie durch Kissen oder ähnliches, so daß der Rumpf einen leichten Bogen bildet. Ein Helfer klopft nun die oben liegende Flanke und den Rücken mit den hohlen Handflächen (man kann dabei Reibalkohol oder Franzbranntwein benutzen). Achtung: Es dürfen keine Klatschgeräusche entstehen! Jede Seite behandelt man 5—10 Minuten. Danach sollte die gelöste Schleimflüssigkeit möglichst vollständig ausgespuckt werden.

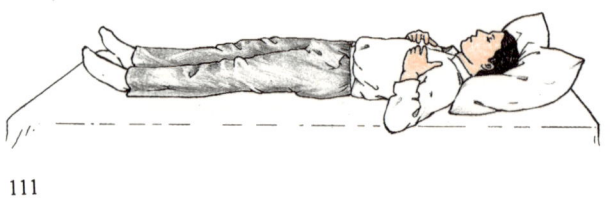

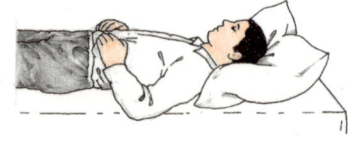

111

112

Abb. 111—112

Brustfellentzündung (Pleuritis)

Die Brustfellentzündung unterteilt man gewöhnlich in eine trockene (Pleuritis sicca) und eine feuchte (Pleuritis exsudativa) Form. In der Genesungsphase beider Arten soll man Heilgymnastik betreiben, um die Verwachsung oder Verklebung des Brustfells mit dem Brustkorb zu vermeiden und um den Allgemeinzustand zu verbessern.

Typischerweise entstehen bei der *trockenen Brustfellentzündung* Fasern (fibrinöse Entzündung) an der Oberfläche des Brustfells. Ist dieser pathologische Vorgang sehr stark, kann das zu einer Verwachsung des Brustfells führen. Sie wird charakterisiert durch Symptome wie Brustschmerzen beim Atmen, Husten und Fieber. Bereits in der Frühphase der Regeneration kann man vorsichtig mit der Atemtherapie (Qi-

Gong) beginnen. In den ersten Tagen sollten Atemübungen nur in Ruhe (ohne Bewegung der Gliedmaßen) durchgeführt werden, nach und nach kann man bewegungsintensivere Übungen dazunehmen. In der späteren Phase kommen noch Spaziergänge und andere Gymnastikarten hinzu.

Die Ansammlung von Gewebsflüssigkeit in der Brustfellhöhle (Pleuraerguß) ist typisch für die *feuchte Brustfellentzündung*. In der angesammelten Flüssigkeit befindet sich reichlich Eiweiß, das zu Faserflocken gerinnt und die beiden Brustfellblätter miteinander verkleben läßt (häufig im unteren Bereich des Brustfells); dies führt zu einer Verminderung der Lungenbeweglichkeit.

In der Genesungsphase hat der Kranke meist kein Fieber mehr, die Flüssigkeit tritt kaum mehr auf oder verschwindet ganz. Ab diesem Zeitpunkt kann man leichte Gymnastik betreiben, am besten zuerst Atemübungen im Liegen (Rückenlage und

später Seitenlage); allmählich sollen die Gliedmaßen mitbewegt und die Atmung vertieft werden.

Wenn sich der Allgemeinzustand gebessert hat, kann auch im Sitzen und dann im Stehen geübt werden, wobei jeweils auf die besondere Atemtechnik geachtet werden muß, speziell auf die Verstärkung der Atembewegung im unteren Brustkorb- und im Flankenbereich. Dazu hebt man z.B. die Arme hoch oder legt sie auf den Kopf oder neigt den Rumpf zur — meist gesunden — Seite oder hebt die Arme beim Einatmen.

Hat sich die Brustfellentzündung sekundär aus einer anderen entzündlichen Erkrankung (Lungen- oder Herzbeutelentzündung, Lungen-Tbc usw.) entwickelt, so muß die Primärerkrankung selbstverständlich mitbehandelt werden.

Atemtherapie

Im Anfangsstadium der Genesung kann man zuerst die chinesische Atemtherapie (Qi-Gong) betreiben, speziell die Kräftigungsübung im Liegen (entweder in Rücken- oder in Seitenlage auf der gesunden Seite). Übungspensum: 2- bis 3mal täglich je 10—20 Minuten. Hat sich der Zustand gebessert, kann man im Sitzen und dann im Stehen üben. Zusätzlich soll man gleichzeitig folgende Atemgymnastik betreiben.

1. Man liegt entspannt auf dem Rücken, legt beide Hände auf die Brust und atmet mit Heben und Senken der Brust durch die Nase ein und aus (Brustatmung, **Abb. 111**).

2. Man liegt entspannt auf dem Rücken, legt die beiden Hände auf den Bauch und atmet mit Heben und Senken des Bauches durch die Nase ein und aus (Zwerchfell- bzw. Bauchatmung, **Abb. 112**).

3. Man liegt entspannt auf dem Rücken, legt die beiden Arme neben den Körper. Man hebt im Wechsel einen Arm hoch und hinter den Kopf, gleichzeitig atmet man ein; danach legt man den Arm zurück neben den Körper und atmet gleichzeitig aus **(Abb. 113)**.

4. Man bleibt entspannt auf dem Rücken liegen, legt die beiden Hände bei gebeugten Ellenbogen neben die Taille. Beim Einatmen dreht man die Unterarme nach außen, beim Ausatmen bringt man sie in die Ausgangsposition zurück **(Abb. 114)**.

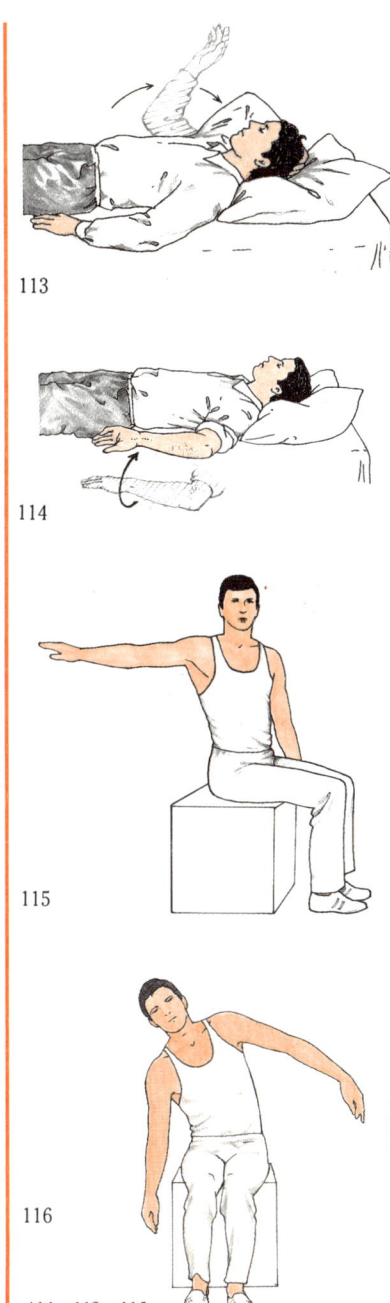

113

114

115

116

Abb. 113—116

5. Man liegt entspannt auf dem Rücken, legt die Arme neben den Körper und hebt sie gleichzeitig mit der Einatmung hoch; dann legt man die Arme neben den Körper zurück und atmet dabei aus.

6. Man sitzt aufrecht und läßt die Arme locker hängen. Man dreht den Oberkörper nach rechts und hebt gleichzeitig den rechten Arm mit der Einatmung in Schulterhöhe; dann dreht man sich in die Ausgangsstellung zurück, bringt den rechten Arm in die ursprüngliche Lage und atmet dabei aus. Anschließend macht man die gleiche Bewegung mit der linken Körperpartie **(Abb. 115)**.

7. Man sitzt auf einem Stuhl, neigt den Oberkörper nach rechts, hebt dabei den linken Arm gestreckt hoch zur Seite und atmet gleichzeitig ein **(Abb. 116)**; dann kommt man in die Ausgangsstellung zurück und atmet dabei aus. Anschließend macht man die gleiche Bewegungsfolge in die andere Richtung.

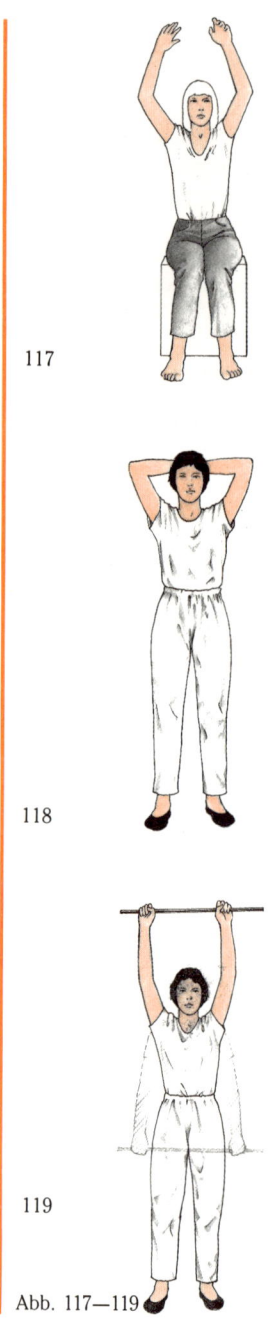

117

118

119

Abb. 117—119

8. Man sitzt aufrecht auf einem Stuhl, streckt den Rumpf, hebt beide Hände hoch und atmet gleichzeitig ein **(Abb. 117)**; dann kommt man in die Ausgangsposition zurück und atmet dabei aus.

9. Man steht aufrecht, hebt beide Hände hoch, legt sie an den Hinterkopf und atmet gleichzeitig ein **(Abb. 118)**; dann kommt man in die Ausgangsposition zurück und atmet dabei aus.

10. Man steht aufrecht, ergreift mit beiden Händen einen Stab und läßt die beiden Arme vor den Körper fallen. Man hebt die Arme hoch und atmet gleichzeitig ein; dann kommt man in die Ausgangsposition zurück und atmet gleichzeitig aus **(Abb. 119)**.

11. Man steht hinter einem Stuhl und faßt mit beiden Händen die Oberkante der Rückenlehne; dann geht man in die Hocke und atmet ein **(Abb. 120)**; beim Aufstehen atmet man aus.

12. Man steht aufrecht und stützt die beiden Hände in die Taille (Daumen nach hinten); man beugt den Oberkörper nach rechts und hebt gleichzeitig den linken Arm mit der Einatmung zur Seite hoch **(Abb. 121)**, dann kommt man in die Ausgangsposition zurück und atmet aus. Anschließend macht man die Übung zur Gegenseite.

13. Man steht aufrecht und hebt die Arme hoch; man zieht den Oberkörper zur Seite und atmet gleichzeitig ein **(Abb. 122)**. Dann kommt man in die Ausgangsposition zurück und atmet gleichzeitig aus (abwechselnd nach links und rechts).

14. Man steht aufrecht und faßt mit beiden Händen einen Stab, die Handflächen nach oben gerichtet.

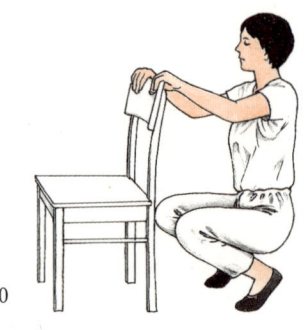

120

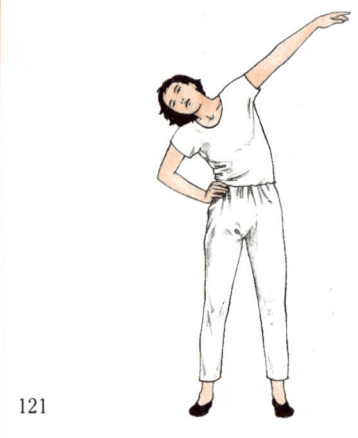

121

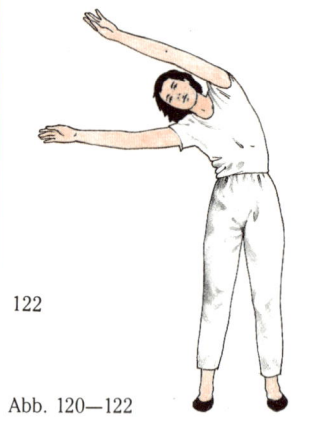

122

Abb. 120—122

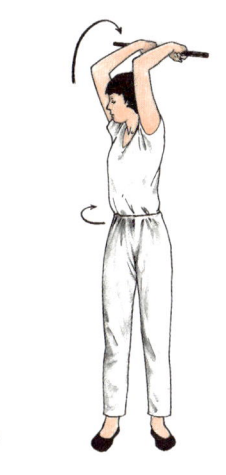

123

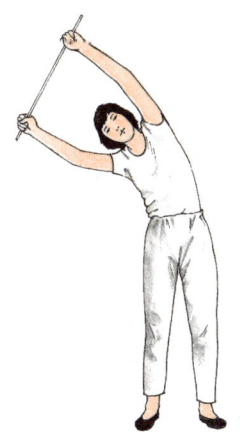

124

Abb. 123—124

Man hebt die Hände hoch und bringt sie soweit wie möglich hinter den Rücken; dann dreht man den Oberkörper zur Seite und atmet dabei ein **(Abb. 123)**. Danach kommt man in die Ausgangsstellung zurück und atmet gleichzeitig aus. Man macht die Übung im Wechsel nach links und nach rechts.

15. Man steht aufrecht und faßt mit beiden Händen einen Stab, die Handflächen nach unten gerichtet. Man hebt die Arme gestreckt hoch, beugt den Oberkörper zur Seite und atmet gleichzeitig ein **(Abb. 124)**. Dann richtet man den Oberkörper wieder auf und atmet dabei aus. Man macht die Übung wechselweise nach links und nach rechts.

Auch die folgenden, mit Bewegungstherapie verbundenen Atemübungen sind zur unterstützenden Behandlung einer Brustfellentzündung zu empfehlen.

1. Man steht aufrecht, hebt beide Arme gestreckt hoch und atmet dabei tief ein, dann geht man in die Hocke (die Fußsohlen berühren voll und ganz den Boden) und verschränkt die Finger vor den Knien, dabei atmet man aus **(Abb. 125)**.

2. Man stellt die Beine etwas weniger als schulterbreit auseinander, streckt die Arme mit verschränkten Fingern und nach vorn gerichteten Handflächen schräg nach vorn oben. Den Oberkörper neigt man etwas vor und atmet 7- bis 8mal tief ein und aus **(Abb. 126)**.

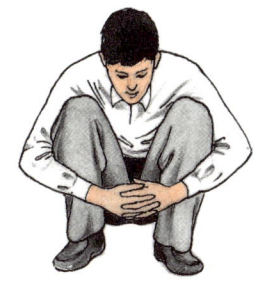

126

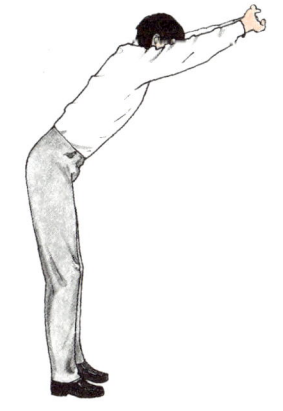

127

Abb. 125—126

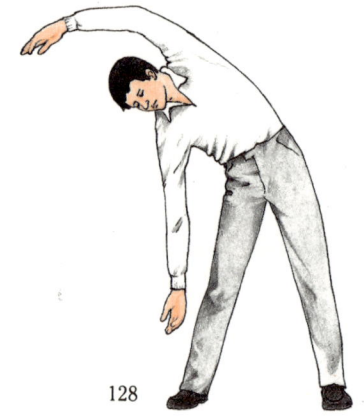

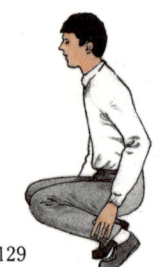

128 129

Abb. 127—128

3. Man steht aufrecht mit mäßig gespreizten Beinen und streckt die Arme waagrecht zur Seite (die Handflächen nach oben gerichtet). Man beugt den Oberkörper 2- bis 3mal nach links und rechts, dann bleibt man zur gesunden Seite gebeugt (bei beidseitiger Erkrankung nach links und nach rechts im Wechsel) und atmet ein paarmal tief ein und aus. Diese Übung wiederholt man 3- bis 5mal **(Abb. 127)**.

4. Man macht die 3. Übung des Ba-Duan-Jin (Brokatgymnastik mit acht Übungen, siehe Seite 45) 2- bis 3mal. Allerdings bleibt man stehen, wenn der Arm der kranken Seite hochgehoben ist, und atmet dabei 3- bis 5mal tief ein und aus. Diese Übung wiederholt man 3- bis 5mal.

5. Man steht aufrecht und geht dann in die Hocke. Dies wiederholt man einige Male, dabei atmet man beim Hinuntergehen aus und beim Aufstehen ein **(Abb. 128)**. Anschließend macht man einen kurzen Spaziergang.

Erkältungen

Heilmassage

Vor mehr als tausend Jahren bemerkten die Chinesen, daß eine verstopfte Nase durch Reiben an beiden Seiten des Nasenrückens nahe der inneren Augenwinkel wieder durchgängig gemacht werden konnte. Später wurde die Akupunkturstelle *Yin-Xiang* (Empfang des Duftes — Dickdarmpunkt 20) neben den Nasenflügeln entdeckt, die in der Akupunkturbehandlung zum Abschwellen der Nasenschleimhäute benutzt wird.

Diese Kenntnisse werden bei Behandlung und Vorbeugung von Erkältungskrankheiten benutzt. Nach intensiven Versuchen bestätigte sich die Wirkung der (Selbst-)Massage. Mit anderen Maßnahmen faßte man sie zu einem Programm zur Vorbeugung von Erkältungen zusammen.

1. Man reibt die beiden Seiten des Nasenrückens nahe den inneren Augenwinkeln mit beiden Zeigefingern hin und her, bis ein warmes Gefühl zu spüren ist.

2. Man massiert die Akupunkturstelle *Feng-Chi* (Windteich-Gallenblasenpunkt 20), die am Hinterkopf in der Grube zwischen den Hals- und Nackenmuskeln liegt **(Abb. 129)**, ca. 1 Minute lang mit den Fingerkuppen der mittleren drei Finger oder mit der Daumenkuppe.

3. Man drückt mit einem Finger die Akupunkturstelle *Yin-Xiang* (Empfang des Duftes — Dickdarmpunkt 20), die neben dem höchsten Punkt der Nasenflügel in der Nasenflügelfurche liegt **(Abb. 130)**, und bewegt den Finger für 1—3 Minuten mit der Gesichtshaut kreisförmig oder hin und her.

4. Man reibt die linke Brust, mit der warmen rechten Handfläche kreisend, 15- bis 25mal, wobei die Brustwarze als die Mitte des Kreises dient. Anschließend reibt man die rechte Brust mit der linken Hand.

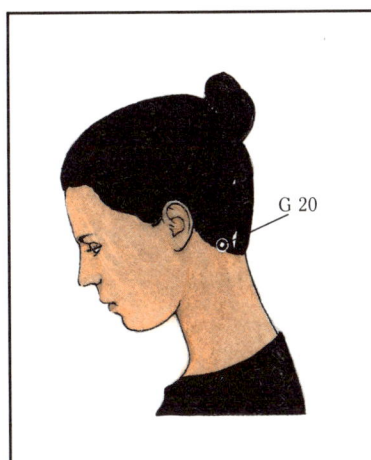

Abb. 129

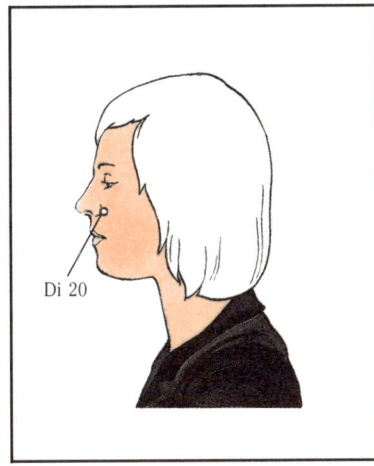

Abb. 130

Man nimmt an, daß durch diese Massage die lokale Durchblutung und der Stoffwechsel (vor allem der Nasenschleimhaut) verbessert werden, dadurch steigert sich die Abwehrkraft den Atemorgane, insbesondere der Nase, gegen Krankheitskeime.

Lungenblähung (Lungenemphysem)

Bei vielen Patienten mit chronischer Bronchitis und Bronchialasthma verschlechtert sich mit zunehmendem Alter die Lungenfunktion: eine verminderte Lungenkapazität, Flachatmung, Kurzatmigkeit bei Sportübungen oder körperlicher Arbeit sind die Folge. Bei der ärztlichen Untersuchung läßt sich häufig eine chronische Lungenblähung feststellen.

Die Lungenblähung ist gekennzeichnet durch eine Abnahme der Elastizität der Lungengewebe und Überdehnung der Lungenbläschen, was zu einer mangelhaften Kontraktion der Lungen führt. Dadurch verbleibt eine überdurchschnittlich große Menge Restluft in der Lunge (Residualvolumen), die einen ausreichenden Gasaustausch verhindert. Im frühen Stadium der Lungenblähung stellt man außer einer Verschlechterung der Lungenfunktion häufig auch Infektionen der Luftwege als Begleiterkrankung fest. Im späteren Stadium wird auch das Herz beeinträchtigt, und es kann sich eine lungenbedingte Herzerkrankung (Cor pulmonale oder Rechtsherzhypertrophie) entwickeln.

Vorrangig sind bei Lungenblähung die Beseitigung und Vorbeugung von Infektionen (besonders Bronchitis), die Linderung von Bronchialkrämpfen, die Verbesserung der Lungenbelüftung und die Stärkung des Allgemeinzustands.

Je früher man mit der Physiotherapie beginnt, desto wirksamer ist sie. Im Frühstadium sind die Symptome der Lungenblähung verhältnismäßig leicht; der Kranke ist bei gewöhnlichen Alltagsverrichtungen nicht beeinträchtigt, nur bei schwerer körperlicher Arbeit und Sport treten in der Regel Beschwerden auf. Lange Fußmärsche sind ihm unmöglich und beim Treppensteigen wird er schnell kurzatmig. Betreibt man in diesem Frühstadium konsequent Physiotherapie, kann man eine Besserung der Lungenfunktion erreichen, die subjektiven Beschwerden lindern und ein Fortschreiten der Krankheit verhindern.

Für Kranke im Frühstadium sind folgende Arten der Physiotherapie geeignet:

● Sportübungen, die die Lungenfunktion verbessern;

● spezielle Atemübungen (siehe unten)

Für Gesunde sind Schwimmen, Rudern, Laufen, Bergsteigen, Basketball usw. Sportarten, die die Lungenfunktion verbessern können. Der Kranke allerdings muß individuell nach seiner Herz-Lungen-Funktionsfähigkeit die passende Sportart aussuchen. Dafür sollte man möglichst die Ratschläge eines Sportmediziners einholen.

Als Ersatz können auch gewöhnliche Spaziergänge, Heilspaziergänge oder gewöhnliche Gymnastik und einfaches Bodenturnen dienen. Je nach Belastbarkeit kann die Gesamtdauer der Übung täglich 30—40 Minuten betragen.

Atemtherapie

Der Therapieschwerpunkt liegt auf speziellen Atemübungen mit Betonung der Bauchatmung (Zwerchfellatmung) und der Ausatmung.

77

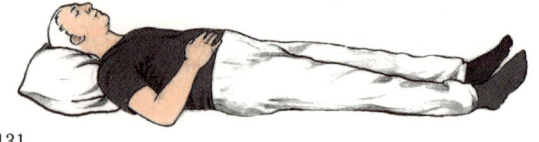

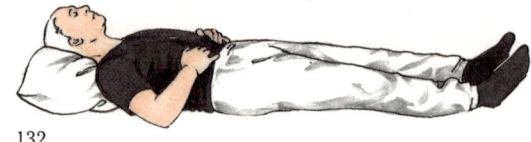

131 132

Abb. 131—132

Die Bauchatmung entsteht durch Dehnen und Zusammenziehen der Bauchmuskeln sowie Senken und Heben des Zwerchfells. Beim Einatmen kontrahiert man das Zwerchfell und senkt es in den Bauchraum hinab. Gleichzeitig wölbt sich die Bauchdecke durch Dehnung nach vorn. Dadurch vergrößert sich das Brustkorbvolumen, und mehr Luft kann eingeatmet werden. Beim Ausatmen wird das Zwerchfell entspannt und in den Brustkorb hinein gebracht, gleichzeitig kontrahiert man die Bauchmuskeln und die Bauchdecke wird nach innen gebracht. Dadurch kann mehr Luft aus der Lunge ausgeatmet werden, und das Restluftvolumen wird vermindert.

Vor allem am Anfang übt man die Bauchatmung idealerweise im Liegen. Man liegt entspannt auf dem Rücken, Kopf und Schultergürtel liegen auf einem Kissen (der Oberkörper soll etwas höher als der Bauch liegen). Die beiden Hände legt man mit den Handflächen nach unten locker auf den Bauch (knapp oberhalb des Nabels). Beim Einatmen wölbt man die Bauchdecke nach außen, und beim Ausatmen zieht man sie ein. Wichtig ist die Konzentration auf die Atemvorgänge! **(Abb. 131/132).** Wenn man die Technik einigermaßen beherrscht, kann man die tiefe Atmung der Kräftigungsübung von Qi-Gong (siehe Seite 25 ff.) anwenden. Die Übung der Bauchatmung im Liegen kann man 2- bis 5mal täglich für 10—20 Minuten pro Übungseinheit durchführen. Durch diese Übung soll sich die normale Atmung allmählich in Richtung Bauchatmung entwickeln.

Durch das größere Atemvolumen kann eine zu oberflächliche Atmung korrigiert werden. Besonders bei Lungenemphysem kann dadurch die verminderte Brustkorbbeweglichkeit und eine nicht ausreichende Zwerchfellkontraktion ausgeglichen werden.

Speziell Dauer und Intensität der Ausatmung sollten verbessert werden. Dazu dienen folgende Übungen:

1. Man steht aufrecht, legt die Hände auf die Taille und atmet tief ein und aus, wobei die Ausatmung 1- bis 2mal länger als die Einatmung (1:2 oder 1:3) sein soll. Man atmet durch die Nase ein und durch den Mund aus; beim Ausatmen spitzt man die Lippen wie zum Pfeifen und bläst die Atemluft vorsichtig aus (»Kerze auslöschen«, **Abb. 133**).

2. Wie 1.; zusätzlich legt man die Handflächen auf die seitlichen Rippenpartien und drückt mit beiden Händen den Brustkorb zur Verstärkung der Ausatmung zusammen **(Abb. 134).**

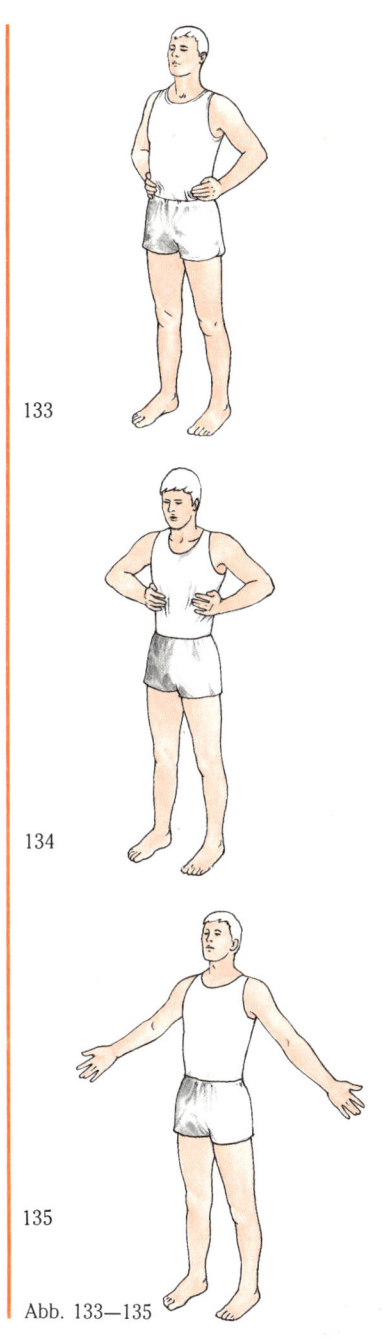

133

134

135

Abb. 133—135

3. Atemtechnik wie bei 1.; beim Einatmen die Arme seitlich ausbreiten und beim Ausatmen die Unterarme zur Verstärkung der Ausatmung übereinander auf den Oberbauch drücken **(Abb. 135/136)**.

4. Atemtechnik wie bei 1.; man steht mit schulterbreit gespreizten Beinen, läßt beide Arme locker hängen, hebt den Kopf hoch und atmet tief ein. Beim Ausatmen geht man in die Hocke (die Sohlen berühren den Boden) und legt gleichzeitig die Unterarme wie bei 3. auf den Unterbauch **(Abb. 137/138)**. Ziel dieser Übung ist wieder eine Verstärkung der Ausatmung.

5. Man hängt einen Nähfaden etwa 50 cm vom Körper entfernt auf, sitzt aufrecht auf einem Stuhl, die Hände ruhen auf den Oberschenkeln. Man atmet zuerst tief ein, dann kräftig und tief aus und bläst dabei den Faden weg. Je weiter der Nähfaden vom Körper weggepustet wird, desto besser **(Abb. 139)**.

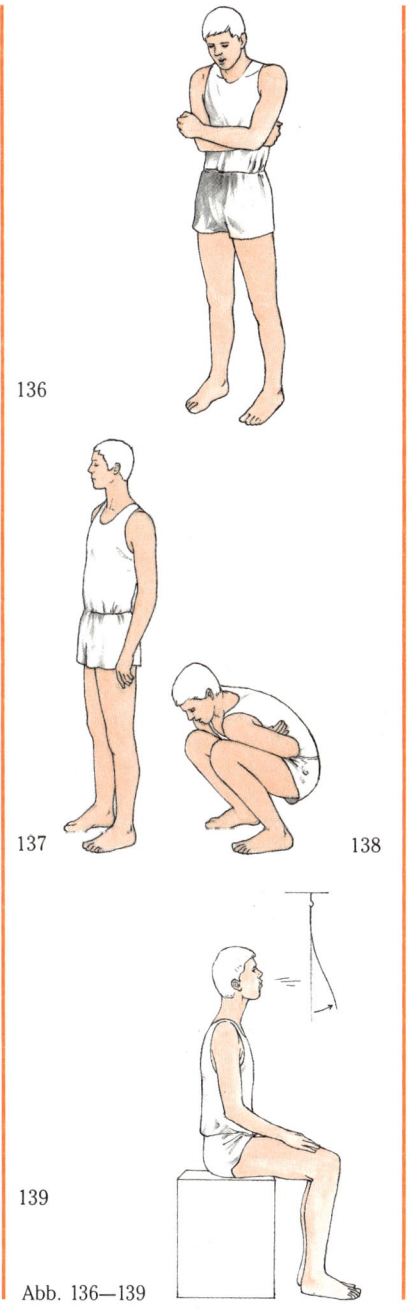

136

137

138

139

Abb. 136—139

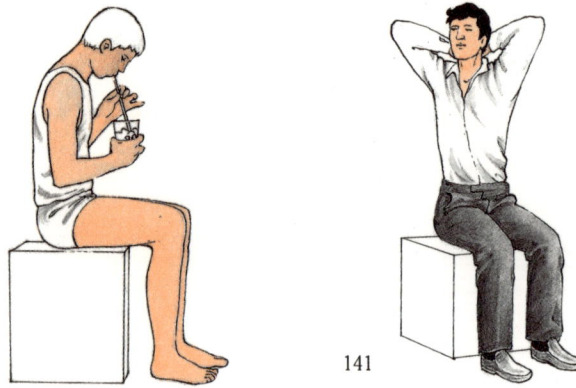

140   141

Abb. 140—141

6. Man atmet zuerst tief ein und bläst dann die Luft durch ein Röhrchen oder einen Strohhalm in ein Glas Wasser **(Abb. 140)**. Die Zeit des Blasens soll nach und nach verlängert werden.

7. Man sitzt aufrecht auf einem Stuhl, legt die Hände mit verschränkten Fingern um den Nacken und dreht den Oberkörper nach links und nach rechts **(Abb. 141)**. Durch diese Übung soll die Beweglichkeit der Wirbelgelenke und der Rippengelenke verbessert werden; durch eine größere Brustkorbbeweglichkeit wird eine tiefere Ein- und Ausatmung ermöglicht.

Die Übungen zur Verstärkung der Ausatmung sollte man ca. 6mal täglich für je 5—10 Minuten durchführen. Die Übungen dürfen am Anfang nicht zu oft wiederholt werden, um unerwünschte Nebenwirkungen durch Hyperventilation (zu tiefe und forcierte Atmung), wie Schwindelgefühl und unter Umständen sogar Krämpfe oder Bewußtlosigkeit, zu vermeiden.

Um eine effektive Wirkung der Behandlung zu erzielen, sollte man unbedingt die folgenden beiden Punkte beachten:

● Die Atemübungen dürfen erst begonnen werden, wenn Infektionen der Atemwege beseitigt oder unter Kontrolle sind.

● Nur mit ausdauerndem Training kann man die Lungenfunktion allmählich verbessern. Als Endziel sollte man auch außerhalb der Übungszeiten völlig selbstverständlich die Bauchatmung verwenden. Erst dadurch kann man einen dauerhaften Therapieerfolg erreichen.

Im Frühstadium werden unter Berücksichtigung der obengenannten Gesichtspunkte bereits nach kurzer Zeit die ersten Erfolge spürbar: vermehrte Körperkraft, verminderte Atembeschwerden, verbesserte Atemfunktion, vergrößerte Vitalkapazität und verbesserte Ausdauer beim Gehen sowie bei körperlicher Arbeit.

Lungen-
tuberkulose

Nach klinischen Erfahrungen sind die folgenden beiden Gruppen von Patienten für den Einsatz von Physiotherapie geeignet:

● Kranke mit exudativer Tuberkulose in der Regenerationsphase sowie mit vereinzelten Tuberkeln. Der befallene Bereich darf nicht groß und der Allgemeinzustand muß einigermaßen gut sein (keine ausgeprägte klinische Symptomatik!). Solche Patienten können an Sportübungen der mittleren und stärkeren Gruppen teilnehmen (genaueres siehe unten).

● Kranke im frühen Stadium mit nur kleinem Herd in der Lunge und subjektiven Beschwerden, wenn die Ergebnisse der Blutuntersuchungen kein aktives Fortschreiten der Erkrankung zeigen. Diese Patienten können an Sportübungen der schwächeren oder mittleren Gruppe teilnehmen (genaueres siehe unten).

Die Physiotherapie sollte bei folgenden Zuständen nicht angewendet werden:
- Aktiv fortschreitende oder akute Form aller Arten der Lungentuberkulose;
- schwerwiegende Krankheitszustände mit extremer körperlicher Schwäche und rascher Gewichtsabnahme (Auszehrung, Gewichtsverlust um ein Viertel des ursprünglichen Körpergewichts);
- Komplikationen wie Bluthusten (Hämoptysis), Halsdrüsentuberkulose (Lymphadenitis tuberculosa), Darmtuberkulose, Nierentuberkulose und Bauchfelltuberkulose (Peritonitis tuberculosa);
- Fieber, wenn die Körpertemperatur höher als 38° Celsius ist.

Sowohl Atemtherapie als auch Bewegungstherapie (Heilgymnastik, Heilspaziergänge, Ausüben einfacher Ballsportarten) fördern die Heilung der Lungentuberkulose. Was den Umfang des Trainingspensums anbelangt, so kann man die Patienten in schwächere, mittlere und stärkere Trainingsgruppen einteilen.

Atemtherapie

Zuerst betreibt man die Atemgymnastik im Liegen (für die schwächere Gruppe) und dann im Sitzen (für die mittlere und stärkere Gruppe). Ob man die Übung zur Kräftigung oder zur Entspannung ausführt, spielt hier keine wesentliche Rolle. Wichtig ist, daß man natürlich und durch die Nase atmet (Achtung: keine übermäßig tiefe Atmung!). Je nach Belastbarkeit beträgt das Übungspensum zweimal täglich 10—20 Minuten. Nach Ansicht der traditionellen chinesischen Medizin stärkt das Qi-Gong das »Yuan-Qi« (das ursprüngliche Qi, das für die Lebensaktivität und die Abwehrkraft zuständig ist). In vielen Krankenhäusern und Sanatorien in China hat das Qi-Gong sehr gute Ergebnisse bei der Behandlung der Lungentuberkulose gezeigt.

Bewegungstherapie

Bis vor kurzem lag der Therapieschwerpunkt auf Ruhe und Erholung. Um einen übermäßigen Verschleiß an Körperkraft zu vermeiden, wurde die Bewegung als Therapie stark eingeschränkt. Sicherlich hat diese Behandlungsmethode ihre definierte Heilwirkung, sie ist jedoch keineswegs ideal; vor allem für die Rehabilitierung und Stabilisierung der Körperkraft, der seelischen Ausgeglichenheit und zur Normalisierung und Verbesserung des Stoffwechsels ist sie von Nachteil.

Durch angemessene Sportübungen kann die Lungen- und Herzfunktion verbessert werden. Dadurch werden der Sauerstoffmangel behoben oder verringert und die Abwehrkraft erhöht. Mit einer medikamentösen Behandlung und der richtigen Ernährung, mit Heilgymnastik und Sportübungen kann die Lungentuberkulose schneller und effizienter geheilt werden.

Außerdem wird der Körper durch Bewegungstherapie besser »entgiftet« und kann die Krankheitskeime eher unter Kontrolle bringen. Symptome wie Fieber und Schweißausbrüche wurden nach Sportübungen im Freien seltener beobachtet.

Seit der Entdeckung wirksamer Medikamente gegen Tuberkulose und nachdem die Heilgymnastik gute Erfolge zeigte, hat sich die Einstellung zu ihren Gunsten verändert. Viele Tuberkulosekranke können unter gleichzeitiger Anwendung von Medikamenten und Bewegungstherapie schneller geheilt werden. Durch diese Kombinationstherapie können oft eine normale oder stabilere Körpertemperatur, ein gesteigerter Appetit, eine merkliche Gewichtszunahme und eine bessere Widerstandsfähigkeit gegen Erkältungskrankheiten erreicht werden.

Außer den oben genannten Punkten gilt es bei der Bewegungstherapie folgendes zu beachten:
- Bei geeigneten Voraussetzungen (warmes Wetter, saubere Luft usw.) sollten die Übungen im Freien gemacht werden. Wenn die Übungen nur in einem geschlossenen Raum durchzuführen sind, muß auf gute Belüftung geachtet werden.
- Sportarten mit sehr hohem und/oder kraftzehrendem Trainingsaufwand sollen nicht durchgeführt werden. Tuberkulose ist eine zehrende Krankheit, daher muß übermäßiger Kraftverbrauch vermieden werden. Deshalb gilt z. B.: keine Spaziergänge über 3 km oder Schwimmen über 800 m oder Radfahren über 10 km.
- Das Trainingspensum muß angemessen sein, eine Überanstrengung auf jeden Fall vermieden werden. Die Trainingseinheiten können auf den Morgen und den Spätnachmittag verteilt werden (Ausnahme: Qi-Gong = Atemtherapie). Gewöhnlich wird das Trainingspensum außer durch übliche Kriterien wie Pulsfrequenz auch durch die Gesamtzeit be-

stimmt: das kleine Pensum beträgt 20—30 Minuten, das mittlere 30—40 Minuten und das große 50—60 Minuten täglich. Wenn sich leichte Müdigkeit nach der Übung durch eine kurze Pause leicht beseitigen läßt, hat man das passende Trainingspensum. Wenn aber 3—5 Minuten nach Abschluß der Übung hohe Pulsfrequenzen (über 110 Schläge pro Minute), Herzjagen, Schweißausbruch, erhöhte Körpertemperatur, Kopfschmerzen, Husten, Appetitminderung, Schlaffheit, Unwohlsein usw. auftreten oder wenn man sich am nächsten Tag trotz langen Schlafens (bis zu 10 Stunden) noch müde und abgespannt fühlt, deutet das auf ein zu großes Trainingspensum hin. In diesem Fall soll man die Übungsdauer und den gesamten Kraftverbrauch reduzieren. Gegebenenfalls sollte man erst nach Erholung, unter Umständen nach einigen Tagen, das Training wieder aufnehmen.

● Mit dem Schwimmen sollte im allgemeinen erst ein Jahr nach der Heilung begonnen werden. Es erhöht massiv die Belastung der Atmungsorgane, und die Erkältungsgefahr ist größer. Wenn die körperliche Verfassung gut genug ist und die Tuberkeln abgekapselt, d.h. verkalkt, sind, kann mit dem Schwimmtraining begonnen werden. 10—20 Minuten bei möglichst warmem Wetter sind jedoch völlig ausreichend (Erkältungsgefahr!). Ausgiebige Sonnenbäder müssen allerdings vermieden werden, da intensive UV-Bestrahlung zu einer Reaktivierung der Lungentuberkulose führen kann.

Heilgymnastik

Man übt am besten frühmorgens nach dem Aufstehen. Für die schwächere Gruppe genügen schon einige einfache Übungen, wie z. B. das Himmeltragen (die 6. Übung der Brokatgymnastik mit zwölf Übungen, siehe Seite 49); für die mittlere Gruppe genügt das Übungsprogramm einer Heilgymnastik mit halber Übungszeit; für die stärkere Gruppe eignet sich ein komplettes Übungsprogramm mit vollem Übungspensum.

Heilspaziergang

Für die schwächere Gruppe genügt ein einfacher Spaziergang auf ebenem Gelände, anfangs 1mal täglich oder jeden zweiten Tag 10—20 Minuten, später 2mal täglich; für die mittlere Gruppe rechnet man 20—30 Minuten, für die stärkere Gruppe 30—45 Minuten pro Spaziergang. Die Kranken der stärkeren Gruppe können nach Besserung des Allgemeinzustandes auch den echten Heilspaziergang betreiben (siehe Seite 52 ff.).

Ballsportart

Federball eignet sich besser als alle anderen Sportarten. Jüngere Kranke können auch Volleyball oder Basketball spielen, es genügt jedoch, nur die Grundtechniken wie das Passen oder das Korbwerfen zu üben. Wettbewerb oder Leistungssport sind wegen der hohen Belastung nicht geeignet. Ballsport kann man täglich oder jeden zweiten Tag 10—20 Minuten betreiben. Wenn in der Halle geübt wird, muß für ausreichende Belüftung gesorgt werden; idealerweise übt man im Freien. Fußball ist wegen des relativ hohen Trainingspensums nicht geeignet.

Erkrankungen
des Herz-Kreislauf-Systems

Bei vielen Erkrankungen des Kreislaufsystems spielt die Psyche eine Rolle. Viele Übungen der chinesischen Physiotherapie haben nicht nur einen günstigen Einfluß auf die Herztätigkeit, sondern gleichzeitig auch auf Psyche und vegetatives Nervensystem. Ebenso wirken viele Übungen entspannend und entkrampfend auf die Blutgefäße. Dies ist ein sehr wichtiger Faktor zur Senkung des Blutdrucks und zur Verbesserung der Durchblutung.

Arterien-verkalkung (Arteriosklerose)

Die physikalische Therapie bietet folgende Vorteile:

● Sie kann das Fortschreiten der Arterienverkalkung verhindern. Nach zahlreichen klinischen Studien wird bei Menschen, die vorwiegend körperliche Arbeit leisten oder regelmäßig Sport betreiben, selten und wenn, dann nur eine geringgradige Arterienverkalkung festgestellt. Dagegen wird bei Menschen mit mangelndem körperlichen Einsatz beobachtet, daß die Arterienverkalkung häufig zum Verschluß der Herzkranzgefäße führt.

Einer anderen Untersuchung zufolge betreiben etwa 70 Prozent der Menschen mit Herzkranzgefäßerkrankungen kaum oder unregelmäßig Sport. Diese beiden Tatsachen lassen zu Recht vermuten, daß ein regelmäßiges Training eine wesentliche Prophylaxe gegen Arterienverkalkung ist.

Nach vorläufigen Forschungsergebnissen läßt sich diese Wirkung durch die folgenden Aspekte erklären:

● Sportübungen können psychische Spannungen und in der Folge auch Gefäßkrämpfe mindern.

● Die Arterienverkalkung hängt eng zusammen mit dem Cholesterinstoffwechsel. Sportübungen helfen bei der Senkung des Cholesteringehalts im Blut.

● Die physikalische Therapie stabilisiert den Blutkreislauf, lindert Beschwerden (wie taubes Gefühl in Händen und Füßen, Kraftlosigkeit usw.), die durch lokale Durchblutungsstörungen bedingt sind.

Die physikalische Therapie bei Arterienverkalkung ähnelt derjenigen bei hohem Blutdruck (tatsächlich haben viele Menschen mit hohem Blutdruck gleichzeitig Arterienverkalkung). Macht die Arterienverkalkung bereits starke Beschwerden, sollte man einfachere Sportübungen mit geringer Belastung betreiben, z. B. Spaziergänge, Heilgymnastik und Heilmassage. Das gesamte Tagespensum sollte nicht mehr als 30—45 Minuten betragen.

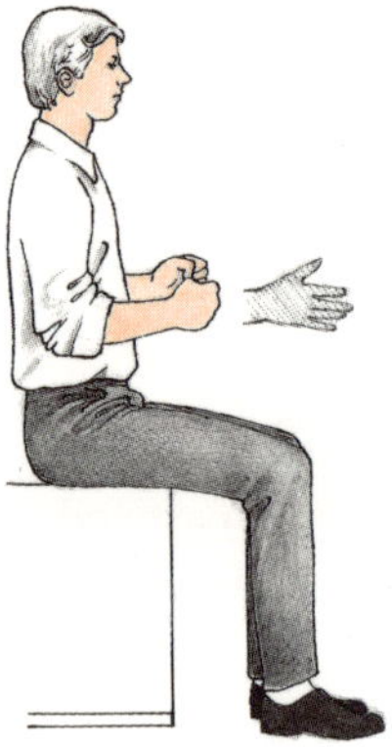

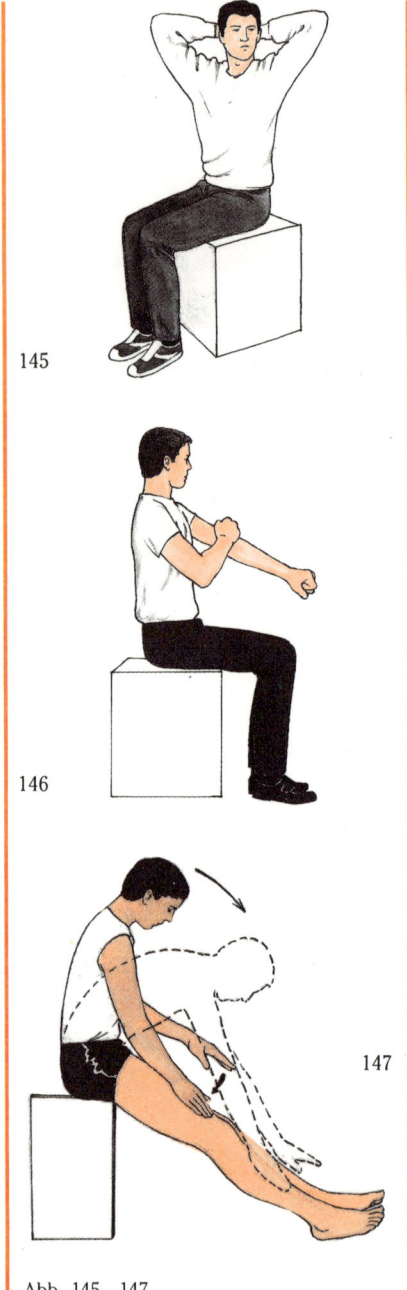

Bewegungstherapie

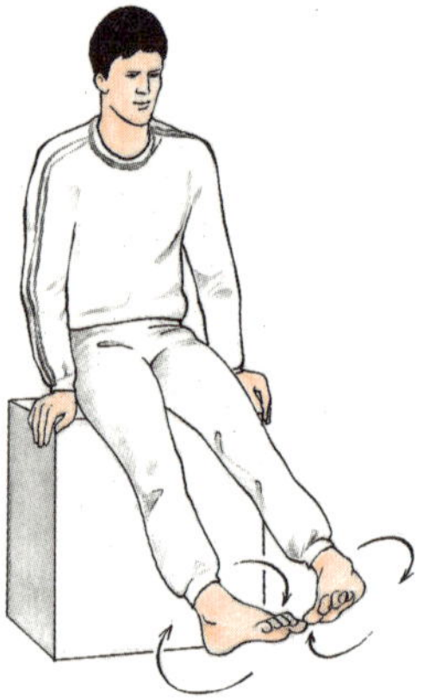

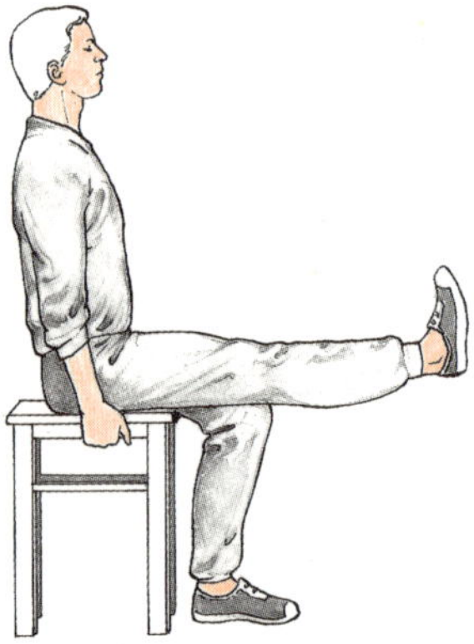

Heilgymnastik

Das Ziel der Heilgymnastik ist die Verbesserung der Blutzirkulation im ganzen Körper, insbesondere in Armen und Beinen. Dazu eignen sich die folgenden Übungen der Heilgymnastik und Heilmassage. Sie stammen aus einem klassischen Übungssatz zur körperlichen Kräftigung. Er besteht aus insgesamt 49 Übungen, davon wurden vier Übungen aus der Gymnastik und zwei Übungen aus der Massage ausgewählt und überarbeitet. Sie eignen sich speziell zur Arteriosklerosebehandlung.

1. Man sitzt aufrecht, abwechselnd ballt man kräftig die Fäuste und streckt und spreizt die Finger so schnell wie möglich. Diese Übung macht man etwa 20mal **(Abb. 142)**. Ersatzweise kann man zwei Metallkugeln oder Walnüsse jeweils in einer Hand hin und her rollen.

2. Man sitzt aufrecht, faßt mit beiden Händen die Sitzkante und streckt die Beine geradeaus; dann hebt man die Füße vom Boden und kreist mit den Sprunggelenken **(Abb. 143)**.

3. Man sitzt aufrecht und faßt mit beiden Händen die Sitzkante, dann drückt man nacheinander die Knie durch, bis sich die Unterschenkel waagrecht zum Boden befinden. Die Füße wurden zum Körper hin eingezogen. Auch diese Übung macht man etwa 20mal **(Abb. 144)**.

4. Man sitzt aufrecht und verschränkt die Finger im Nacken. Dann dreht man den Oberkörper etwa 20mal nach links und rechts. Dabei achtet man darauf, daß die Bewe-

142

143

144

Abb. 142—144

146

Abb. 145—147

gung ganz langsam und gleichmäßig ausgeführt wird. Tritt dadurch Schwindelgefühl auf, kann man die Anzahl der Bewegungen entsprechend verkürzen **(Abb. 145)**.
Diese vier Übungen sollen mehrmals täglich wiederholt werden.

Spaziergang

Idealerweise geht man morgens oder spätnachmittags bei schönem Wetter spazieren. Die gesamte Gehstrecke (hin und zurück) sollte etwa 300—1000 m betragen. Man sollte eine möglichst ruhige Umgebung wählen und recht langsam gehen. Durch regelmäßige Spaziergänge können Schlaf und Verdauung verbessert werden.

Heilmassage

Die Heilmassage betreibt man idealerweise täglich gleich nach dem Aufstehen, vor dem Schlafengehen und zwischendurch nach der Gymnastik. Zuerst massiert man den Kopf (siehe Seite 87) und macht dann die folgenden beiden Übungen:
1. Man sitzt aufrecht und schlägt mit der rechten Faust locker von oben nach unten auf den linken Arm und anschließend mit der linken Faust auf den rechten Arm **(Abb. 146)**.
2. Man sitzt auf einem Stuhl und streckt die Beine locker geradeaus, dann klopft man mit den Handflächen die Beine von oben nach unten; der Oberkörper folgt dieser Bewegung und wird dabei gebeugt **(Abb. 147)**.

Bluthochdruck (Hypertonie)

Über die Beziehung zwischen Bluthochdruck und Sport kann man folgendes sagen:
● Sportler haben seltener hohen Blutdruck als Menschen, die keinen Sport betreiben (im Verhältnis 1:3).
● Wenn überhaupt, tritt hoher Blutdruck bei Menschen, die körperliche Arbeit leisten, etwa 10—15 Jahre später auf als bei Menschen, die nur geistig aktiv sind.
Sport und körperliche Arbeit dienen also der Prophylaxe gegen Bluthochdruck. Man kann beobachten, daß viele subjektive Beschwerden (wie Schwindel, Kopfschmerzen, Schlafstörungen, Herzklopfen) nach etwa 1 Monat Training entweder gelindert werden oder ganz verschwinden; der Bluthochdruck sinkt oder nähert sich dem normalen Wert; der Herzschlag ist langsamer und stabiler, psychisch ist der Mensch ruhiger geworden, und viele vegetative Störungen (wie Konzentrationsmangel, Magen-Darm-Störungen, Hitzewallungen im Gesichtsbereich) verschwinden. Der Patient kann seine Angst vor körperlicher Anstrengung und Komplikationsrisiken, wie z. B. Schlaganfall, abbauen. Das Allgemeinbefinden verbessert sich, und der Patient gewinnt mehr Energie und Selbstvertrauen, um aktiv etwas für seine Gesundheit zu tun.
Hier ist noch zu erwähnen, daß man diese Erfolge oder Teilerfolge bei zwei verschiedenen Gruppen von Kranken beobachtet hat: bei einer ersten Gruppe, die nur Physiotherapie als Behandlungsmethode in Anspruch nahm, und bei einer zweiten Gruppe, die zunächst nur medikamentös behandelt wurde und dabei keinen deutlichen, zumindest aber keinen stabilen Erfolg hatte. Durch Hinzunahme von Physiotherapie trat auch bei der zweiten Gruppe ein deutlicher Erfolg ein.
Die Wirkung der physikalischen Therapie besteht in einer günstigen Beeinflussung der Großhirnrinde durch körperliche Aktivität. Als Folge normalisiert sich die zentrale Steuerung der Erweiterung und Verengung der Gefäße. Der zweite Wirkungsmechanismus liegt in der engen Beziehung zwischen den Muskeln und den Gefäßen; alle Maßnahmen zur Entspannung der Muskulatur (wie Massage oder Gymnastik) können auch die Gefäße entspannen. Außerdem werden bei Muskelkontraktionen einige chemische Substanzen wie Adenosintriphosphat (ATP) und biogenes Amin (Histamin) freigesetzt. Sie können die Gefäße erweitern und somit den Blutdruck senken.
Im Prinzip dürfen alle Hypertoniker an physikalischer Therapie teilnehmen. Bei hohem Blutdruck als Folge einer anderen Grundkrankheit (sekundäre Hypertonie) muß man die ursächliche Krankheit natürlich zuerst behandeln.
Außer der Einteilung in essentielle (Ursache unbekannt) und sekundäre Hypertonie gibt es auch eine Gliederung nach Ausmaß der Blutdrucksteigerung sowie nach Folgen und Komplikationen (Empfehlung der »Deutschen Liga zur Bekämpfung des hohen Blutdrucks«). Unterschieden wird zwischen labiler, stabiler und maligner Hypertonie.
Bei Menschen mit *labilem Bluthochdruck* wird neben erhöhtem auch

zeitweise normaler Blutdruck gemessen. Die subjektiven Beschwerden, wie Kopfschmerzen, Schwindel, Ohrensausen, Schlafstörungen und psychische Erregbarkeit, treten nur bedingt auf. Im Herz-Lungen-Bereich gibt es kaum Krankheitszeichen; der Kranke leidet ab und zu an Herzklopfen und Kurzatmigkeit. Die physikalische Therapie spricht bei Menschen dieser Gruppe sehr gut an; empfehlenswert als Therapie sind Qi-Gong (chinesische Atemtherapie), Selbstmassage und Heilspaziergänge.

Bei Menschen mit *stabilem hohem Blutdruck* findet man bei allen Messungen erhöhte Werte (Schwankungen der Blutdruckwerte sind sehr selten). Die subjektiven Beschwerden sind deutlicher ausgeprägt als bei labilem hohem Blutdruck. Es können gleichzeitig Gefäßkrämpfe im Hirnbereich (Schwindel), allgemeine Schwäche und manchmal ähnliche Beschwerden wie bei Brustenge (Angina pectoris) auftreten. Die Patienten dieser Gruppe können leichtere Gymnastikübungen ausführen.

Menschen mit *maligner Hypertonie* (hoher Blutdruck mit dadurch bedingten organischen Veränderungen an Augen, Herz, Gehirn und Niere) dürfen, ähnlich wie Menschen mit stabilem hohem Blutdruck, leichtere Übungen betreiben, allerdings müssen sie unter ständiger ärztlicher Kontrolle bleiben.

Bei Jugendlichen (18.–20. Lebensjahr) findet man meist den typischen jugendlichen Bluthochdruck (juvenile Hypertonie). Ursache sind vermutlich hormonelle Störungen. Relativ häufig ist auch der Bluthochdruck infolge anderer Primärerkrankungen (z. B. Nierenerkrankungen). In diesem Fall muß unbedingt die Grunderkrankung gefunden werden, um eine gezielte Therapie einleiten zu können.

Merkmale des jugendlichen hohen Blutdrucks:

● Er tritt in der Pubertät auf und normalisiert sich oft nach dem 20./21. Lebensjahr. Die vorübergehende Steigerung des Bluthochdrucks wird durch übermäßige Stimulation des vegetativen Nervensystems infolge einer Überfunktion bestimmter Hormondrüsen verursacht.

● Er wird häufig bei Jugendlichen festgestellt, die schnell wachsen und psychisch reizbar sind.

● Der Bluthochdruck beim Zusammenziehen des Herzens (Systole) ist in der Regel erhöht (gewöhnlich höher als 130 mmHg, selten höher als 150 mmHg), beim Erschlaffen des Herzens (Diastole) jedoch normal (niedriger als 90 mmHg).

● Der Betroffene hat meist keine subjektiven Beschwerden, nach Sportübungen spürt er keinerlei Unwohlsein; manche Patienten zeigen sogar gute Sportleistungen.

Jugendliche mit Bluthochdruck dürfen an Sportübungen teilnehmen, wenn sie normalerweise nach der Übung keine Beschwerden bekommen. Trotzdem ist es ratsam, sich regelmäßig in ärztliche Kontrolle zu begeben. Einige Sportarten, wie Fußball, Basketball, Gewichtheben und Geräteturnen, sollten nicht ausgeübt werden, weil es dabei zu massiven kurzfristigen Kreislaufbelastungen und starken Schwankungen in der Beanspruchung des Nervensystems kommt.

Atemtherapie

Zur Behandlung des hohen Blutdrucks verwendet man die Übung zur Entspannung (siehe Seite 24) oder die Übung zur Kräftigung (siehe Seite 25 ff.). Die Übung zur Kräftigung zeigt eine deutliche Wirkung, besonders wenn man im Sitzen oder im Stehen übt. Geübt wird täglich 20–30 Minuten pro Sitzung.

Aus einer Klinik in Shanghai wurde berichtet, daß der erhöhte Blutdruck nach jeder Übung um 16–18 mmHg gesenkt wurde (der durchschnittliche Blutdruck sank von 152/98 mmHg auf 136/82 mmHg). Allerdings ist nicht angegeben, wie lange der Blutdruck stabil bleibt. Dennoch ist es für die Betroffenen schon eine große Hilfe, wenn der Blutdruck für 1–2 Stunden niedrig bleibt. Bedenkt man, daß am Tag 3- bis 4mal geübt wird, summiert sich die Zeitspanne mit niedrigerem Blutdruck auf 4–8 Stunden.

Während der Übung wird der ganze Körper entspannt und die geistige Aktivität vorübergehend herabgesetzt; man macht tiefe, lange und feine Atemzüge. Dies alles führt zur Blutdrucksenkung.

Bewegungstherapie

Längere Ausflüge und Spaziergänge dienen nicht nur dem Körpertraining, sondern wirken sich auch günstig auf die psychische Ausgeglichenheit aus. Größere Ausflüge empfehlen sich alle 2 Wochen, normale Spaziergänge je nach körperlichem Zustand 1- bis 3mal täglich (idealerweise morgens und abends).

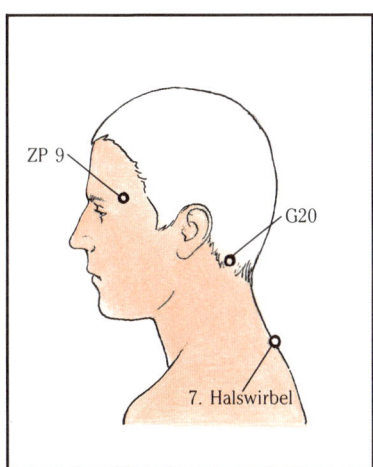

ZP 9

G20

7. Halswirbel

Abb. 148

Heilmassage

Durch die Selbstmassage kann man einen erhöhten Blutdruck für eine gewisse Zeit senken sowie Schwindel und Kopfschmerzen lindern. Sie wirkt am besten unmittelbar nach Qi-Gong-Übungen:

Zuerst reibt man die Hände warm. Dann reibt man das Gesicht einige Male mit den vorgewärmten Handflächen. Danach massiert man mit den Fingerkuppen den Stirnbereich, insbesondere die Mitte der Stirn und die Schläfengruben (knapp hinter dem äußeren Augenbrauenende, das entspricht der Akupunkturstelle *Tai-Yang* (höchster Yang = Zusatzpunkt 9), weiter über die Kopfseite zur Schädelbasis am *Feng-Chi* (Windteich = Gallenblasenpunkt 20). Anschließend massiert man den Nacken entlang der Wirbelsäule bis zum größten Halswirbel (7. Halswirbel = *Prominens*; **Abb. 148**).

Zum Schluß drückt oder klopft man die ganze Schulter mit den Fingerbeeren oder mit der Faust ab. Die gesamte Massage dauert 3—5 Minuten. Sie sollte intensiv, jedoch nicht so kräftig sein, daß man danach Schmerzen bekommt.

Bei den Übungen sollte folgendes beachtet werden:

● Der Tag verläuft geordnet. Ruhe und körperliche Arbeit (inklusive Sport) sind ausgewogen und harmonieren miteinander. Die Gesamtdauer der täglichen Sportübungen soll bei labiler Hypertonie etwa 1 Stunde betragen, bei stabiler Hypertonie etwa 1/2 Stunde. Nach Möglichkeit werden die verschiedenen Übungen gleichmäßig über den Tag verteilt, so daß sich der Patient immer wieder erholen kann. Hin und wieder sollte man zusätzlich in der frischen Luft leichte körperliche Arbeit verrichten.

● Die Sportübungen sollten unverkrampft und ruhig ausgeführt werden. Es ist wichtig, den Atem nicht anzuhalten (deshalb ist z. B. Gewichtheben ungeeignet). Gleichzeitig sollte man darauf achten, daß sich der Kopf nicht tiefer als die untere Herzbegrenzung befindet, um Blutandrang im Gehirnbereich zu vermeiden.

● Treten nach der Sportübung Kopfschmerzen, Schlafstörungen und andere Beschwerden auf, sind die Ursachen meist übermäßiges Trainieren und/oder nicht ausreichende Ruhepausen. In diesem Fall sollte man das Pensum verringern und mehr mit ruhigen, sanften Bewegungen üben. Sollten die Beschwerden weiter auftreten, muß ein Facharzt zu Rate gezogen werden.

● Treten starke Beschwerden, wie Herzrhythmusstörungen, Herzklopfen, Gefäßkrämpfe im Hirnbereich (mit Erscheinungen wie Schwindel, Kopfschmerzen, Übelkeit, Erbrechen) oder Schmerzen in der Herzregion (Herzenge = Angina pectoris), auf, muß das Training sofort unterbrochen und gegebenenfalls ein Arzt zwecks Behandlung aufgesucht werden.

Durchblutungsstörungen

Es gibt Menschen, die sowohl im Winter als auch im Sommer häufig unter kalten Füßen und kalten Händen leiden. Manchmal liegt die Ursache in einer konstitutionell bedingten, schlechten Durchblutung der Gliedmaßen.

Häufiger findet man eine Störung der Wärmeregulation; im Sommer schwitzen diese Menschen besonders viel, Handflächen und Fußsohlen sind fast ständig feucht; im Winter reagiert der Körper, um die notwendige Körpertemperatur zu behalten, mit einer deutlichen Verengung der Gefäße in der Peripherie, so daß die Durchblutung der Gliedmaßen erheblich gedrosselt wird.

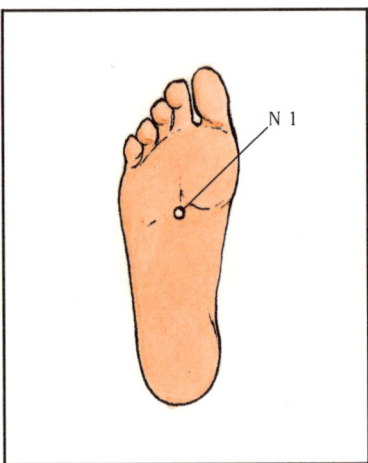

Abb. 149

Durch Klopfen (Massage) der Arme und Beine wird die periphere Blutzirkulation gefördert (Beschreibung siehe Seite 56). Zusätzlich kann man morgens und abends die Akupunkturstelle *Yong-Quan* (sprudelnde Quelle — Nierenpunkt 1, **Abb. 149**) auf den Fußsohlen massieren, bis sie warm werden.

Neben dieser symptomatischen Maßnahme sollte man durch ein dauerhaftes, allgemeines Training des Körpers die Konstitution verbessern und die Wärmeregulation stabilisieren. Dazu eignet sich jede beliebige Sportart.

Qi-Gong (chinesische Atemtherapie) kann bei langfristigem Einsatz ebenfalls die Durchblutung in den Händen und Füßen verbessern und allgemein den Körper stärken. Man kann selbst sehr einfach feststellen, daß die Hauttemperatur der Hände und der Füße nach Qi-Gong-Übungen etwas erhöht ist.

Herz-erkrankungen

Die Entscheidung über die Teilnahme an Sportübungen kann man erst nach Abwägen der Vor- und Nachteile treffen. Einerseits kann körperliche Anstrengung das Herz mehr belasten und unter Umständen bei unsachgemäßer Durchführung eine Verschlechterung des Krankheitszustandes bewirken, andererseits können richtige Sportübungen und Heilgymnastik den Allgemeinzustand und die Herzfunktion verbessern. In der Regel sollte man als Herzkranker vor Sportübungen einen Facharztes oder Sportmediziner fragen.

Im Rahmen dieses Buches können nur die häufigsten Herzerkrankungen und ihre spezielle Problematik bei Sport und Heilgymnastik besprochen werden.

Erworbene Herzklappenfehler

Die häufigsten erworbenen Herzklappenfehler sind die Verengung der Mitralklappenlichtung (Mitralklappenstenose) und die Schließunfähigkeit der Mitralklappe (Mitralklappeninsuffizienz). Im allgemeinen dürfen Menschen mit Herzklappenfehlern keinen Leistungssport betreiben. Sie können allerdings unter Aufsicht gezielte Physiotherapie betreiben. Ist die Funktion des Blutkreislaufs einigermaßen ausgeglichen (kompensierter Herzfehler) und besteht keine akute Krankheit (z. B. rheumatisches Fieber), dürfen Ausflüge, Spaziergänge, Federball oder Tischtennis und einfache Gymnastikübungen durchgeführt werden.

Angeborene Herzmißbildungen

Allgemeine Merkmale sind Leistungsunfähigkeit, d.h. Kurzatmigkeit bei Belastung, Herzklopfen und Druckgefühl in der Brust, purpurrote bis bläuliche Gesichtshaut usw. Nicht immer besteht eine ausgeprägte Symptomatik, deshalb wird die Krankheit oft nur zufällig entdeckt. Alle Patienten mit diagnostizierter Herzmißbildung dürfen nicht an Leistungssport teilnehmen, gleichgültig ob sie subjektiv Beschwerden empfinden oder nicht. Sie dürfen nur einfachere und leichtere Übungen der Physiotherapie, wie Spaziergänge, Brokatgymnastik mit acht oder mit zwölf Übungen, betreiben. Je nach Leistungsfähigkeit bestimmt man das Ausmaß der Belastung.

Vegetative Herzfunktionsstörungen

Das Herz zeigt dabei keinerlei krankhafte organische Veränderungen. Die Funktionsstörungen sind bedingt durch eine erhöhte Störanfälligkeit des Nervensystems, das die Herzaktivität steuert. Das Herz reagiert schon auf leichte körperliche Belastung recht empfindlich. Die typischen Beschwerden sind Kurzatmigkeit, Müdigkeit, Schmerzen in der Herzregion u.a. Bei normaler Alltagsbelastung hat der Mensch eine relativ schnelle Herzfrequenz (über 90 Schläge pro Minute), häufig Rhythmusstörungen, ist leicht erregbar und leidet an Schlafstörungen. Solche Patienten müssen aus den obengenannten Gründen alle Sportarten meiden, die eine schnelle, massive Kreislaufbelastung erfordern (verschiedene Ballsportarten, Kurzstreckensprints), da durch eine plötzliche Reizung eine Funktionsstörung des Nervensystems ausgelöst werden könnte. Einfache und streßfreie Übungen dürfen und sollen dagegen betrieben werden (Spaziergänge, Brokatgymnastik mit acht oder zwölf Übungen). Das gleiche gilt für Funktionsstörungen des Herzens, die durch eine Schilddrüsenüberfunktion bedingt sind.

Herzrhythmusstörungen

Die häufigste Herzrhythmusstörung beruht auf einer anomalen Erregungsbildung, so daß ein zusätzliches Zusammenziehen des Herzmuskels innerhalb einer normalen Herzbewegungsperiode stattfindet (Extrasystolen). Nicht selten kann man beim Pulstasten eine verfrühte, ganz zarte Pulsbewegung spüren, die manchmal auch vom Kranken selbst bemerkt wird. Rührt diese Extrasystole von einer organischen Herzerkrankung her, darf der Betroffene unbeaufsichtigt an keiner gewöhnlichen Sportübung teilnehmen; unter ärztlicher Aufsicht kann jedoch ganz normal Sport betrieben werden. Manchmal findet man auch bei sonst gesunden Menschen Extrasystolen, denen keine weitere Bedeutung zukommt.
Die Physiotherapie für Kranke mit Herzkranzgefäßerkrankungen wird in einem eigenen Kapitel behandelt (siehe Seite 91 ff.).
Damit die Vorteile des Trainings voll ausgenutzt werden können und eine zusätzliche Beeinträchtigung des Herzens durch übermäßiges Trainingspensum vermieden wird, muß das Trainingspensum genau be-

stimmt werden. Im allgemeinen sind folgende fünf Punkte zu beachten:
● Das Trainingspensum muß dem individuellen Grad der Herzfunktionsstörungen entsprechend dosiert sein. Bei chronischen Herzfunktionsstörungen werden üblicherweise folgende vier Kategorien unterschieden:
Der Kranke kann seine tägliche Arbeit verrichten, der körperliche Allgemeinzustand ist aber schwächer als der eines Gesunden. Der Patient ist nicht in der Lage, ohne Pause 4—5 Treppen zu steigen.
Der Kranke kann 1/2 Stunde auf ebener Strecke langsam gehen, ohne in Atemnot zu kommen; er kann aber weder schnell gehen noch 3—4 Treppen steigen.
Der Kranke kann ein paar hundert Schritte langsam gehen, bei gewöhnlicher Hausarbeit bekommt er manchmal Atemschwierigkeiten.
Der Kranke schafft weniger als hundert Schritte und hat mehr oder minder deutliche Symptome der Herzschwäche (Herzinsuffizienz).
Bei Patienten der ersten und zweiten Kategorie ist die Herzfunktion geschwächt. Die Blutzirkulation im Venensystem wird durch angemessene sportliche Betätigung beschleunigt, dadurch reduziert sich die Blutstauung, und die Herzbelastung wird verringert. Gleichzeitig kann in gewissem Grad eine Besserung der Herzfunktion erzielt werden. Für die Herzkranken dieser Kategorien besteht die Heilgymnastik hauptsächlich aus Spaziergängen mit mittlerem Trainingspensum.
Bei Patienten der dritten und vierten Kategorie erzielt man mit Physiotherapie nur eine geringe Wirkung. Im allgemeinen kann man lediglich ei-

ne leichte Verbesserung des Blutkreislaufs und des Allgemeinzustands erreichen. Das Behandlungsprinzip besteht eher darin, das Herz vor einer weiteren Verschlechterung zu schützen als es zu trainieren; d.h., das Herz darf durch Übungen nicht zusätzlich belastet werden. Das Trainingspensum muß so bestimmt werden, daß die Pulsfrequenz nach der Übung nicht wesentlich erhöht ist. Ist die Pulsfrequenz nach der Übung deutlich (um mehr als zehn Herzschläge pro Minute) erhöht, stellt das eine Mehrbelastung des Herzens für den Patienten dar; man muß in diesem Fall das Trainingspensum reduzieren, indem man die Dauer der Übung verkürzt oder eine leichtere Übungsvariante auswählt.
Für diese Herzkranken eignen sich Qi-Gong (chinesische Atemtherapie) und kurze, langsame Spaziergänge. Hier sei nochmals betont, daß das Trainingspensum unbedingt klein gehalten werden muß.
● Im Alltagsleben sollen sich Herzkranke vorwiegend durch Ruhe (inklusive leichte Tätigkeiten im Sitzen) erholen, um eine übermäßige Herzbelastung zu vermeiden.
● Die Patienten müssen in der Lage sein, sich bei Übungen selbst zu kontrollieren. Sie sollen nicht nur ihr individuelles Trainingspensum bestimmen, sondern auch die Reaktionen des eigenen Körpers während und nach der Übung beobachten. Die Herzfrequenz darf in der Regel nach einem Heilspaziergang um 20—30 Herzschläge pro Minute ansteigen (dies gilt jedoch nicht für Herzkranke der dritten und vierten Kategorie!). Wenn während oder nach der Übung heftige Asthmabeschwerden, Herzklopfen, Schmerzen

in der Herzregion, Herzrhythmusstörungen auftreten, muß man sofort das Training unterbrechen und einen Facharzt aufsuchen, um gegebenenfalls notwendige therapeutische Maßnahmen zu ergreifen und/oder gemeinsam mit dem Arzt das Trainingsprogramm zu besprechen und unter Umständen zu verändern.

● Bei Fieber und bei Herzklopfen (Tachykardie, Pulsfrequenz im Ruhezustand höher als 90 Schläge pro Minute) in Ruhe dürfen Herzkranke vorübergehend nicht an Übungen teilnehmen.

● In der Schule oder im Betrieb sollen der Schularzt, der Betriebsarzt oder der Sportlehrer Menschen mit Herzerkrankungen besondere Aufmerksamkeit widmen. Einerseits sollten sie ermuntert werden, vorsichtig zu trainieren, andererseits müssen sie bei der Teilnahme an Sportübungen unter Aufsicht bleiben, damit das Trainingspensum optimal angepaßt und die richtige Übungsmethode vermittelt werden kann.

Atemtherapie

In den letzten Jahren haben die chinesischen Kliniken in der Behandlung von Herzkrankheiten durch Qi-Gong (chinesische Atemtherapie) viele Erfolge erzielt und wertvolle Erfahrungen gesammelt. Sie stellten fest, daß sich viele rheumatische, angeborene und durch Gefäßverhärtung (Arteriosklerose) hervorgerufene Herzerkrankungen sowie hoher Blutdruck, gesteigerte Herzfrequenz (Tachykardie) und andere Herzrhythmusstörungen durch Qi-Gong behandeln lassen. Nur bei einer akuten Herzschwäche (Herzinsuffizienz) darf Qi-Gong nicht angewendet werden.

Speziell die Übung zur Entspannung (siehe Seite 24) eignet sich hervorragend, da sie die Gesamtkörperentspannung betont. Man kann sie im Liegen, in halb sitzender Lage oder im Sitzen (z. B. für Menschen mit Neigung zu Atemnot bei Herzasthma = Asthma cardiale) üben. Man atmet ganz natürlich durch die Nase und entspannt die Körperteile nacheinander, indem der Weg der Atmung verfolgt wird, um anschließend den Willen (Konzentration/Achtsamkeit) in einem bestimmten Körperbereich (üblich ist die Region unter dem Bauchnabel) zu sammeln. Man macht diese Atemübung 2- bis 3mal täglich, jedesmal etwa 30 Minuten. Man muß allerdings über einen langen Zeitraum hindurch üben, um eine Besserung des Krankheitszustandes zu erreichen.

Nach und nach wird man weniger an Herzklopfen, Atemnot, Brustenge, Schwindel, Kraftlosigkeit usw.

leiden, hat außerdem einen besseren Schlaf und Appetit und fühlt sich allgemein besser; insbesondere bei Herzrhythmusstörungen und Steigerung der Herzfrequenz (Tachykardie) kann man eine deutliche Linderung der Beschwerden feststellen.

Wichtig bei der Ausübung des Qi-Gong ist es, ganz natürlich, entspannt, nicht hastig und nicht übermäßig tief zu atmen, um die Herzfrequenz nicht zu steigern und ein Schwindelgefühl zu provozieren.

Bewegungstherapie

Der spezifische Heilspaziergang ist eine gute Trainingsmethode für Menschen mit Herzschwäche (Herzinsuffizienz). Er unterscheidet sich vom normalen Spaziergang durch eine festgelegte Wegstrecke, individuelle Steigerung, Geschwindigkeit, Anzahl und Dauer der Zwischenpausen.

Wichtig für die Durchführung ist vor allem frische und saubere Luft. Parkanlagen und ähnliches sind die besten Übungsplätze. Anfänglich sollte man nur im ebenen Gelände spazieren, die Entfernung kann — mit 300 m beginnend (hin und zurück) — allmählich je nach Belastbarkeit auf 500 m, 1000 m, 1500 m, 2000 m usw. gesteigert werden. Zuerst geht man ganz langsam (60—80 Schritte pro Minute) und macht öfter eine kurze Pause, später erhöht man das Tempo auf 80—100 Schritte pro Minute. Nach deutlicher Besserung des Zustands kann man eine kurze Strecke mit einer Geländesteigung von 3—5° einbauen. Wenn Wetter und Gesundheitszustand es erlauben, sollte man täglich oder mindestens jeden zweiten Tag üben, um einen optimalen Trainingseffekt zu erzielen.

Nach chinesischer Erfahrung kann man folgenden Übungsplan empfehlen:

Die 1. Übungseinheit: 200—600 m auf flachem Gelände, Gehgeschwindigkeit 100 m/2—3 Minuten, jeweils 5 Minuten Pause nach 100 m.

Die 2. Übungseinheit: 400—800 m auf flachem Gelände, Gehgeschwindigkeit 200 m/3—4 Minuten; jeweils 3—5 Minuten Pause nach 200 m.

Die 3. Übungseinheit: 800—1500 m auf flachem Gelände, die Gesamtstrecke soll der Reihenfolge nach innerhalb von 18, 17, 16 und dann 15 Minuten absolviert werden. In der Mitte und am Ende der Strecke macht man eine Pause von 5 Minuten.

Die 4. Übungseinheit: 2 x 1000 m auf flachem Gelände. Jede Strecke (1000 m) soll man in ca. 18 Minuten zurücklegen. Nach den ersten 1000 m macht man eine Pause von 3—5 Minuten.

Die 5. Übungseinheit: 2000 m auf flachem Gelände mit zwei kurzen Strecken (etwa je 100 m), die 3—5° ansteigen. Innerhalb von 20—25 Minuten soll man 1000 m zurücklegen und dann etwa 8 Minuten Pause machen, danach im gleichen Tempo die restlichen 1000 m, anschließend etwa 8 Minuten Pause.

Gewöhnlich trainiert man jede Strecke (der Reihe nach von der ersten bis zur fünften Übungseinheit) mindestens einen Monat lang. Erst wenn man sich daran gewöhnt hat, geht man zur nächstlängeren Strecke über. Sicherlich muß man sich nicht stur an diesen Plan halten, er soll lediglich als Orientierung dienen. Gegebenenfalls müssen Entfernung und Zeit individuell angepaßt werden. Wichtig ist, daß man während oder nach der Übung keine unerwünschten Erscheinungen, wie Kurzatmigkeit, Herzklopfen, Schwindelgefühl, Beklemmungen oder Schmerzen in der Herzregion, bekommt. Nach langfristigem und systematischem Training läßt sich in der Regel eine Besserung der Herzfunktion feststellen.

Alle Menschen mit Herzschwäche, gleichgültig ob sie durch Übergewicht, chronische Herzerkrankungen oder als Folge von anderen Grundkrankheiten verursacht ist, können den Heilspaziergang als Herz- und Kreislauftraining verwenden.

Herzkranzgefäß-erkrankungen

Verhärtungen und Verengungen der Herzkranzgefäße (Koronarsklerose) zählen zu den häufigen Herzerkrankungen. Die »Herzenge« (Angina pectoris) ist ein typisches Krankheitszeichen bei diesen Herzerkrankungen.

Sind die Herzkranzgefäße durch Verkalkung verhärtet, folgt meist eine Verkleinerung des Gefäßvolumens (Gefäßdurchmesser). Die häufig auftretenden Gefäßkrämpfe führen zu einer Verminderung der Blutzufuhr und daraus folgend zu einer schlechteren Sauerstoffversorgung der Gewebe (Hypoxie). Auch der Herzmuskel wird ungenügend mit Blut und also auch Sauerstoff versorgt. Es entstehen Anfälle von Herzschmerzen (Angina pectoris) oder deutliches Druckgefühl in der Herzregion (in der linken Brust oder hinter dem Brustbein). Die Schmerzen können in die linke Schulter, in den linken Arm oder in den Hals ausstrahlen. Durch Ausruhen oder nach Einnahme von Nitroglyzerin verschwinden die Beschwerden normalerweise innerhalb weniger Minuten.

Die physikalische Therapie darf nur in der beschwerdefreien Phase eingesetzt werden. Angemessene körperliche Aktivität bewirkt meist eine Verringerung der Anfälle, bessert die Herzfunktion, steigert die körperliche Leistungsfähigkeit, wirkt auf die Regulierung des Stoffwechsels (inklusive Fettstoffwechsel) und verhindert eine Weiterentwicklung der Erkrankung.

Im allgemeinen kann man den Nutzen der physikalischen Therapie zurückführen auf:

● *Steigerung der Sauerstoffversorgung.* Durch Sportübungen kann man die Durchblutungskapazität der vorhandenen Gefäße und damit die Nutzung des vorhandenen Sauerstoffs erhöhen. Damit wird auch die Versorgung der Herzmuskulatur verbessert.

● *Verminderung des Sauerstoffverbrauchs.* Durch körperliches Training wird die Reaktion des Blutkreislaufs (Kreislaufregulation) auf körperliche Belastung verbessert, es wird »sparsam gearbeitet«, so daß der Sauerstoffverbrauch der Herzmuskeln verringert wird.

● *Verbesserung des Fettstoffwechsels.* Nach längerfristigem, körperlichem Training wird der Cholesteringehalt im Blut gesenkt und dadurch der Niederschlag von Fett an der Gefäßwand verhindert.

● *Psychische Entspannung.* Sportübungen können die Ängste vor körperlichem Einsatz beseitigen und die positiv-aktive psychische Komponente mobilisieren. Der Kranke lernt allmählich, einen ausgeglichenen Tagesrhythmus mit Aktivität und Erholung zu finden. Das wirkt sich günstig auf die Verminderung von Schmerzanfällen und auf die Linderung von Beschwerden aus.

Auf folgende Punkte sollte man beim Sport und bei der physikalischen Therapie strengstens achten:

● Die Belastbarkeit richtet sich immer nach der Funktionsfähigkeit von Herz und Lunge. Im allgemeinen wird das Pensum so gewählt, daß während oder nach der Übung keine unangenehmen Gefühle oder Schmerzen im Herzbereich auftreten und der Körper nach der Übung nicht übermüdet ist.

● Treten Herzschmerzen gehäuft auf, darf während dieser Phase nicht geübt werden. Erst nach mindestens 7—10 Tagen Ruhe und nachdem die Schmerzen abgeklungen sind, darf der Kranke wieder mit leichteren Übungen anfangen.

● Der Zeitpunkt der Übung muß richtig ausgewählt werden. Wenn die Anfälle gewöhnlich am Vormittag auftreten, ist es besser, am Nachmittag zu üben und umgekehrt. Wenn die Herzattacken vorwiegend kurz nach Mahlzeiten auftreten, ist es besser, 1—2 Stunden vor oder 2—3 Stunden nach der Mahlzeit zu üben. Treten die Beschwerden öfters in der Nacht auf, sollte 1/2 Stunde vor dem Schlafengehen ein langsamer Spaziergang oder Qi-Gong (chinesische Atemtherapie), insbesondere die Übung zur Entspannung, durchgeführt werden.

● Wenn während der Übung Kurzatmigkeit, Schwindelgefühl und andere Beschwerden auftreten, sollte man häufiger Pausen einlegen oder langsam und gleichmäßig durchatmen. Wenn man sich während der Übung zu müde fühlt, Schmerzen oder andere unangenehme Gefühle im linken Arm, im linken Halsnackenbereich oder sogar Schmerzen im Brustbereich entstehen, sollte man die Übung sofort unterbrechen. Gegebenenfalls muß man Medikamente (Nitroglyzerin) einnehmen, oder einen Arzt holen. Beim nächstenmal sollte das Trainingspensum reduziert werden.

● Rauchen hat auf die Entwicklung der Herzkranzgefäßerkrankungen einen äußerst ungünstigen Einfluß. Deshalb sollte man sich das Rauchen abgewöhnen.

Bewegungstherapie

In der Regel übt man vorwiegend nur mit den Armen (am Anfang der Behandlung sollte die Belastung und Dehnung der Brustmuskulatur möglichst gering gehalten werden), seltener mit Armen und Beinen gleichzeitig oder mit dem Rumpf. Treten die Herzschmerzen überwiegend im Stehen oder während körperlicher Tätigkeit auf, ist es günstiger, die Übungen am Anfang im Liegen zu machen, später je nach Besserung im Sitzen und danach im Stehen. Wenn die Angina-pectoris-Anfälle in Ruhestellung auftreten und die Herzschmerzen nach dem Aufstehen oder nach einem kurzen Spaziergang nachlassen, sollte man die Übungen im Sitzen oder im Stehen ausführen. Ansonsten kann bei besserem Allgemeinzustand im Stehen geübt werden. Wichtig ist, daß man die Übungen ganz langsam, gleichmäßig und rhythmisch durchführt; auf keinen Fall darf man hastig und mit Anstrengung üben oder die Luft während der Übung anhalten.

Im folgenden wird ein Übungssatz vorgestellt, der in einem Krankenhaus in Guang-Zhou (Kanton) erfolgreich eingesetzt wurde. Dieser Übungssatz ist für Herzkranke mit mittlerer Konstitution und während der beschwerdefreien Periode gedacht. Man kann 1mal täglich üben. Die Übungen sollen möglichst mit der Atmung koordiniert werden; d.h., beim Aufrichten des Körpers, beim Spreizen der Gliedmaßen atmet man ein, beim Beugen des Körpers, beim Zusammenfalten der Gliedmaßen atmet man aus.

Übungssatz für Herzkranzgefäßkranke (mittleres Trainingspensum)

1. Zuerst geht man 1—1,5 Minuten im Zimmer langsam auf und ab.

2. Man steht aufrecht, macht einen Schritt mit dem linken Fuß nach vorn und legt gleichzeitig die Finger beider Hände auf die Schultern, dabei bleiben die Ellenbogen neben dem Körper (ausatmen, **Abb. 150**). Danach hebt man die Arme seitlich hoch (einatmen, **Abb. 151**) und kommt dann zurück in die Ausgangslage (ausatmen). Abwechselnd mit nach vorn gestelltem linkem und rechtem Fuß macht man diese Übung insgesamt 8mal.

3. Man steht aufrecht, macht mit dem linken Fuß einen Schritt nach vorn, bringt gleichzeitig die Hände

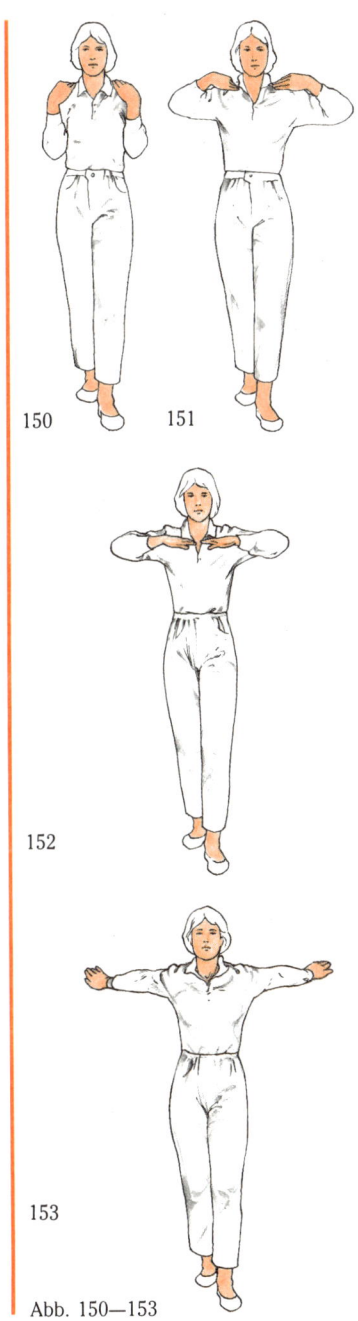

150   151

152

153

Abb. 150—153

vor die Brust, wobei die Handflächen nach unten gerichtet sind und die Hände und die Ellenbogen in Schulterhöhe stehen **(Abb. 152)**. Jetzt streckt man die Arme nach vorn, zieht sie dann nach hinten und öffnet dadurch die Brust (einatmen, **Abb. 153**). Danach bringt man die Arme und den linken Fuß zurück in die Ausgangslage (ausatmen). Abwechselnd mit dem linken und dem rechten Bein übt man insgesamt etwa 8mal.

4. Man steht aufrecht mit schulterbreit gespreizten Beinen und legt die Hände auf die Taille, dann streckt man den linken Arm nach vorn geradeaus, anschließend zieht man ihn zur Seite und dreht dabei den Oberkörper nach links, wobei die Hüften nicht bewegt werden (einatmen, **Abb. 154**); danach bringt man den Arm und den Oberkörper zurück in die Ausgangslage (ausatmen). Insgesamt macht man diese Übung abwechselnd mit dem linken und dem rechten Arm etwa 8mal.

5. Man steht aufrecht, stellt den linken Fuß einen Schritt zur Seite und beugt die Knie zur Reiterstellung (Ma-Bu), d.h. die Oberschenkel befinden sich parallel zum Boden. Gleichzeitig legt man die Finger auf die Schultern, wobei die Ellenbogen neben dem Körper bleiben **(Abb. 155)**. Danach kommt man zurück in die Ausgangsposition und macht die gleiche Übung mit dem rechten Fuß. Man wiederholt die Übung 8- bis 12mal.

6. Man steht aufrecht, macht mit dem linken Fuß einen Schritt nach vorn, gleichzeitig hebt man die Arme nach vorn (die Handflächen zueinander gerichtet) und streckt sie neben den Kopf **(Abb. 156)**.

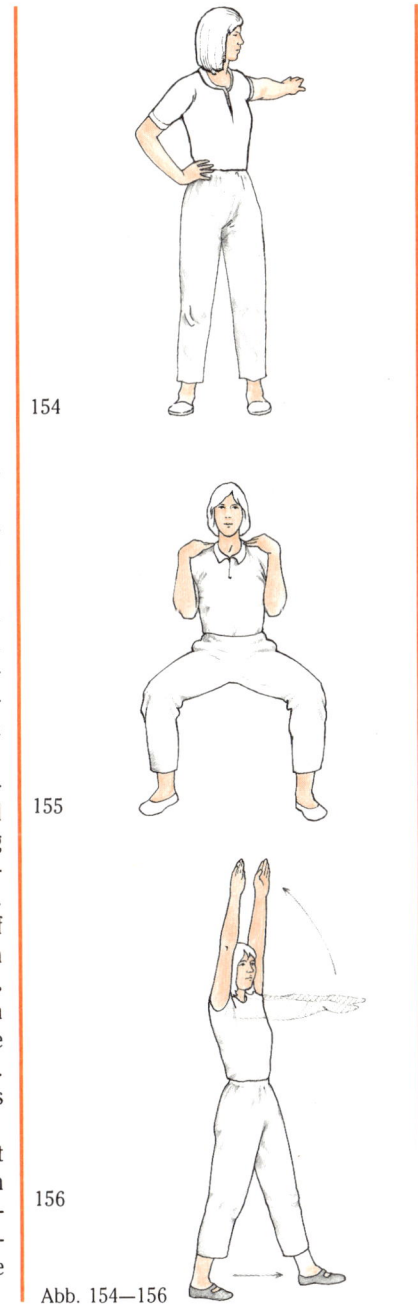

154

155

156

Abb. 154—156

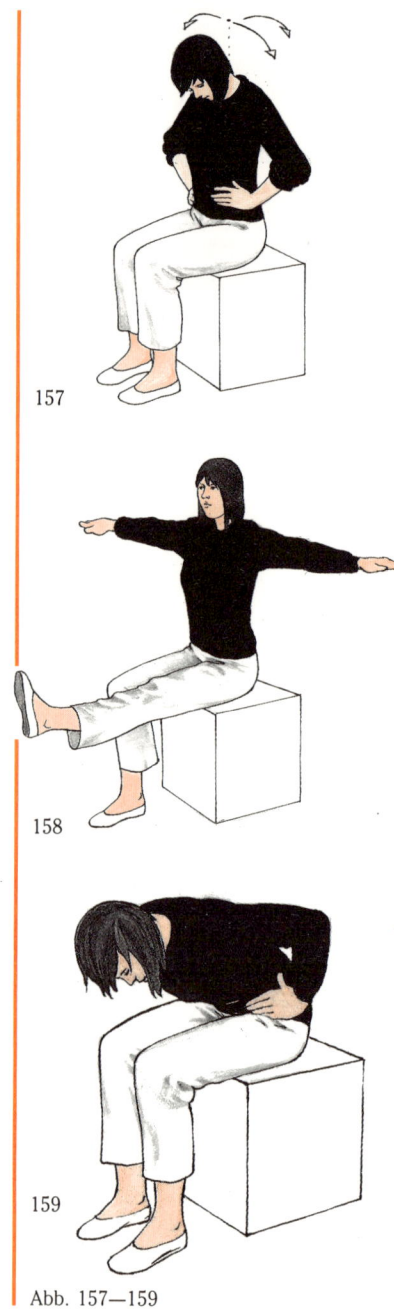

157

158

159

Abb. 157—159

Danach kommt man in die Ausgangsstellung und macht anschließend die gleiche Übung mit dem rechten Fuß. Insgesamt etwa 8mal wiederholen.

7. Jetzt pausiert man etwa 2 Minuten. Währenddessen konzentriert man sich auf eine ganz langsame und gleichmäßige Atmung.

8. Man sitzt aufrecht und legt die Hände auf die Taille, dann beugt man den Kopf nach vorn (zur Brust), streckt ihn nach hinten, kommt wieder zurück zur Mitte, dann nach links und rechts zur Seite; insgesamt etwa 8mal **(Abb. 157)**.

9. Man sitzt aufrecht und legt die Handflächen auf die Oberschenkel, nun hebt man die Hände vor die Brust (Handflächen nach unten) und streckt die Arme waagrecht zur Seite, gleichzeitig hebt man den linken Unterschenkel hoch, bis er waagrecht zum Boden steht **(Abb. 158)**. Dann bringt man Beine und Arme zurück in die Ausgangsstellung und wiederholt die Übung mit dem rechten Bein (insgesamt etwa 8mal).

10. Man sitzt aufrecht und legt die Hände auf die Taille, dann streckt man den Oberkörper und neigt ihn etwas zurück. Anschließend beugt man sich mit dem ganzen Oberkörper vor **(Abb. 159);** etwa 8mal.

11. Man sitzt aufrecht und kreuzt die Hände vor der Brust. Dann führt man mit den Armen kreisförmige Bewegungen aus, so daß abwechselnd der rechte und linke Arm vorn ist. Man macht diese Übung 8- bis 12mal **(Abb. 160)**.

12. Man sitzt aufrecht und hält die Knie mit den Händen fest, dann kreist man mit dem Oberkörper (der Kreis darf ruhig klein sein). In jede Richtung 4mal **(Abb. 161)**.

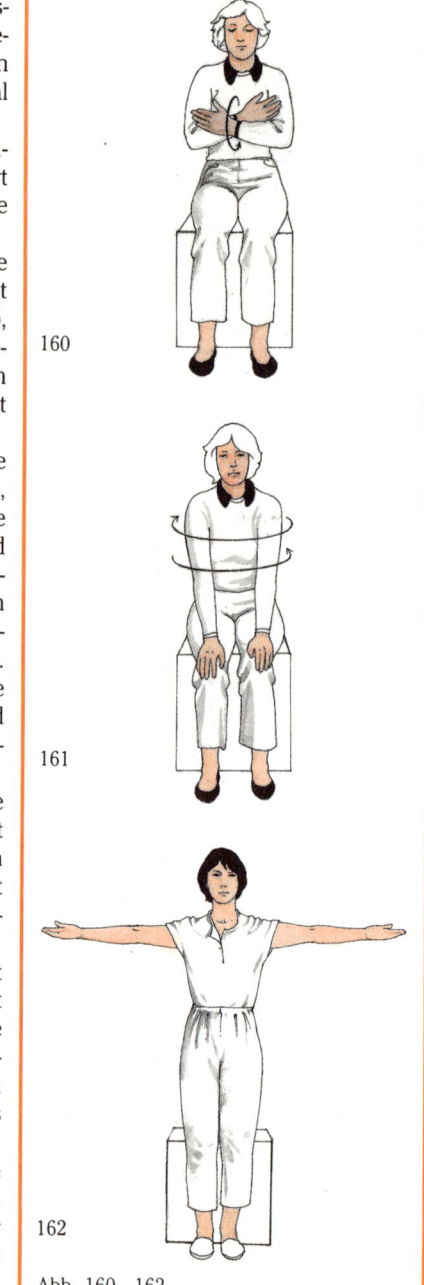

160

161

162

Abb. 160—162

94

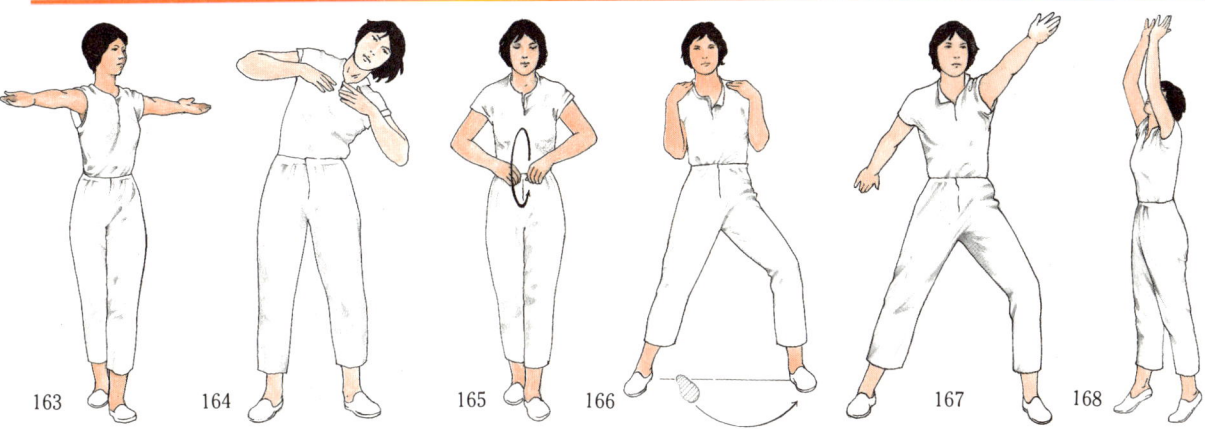

Abb. 163—168

13. Man steht auf und hebt die Arme zuerst gerade nach vorn, bis sie waagrecht sind, dann zieht man sie zur Seite und richtet die Handflächen nach oben **(Abb. 162)**. Danach bringt man die Arme zurück neben den Körper und setzt sich wieder hin. Man wiederholt die Übung 6- bis 8mal.

14. Nun folgen wieder 1,5 Minuten Pause.

15. Man steht aufrecht und marschiert etwa 1/2 Minute auf der Stelle.

16. Man steht aufrecht, stellt den linken Fuß einen Schritt vor, bringt die Hände mit nach unten gerichteten Handflächen und gebeugten Ellenbogen vor die Brust; Hände, Ellenbogen und Schultern befinden sich in einer Linie. Dann dreht man den Oberkörper nach links (ohne das Becken zu verschieben!), streckt dabei die Arme waagrecht zur Seite und dreht die Handflächen nach oben **(Abb. 163)**. Danach kommt man wieder in die Ausgangsstellung zurück. Anschließend wiederholt man die gleiche Übung mit dem rechten Fuß. Insgesamt übt man etwa 8mal.

17. Man steht aufrecht mit schulterbreit gespreizten Beinen, beugt den Oberkörper nach links und hebt gleichzeitig die Hände vor die Brust. Die Ellenbogen sind gebeugt **(Abb. 164)**. Dann kommt man in die Ausgangsstellung zurück und macht die gleiche Übung zur rechten Seite (insgesamt etwa 8mal).

18. Man steht aufrecht, stellt den linken Fuß einen Schritt vor. Die Finger werden locker gebeugt, als ob man einen Stab umfaßt, die Handflächen sind nach unten gerichtet. Man bringt die Hände vor den Oberbauch, dabei sind die Ellenbogen mäßig gebeugt. Nun bewegt man die beiden Hände bogenartig nach vorn, als ob man eine große Kurbel dreht **(Abb. 165)**. Der Oberkörper folgt dieser Bewegung. Anschließend stellt man den rechten Fuß vor und wiederholt die Bewegung (insgesamt etwa 8mal).

19. Man steht aufrecht und bewegt den linken Fuß mit leicht gebeugtem Knie einen Schritt zur Seite, wobei der Fuß im Halbkreis zuerst nach vorn und dann zur Seite bewegt wird. Gleichzeitig legt man die Finger beider Hände auf die Schultern, die Ellenbogen bleiben neben dem Körper **(Abb. 166)**. Dann bringt man Hände und den linken Fuß zurück in die Ausgangsstellung und übt mit dem rechten Fuß. Insgesamt macht man diese Übung etwa 8mal.

20. Man steht aufrecht und stellt den linken Fuß mit mäßig gebeugtem Knie einen Schritt nach links vorn, gleichzeitig streckt man den linken Arm nach vorn oben und den rechten Arm nach hinten unten **(Abb. 167)**. Dann kommt man in die Ausgangsstellung zurück und macht die Übung nach rechts. Man wiederholt sie etwa 8mal.

21. Man macht eine Bewegung, als ob man einen Ball in den Korb wirft (wie beim Basketball), ohne zu springen **(Abb. 168)**, 10- bis 20mal.

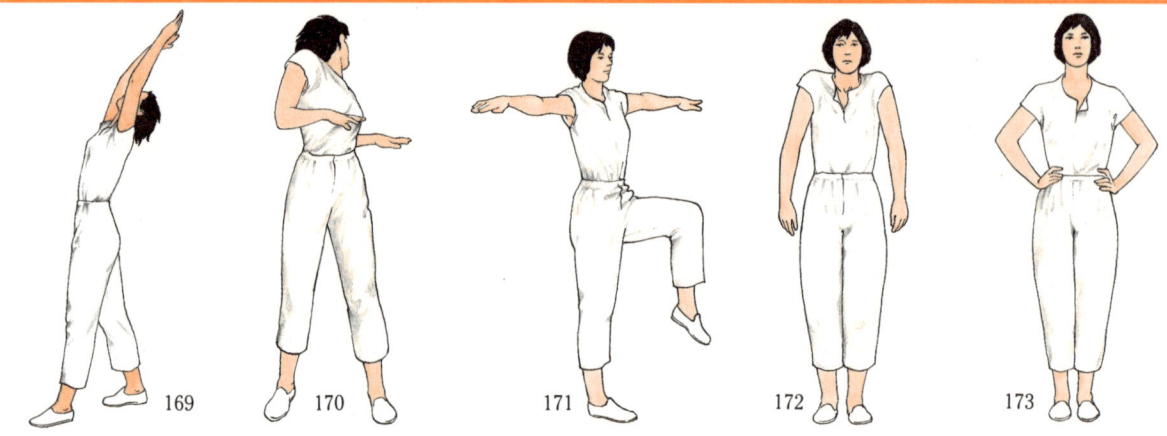

Abb. 169—173

22. Jetzt pausiert man wieder für 1,5 Minuten.

23. Man fährt 1—2 Minuten Rad auf einem Ergometer oder auf einem auf dem Boden festgestellten Fahrrad (ohne zusätzliche Belastung = Widerstand).

24. Man steht aufrecht und macht mit dem linken Fuß einen Schritt nach vorn, hebt dabei die Arme gestreckt neben den Kopf. Oberkörper und Kopf neigt man etwas nach hinten, der Blick ist nach oben gerichtet **(Abb. 169)**. Anschließend kommt man in die Ausgangsstellung zurück. Abwechselnd mit dem linken und rechten Fuß (in einer fließenden Bewegung) übt man insgesamt 6- bis 8mal.

25. Man steht aufrecht, die Beine schulterbreit gespreizt, winkelt die Ellenbogen an, daß die Unterarme und Handflächen waagrecht stehen; dann dreht man den Oberkörper zur linken Seite, bis man die rechte Ferse sehen kann **(Abb. 170)**. Danach dreht man sich zurück und läßt die Arme fallen. Anschließend übt man

zur rechten Seite. Wie bei 21. beschrieben, soll die Bewegung langsam und fließend ablaufen (insgesamt 6- bis 8mal).

26. Man geht ganz langsam für 1—1,5 Minuten spazieren.

27. Man steht aufrecht und streckt die Arme waagrecht zur Seite, hebt das linke Bein gebeugt hoch, bis der Oberschenkel waagrecht zum Boden steht **(Abb. 171)**. Dann kommt man in die Ausgangsstellung zurück und macht die gleiche Übung mit dem rechten Bein. Insgesamt etwa 6- bis 8mal.

28. Man steht aufrecht und läßt die Arme locker hängen, dann hebt man die Schultern hoch und läßt sie wieder fallen **(Abb. 172)**, 6- bis 8mal.

29. Man steht aufrecht, legt die Hände auf die Taille und atmet ganz ruhig 6- bis 8mal ein und aus **(Abb. 173)**.

30. Zum Abschluß setzt man sich wieder und massiert mit den Handflächen ganz sanft den Kopf, den Hals, das Gesicht und die Brust (3—5 Minuten).

Spaziergang

Es empfiehlt sich ein täglicher Spaziergang mit einer Gehstrecke von 300—1000 m in flachem Gelände (morgens oder spätnachmittags). Bei leichten Beschwerden oder wenn die Herzfunktion relativ gut ist, kann man den Spaziergang auch in ansteigendem Gelände machen oder statt dessen Treppen steigen. Wichtig ist allerdings, daß die Belastung individuell angepaßt wird.

Erkrankungen des Verdauungstraktes

Viele Methoden der chinesischen Physiotherapie haben unter anderem einen deutlichen positiven Einfluß auf die Funktionen des Verdauungssystems. Viele Qi-Gong-Übungen können nicht nur den Organismus allgemein kräftigen, sie können auch durch Zwerchfellatmung die Bauchorgane »massieren«, so daß die Verdauungsfunktion und die Durchblutung verbessert werden. Ferner haben sie auch eine psychisch beruhigende und vegetativ regulierende Wirkung. Diese Vorteile sind auch bei anderen Methoden (Heilgymnastik, Massage, verschiedene Bäder) gegeben. Die chinesische Punkt- und Meridianmassage kann zusätzlich gezielt die Funktion bestimmter innerer Organe stimulieren und regulieren. Die Erkrankungen des Verdauungsapparats lassen sich ausgezeichnet mit chinesischer Physiotherapie behandeln.

Akute Bauchschmerzen

Akute Bauchschmerzen werden durch verschiedene organische oder funktionelle Erkrankungen der inneren Organe der Bauchhöhle, manchmal auch durch Prozesse außerhalb der Bauchhöhle hervorgerufen. *Ihre Ursachen müssen immer von einem Arzt abgeklärt werden.*
Typisch sind das plötzliche Einsetzen und die heftige Intensität der Schmerzen. Kolikartige und/oder periodische Schmerzen weisen meist ebenfalls auf krampfende Prozesse im Magen-Darm-Trakt hin; Dauerschmerzen mit periodischer Schmerzzunahme findet man oft bei entzündlichen Prozessen mit gleichzeitigen Krämpfen oder Verschluß, Dauerschmerzen dagegen in der Regel bei rein entzündlichen Vorgängen. Wenn das Drücken der Schmerzstelle Erleichterung bringt, beruhen die Schmerzen meist auf Krämpfen. Ein gut abgrenzbarer Druckschmerz deutet gewöhnlich auf entzündliche Prozesse hin; wird er von Abwehrspannung des Bauches oder Loslaßschmerzen (kurz dauernde, aber heftige Schmerzzunahme nach plötzlichem Loslassen der drückenden Hand) begleitet, muß sofort der Arzt aufgesucht werden.
Die Schmerzlokalisation hat für die Verdachtsdiagnose eine praktische Bedeutung. In der Regel verursachen Magenerkrankungen Schmerzen im linken Oberbauch und in der Mitte des Oberbauchs; Erkrankungen der Leber und der Gallenblase verursachen Schmerzen im rechten Oberbauch (Herzinfarkte können ebenfalls in den Oberbauch ausstrahlende Schmerzen hervorrufen!). Schmerzen in der Bauchnabelgegend werden meist von akuter Wurmfortsatzentzündung (Appendizitis = »Blinddarmentzündung«), akuter Entzündung des Dünn- und Dickdarms, Darmverschluß oder auch von Wurmbefall verursacht. Schmerzen im rechten Unterbauch werden ebenfalls meist durch Wurmfortsatzentzündung hervorgerufen; Schmerzen im linken Unterbauch meist durch Dickdarmerkrankungen; werden sie von Durchfall und schleimig-blutigem Stuhl begleitet, sollte man an Ruhr (Dysenterie) denken. Auch Frauenkrankheiten und Krankheiten des Harntraktes können Schmerzen im Unterbauch hervorrufen.
Es ist absolut notwendig, bei akuten Bauchschmerzen einen Arzt aufzusuchen, damit eine fachgerechte Behandlung eingeleitet werden kann. Der Betroffene kann dazu beitragen, indem er trotz der starken Schmerzen darauf achtet, wo die Schmerzen sitzen, ob sie sich mit der Zeit verändern, welcher Art sie sind usw. Es ist dringend davon abzuraten, vor der ärztlichen Untersuchung Schmerzmittel einzunehmen oder eine Bauchmassage durchzuführen. Die Massage an Akupunkturstellen (Akupressur) *außerhalb* der betroffenen Körperstelle hat dagegen nicht nur keine unerwünschten Nebenwirkungen, sondern wirkt auch besonders bei Krämpfen des Magen-Darm-Traktes sehr rasch, manchmal sogar schneller als ein Schmerzmittel.
Allerdings — um es noch einmal zu betonen — ist es unerläßlich, daß man bei Auftreten eines akuten Abdomens (starke, akute Bauchschmerzen mit Erbrechen, Unruhe, schnellem Puls, Blutdruckabfall, kaltem Schweiß, Kollaps usw.) unverzüglich einen Arzt aufsucht.

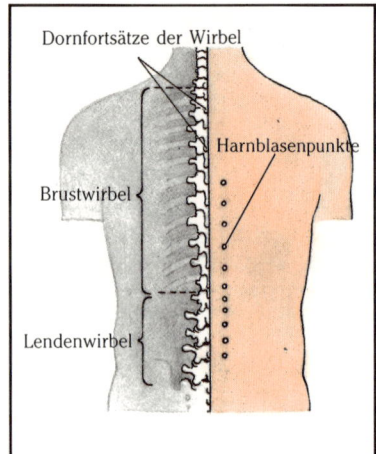

Abb. 174

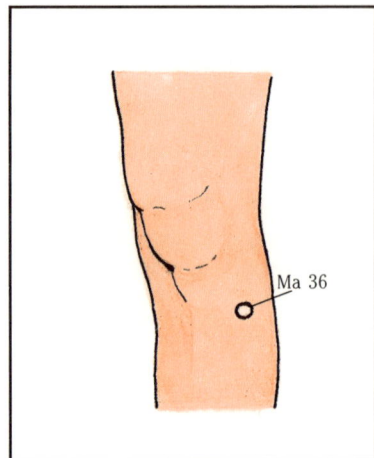

Abb. 175

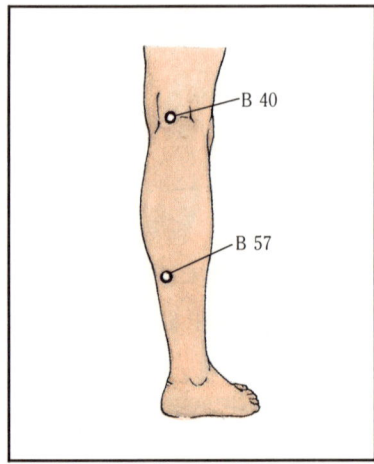

Abb. 176

Heilmassage

1. Man massiert zuerst die Akupunkturstellen der Harnblasenmeridiane neben der Wirbelsäule. Der Kranke liegt auf dem Bauch oder auf der Seite. Der Helfer massiert mit der Daumenkuppe von oben nach unten; dabei bewegt man den Daumen kreisend etwa 40- bis 60mal pro Minute; der Druck des Daumens wird allmählich verstärkt.

Die Harnblasenpunkte liegen auf einer Linie jeweils 2 Finger breit rechts und links neben dem unteren Ende des Dornfortsatzes der Wirbelkörper **(Abb. 174)**.

2. Die folgenden Akupunkturstellen werden zusätzlich massiert:

Zu-San-Li (Drittes Wegemaß des Beines — Magenpunkt 36): 4 Finger breit unter dem äußeren Kniegelenk, 1 Daumen breit neben dem Schienbein **(Abb. 175)**.

Wei-Zhong (Mitte der Beugefalte — Harnblasenpunkt 40): genau in der Mitte der Kniekehle **(Abb. 176)**.

Cheng-Shan (Gebirgsstütze — Harnblasenpunkt 57): in der Mitte der Rückseite des Unterschenkels, am Übergang der Achillessehne in den Wadenmuskel **(Abb. 176)**.

He-Gu (Talvereinigung — Dickdarmpunkt 4): an der dicksten Stelle des Muskelwulstes zwischen Daumen und Zeigefinger neben dem Ende der Falte **(Abb. 177)**.

Nei-Guan (innere Schranke — Perikardpunkt 6): 2 Endglieder des Zeigefingers oberhalb des Handgelenks auf der Innenseite des Unterarms zwischen den beiden großen Sehnen **(Abb. 177)**.

Gong-Sun (Fürstenenkel — Milzpunkt 4): an der Innenseite des Fußrückens, vor dem unteren Ende des 1. Mittelfußknochens **(Abb. 178)**.

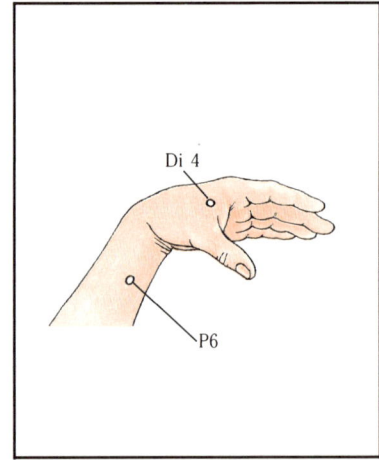

Abb. 177

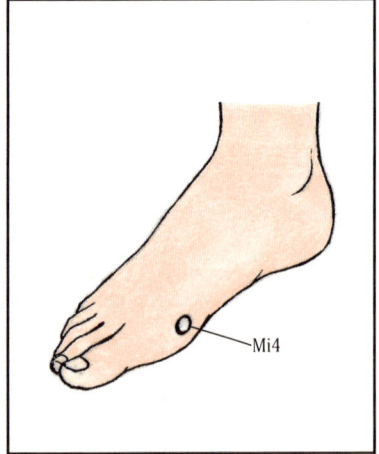

Abb. 178

Chronische Erkrankungen des Magen-Darm-Traktes

Viele chronische Erkrankungen des Magen-Darm-Traktes, wie Geschwüre des Magens und des Zwölffingerdarms, Magenschleimhaut- sowie Dünndarm- und Dickdarmentzündungen, Magensenkung, Verdauungsstörungen, Verstopfung und andere mehr, lassen sich durch Selbstmassage erfolgreich behandeln.

Aber auch Qi-Gong — gut geeignet sind die Übungen zur Kräftigung (siehe Seite 25 ff.) und die Übungen zur inneren Regulation (siehe Seite 27 f.) — kann erfolgreich eingesetzt werden. Man übt in Rücken- oder Seitenlage 20—30 Minuten täglich.

Im folgenden werden nun gängige Massagearten vorgestellt, die sich in langjähriger Praxis bewährt haben. Man kann sich daraus je nach Bedarf ein eigenes Behandlungsprogramm zusammenstellen.

Heilmassage

Bauchmassage

1. Die erste Methode entspricht der 10. Übung des Shi-Er-Duan-Jin (Brokatgymnastik mit zwölf Übungen, siehe Seite 51). Man reibt und massiert den Bauch um den Nabel mit der warmen Handfläche und warmen Fingern (jeweils morgens nach dem Aufstehen und abends vor dem Schlafengehen; im Sitzen oder im Liegen).

Zuerst reibt und massiert man den Bauch mit einer Hand in einer Richtung rund um den Nabel herum, dann mit der anderen Hand in der Gegenrichtung (je 50- bis 100mal). Die Kraft muß so bemessen sein, daß dabei keine Schmerzen auftreten.

2. Mit dem Daumen oder mit den mittleren drei Fingern drückt man im Bauch an irgendeiner Stelle ganz sanft und langsam soweit als möglich in die Tiefe und löst dann ebenso langsam den Druck. Man kann dabei die Handbewegung mit der Atmung koordinieren; d.h., beim Drücken in die Tiefe atmet man aus, beim Anheben der Finger ein. An jeder Stelle wiederholt man den Druck 3- bis 5mal. Insgesamt sollte in der Regel nicht mehr als 100mal gedrückt werden. Wo man die Massage beginnt und in welcher Reihenfolge man sie durchführt, ist im Grunde genommen unwichtig. In der Regel massiert man von oben nach unten. Bei Verstopfung ist es günstiger, entlang des Dickdarmverlaufs zu massieren; d.h. von rechts unten zuerst senkrecht aufwärts bis zum Rippenbogen, dann waagrecht nach links bis zum linken Rippenbogen und danach senkrecht abwärts.

Die zweite Methode zeigt im Vergleich zur ersten eine deutlichere Heilwirkung. Sie kann nicht nur bei chronischen Erkrankungen des Magen-Darms-Traktes eingesetzt werden, sondern stärkt auch allgemein den Körper und wirkt entspannend und beruhigend.

Beim Drücken im Bauchbereich wird ein Großteil des Blutes aus den inneren Organen herausgepreßt, beim Anheben der Finger fließt das Blut langsam in die inneren Organe zurück. Dadurch verbessert sich nach Ansicht der chinesischen Medizin die Durchblutung der inneren Organe und damit auch die Versorgung mit Sauerstoff und Nährstoffen. Außerdem wird die Peristaltik (die Darmbewegung) durch beide Methoden angeregt (deshalb kommt es oft vor, daß man während oder nach der Übung aufstößt und Winde abgehen). Man sollte die Bauchmassage nie unmittelbar nach Mahlzeiten durchführen.

Bei akuten Entzündungen und Blutungen im Bauchraum, bei Tumoren und bei Fieber ist sie zu unterlassen (kontraindiziert).

Die Dauer der Massage ist je nach Beschwerden unterschiedlich; in der Regel genügt es, wenn man in jeder Sitzung insgesamt 100mal im Kreise massiert oder drückt; bei hartnäckigen Erkrankungen braucht man unter Umständen 300- bis 400mal pro Sitzung, bis ein Erfolg eintritt.

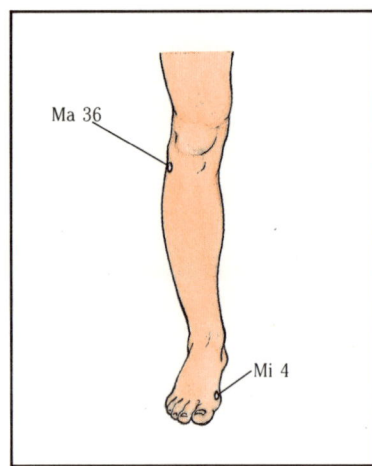

Abb. 179

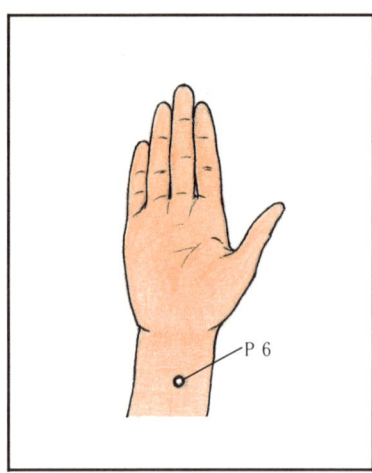

Abb. 180

Punktmassage

Als Alternative kann man folgende Akupunkturstellen gezielt durch Massage reizen, um eine Regulation des Magen-Darm-Traktes zu erreichen. Man klopft, drückt, knetet, kneift und reibt mit den Fingern die einzelnen Punkte jeweils für etwa 2—3 Minuten:

Zu-San-Li (Drittes Wegemaß des Beines — Magenpunkt 36): 4 Finger breit unter der äußeren Kniegelenksgrube, 1 Daumen breit neben dem Schienbein **(Abb. 179)**.

Gong-Sun (Fürstenenkel — Milzpunkt 4): an der Innenseite des Fußrückens, vor dem unteren Ende des 1. Mittelfußknochens **(Abb. 179)**.

Nei-Guan (innere Schranke — Perikard 6): 2 Endglieder des Zeigefingers oberhalb des Handgelenks, auf der Innenseite des Unterarms zwischen den beiden großen Sehnen **(Abb. 180)**.

Zhong-Wan (mittlerer Magenkanal — Dienergefäßpunkt 12): in der Mitte zwischen Bauchnabel und unterem Brustbeinende **(Abb. 181)**.

Da-Heng (große Quere — Milzpunkt 15): etwa 1 Hand breit neben dem Nabel, auf der Mittellinie des Schlüsselbeins **(Abb. 181)**.

Tian-Shu (Himmelsachse — Magenpunkt 25): etwa 2 Daumen breit neben dem Nabel **(Abb. 181)**.

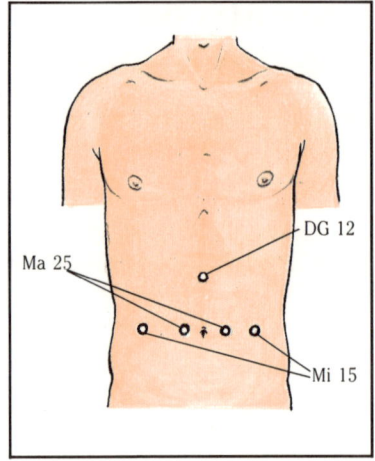

Abb. 181

Chronische Leberentzündung (Hepatitis)

Alle Menschen, die an chronischer Hepatitis oder an ihren Nachwirkungen leiden, können an physikalischer Therapie teilnehmen, falls die aktive Entzündung bereits abgeklungen oder im Abklingen begriffen ist und die Leberfunktion sich bereits normalisiert hat oder sich zumindest im Endstadium der Normalisierung befindet. Zu diesem Zeitpunkt sind die Beschwerden nicht mehr sehr ausgeprägt. Die physikalische Therapie kann zur Besserung des Allgemeinbefindens beitragen; sie hilft, die normale Leistungsfähigkeit zurückzugewinnen.

Die Wirkung der physikalischen Therapie besteht in:
● Linderung der psychischen Symptome wie Depression, Schlafstörung, Ermüdbarkeit usw.;
● Förderung der Blutzirkulation in der Bauchhöhle. Die Blutstauung in der Leber wird schneller beseitigt, der Appetit wird angeregt und die Verdauungsfunktion verbessert.

Die physikalische Therapie setzt sich im allgemeinen aus Qi-Gong (chinesische Atemtherapie), Massage und Bewegungstherapie zusammen.

Atemtherapie

Gewöhnlich verwendet man die Übung zur inneren Regulation (siehe Seite 27 f.) in der Seitenlage oder im Sitzen. Bei geschwächter Konstitution kann man anfänglich in Rückenlage üben. Man wendet dabei 2- bis 3mal die Bauchatmung (Zwerchfellatmung) an, und zwar am Tag jeweils 20—30 Minuten.

Bewegungstherapie

Sobald der Körper es verkraftet, kann man spazierengehen oder Sportarten wie Tischtennis, Federball, Gymnastik, Schwimmen usw. betreiben. Wichtig ist, daß das Tagespensum nicht zu groß ist. In der Regel trainiert man 10—20 Minuten täglich.

Kraftzehrende Sportarten und Gymnastikübungen, die speziell die Bauchmuskeln beanspruchen, sollte man zumindest am Anfang meiden. Während dieser Übung erhöht sich der Bauchinnendruck, die Leber wird übermäßig »massiert«; dies verursacht ein unangenehmes Gefühl im Oberbauch, das besonders deutlich zu spüren ist, wenn die Bauchmuskeln nach langer »Ruhestellung« (meist bedingt durch lange Krankheitsdauer) erschlafft sind.

Übungen mit geringer Bauch- und Lendenbeteiligung (zur Verbesserung der Blutzirkulation im Bauchraum) sind jedoch erlaubt, z. B. Drehen des Oberkörpers im Sitzen nach links und nach rechts; Neigen des Oberkörpers zur Seite im Stehen oder Beugen des Oberkörpers im Stehen nach vorn. Die Übungen sollen allerdings entspannt ausgeführt werden, mit geringer Bewegungsbreite und natürlicher Atmung.

Hepatitiskranke haben meist eine geringere Ausdauer, sie werden leicht müde und der Blutzuckerspiegel sinkt ziemlich schnell. Gewöhnlich beträgt das Gesamttagespensum (abzüglich der Zeit für Qi-Gong und Spaziergänge) nicht mehr als 1/2 Stunde, die außerdem noch über den Tag verteilt werden sollte. Auch sollte das Pensum nur allmählich gesteigert werden. Kurz nach dem Essen oder nuchtern sollte man nicht üben.

Treten erhöhte Temperatur, starke Ermüdbarkeit, Appetitlosigkeit, Übelkeit, deutliche Druckschmerzen in der Leberregion (typische Zeichen für aktive Entzündung der Leber) auf, darf die physikalische Therapie nicht eingesetzt werden.

Mindestens bis 1 Jahr nach dem Abklingen der Entzündung sollte dieses angepaßte Training verwendet weren. Treten dann keine Beschwerden mehr auf und hat sich die Leberfunktion normalisiert, kann man ein volles Trainingsprogramm durchführen.

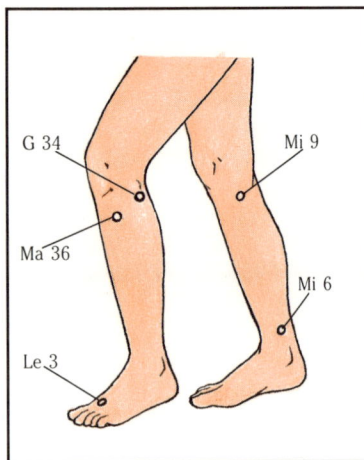

Abb. 182

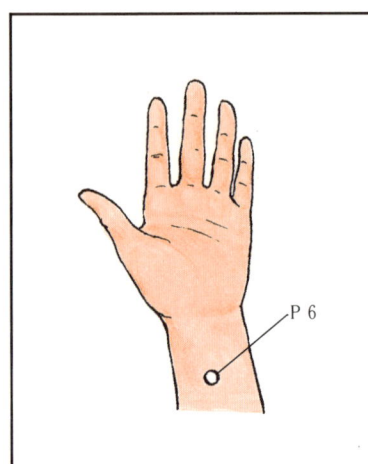

Abb. 183

Heilmassage

Man massiert den rechten unteren Brustteil und den rechten Oberbauch mit den Finger- oder den Handflächen. Dabei soll man kreisförmig hin und her reiben und nur mäßig Druck ausüben (es wird nicht in die Tiefe gedrückt!). Man massiert in der Regel 1- bis 2mal am Tag mit jeweils 100—200 Bewegungen; idealerweise massiert man morgens nach dem Aufstehen und abends vor dem Schlafengehen.

Ergänzend kann man folgende Akupunkturstellen massieren:

San-Yin-Jiao (Kreuzung der drei Yin) — Milzpunkt 6: 4 Finger breit oberhalb des inneren Knöchels, hinter dem Schienbein **(Abb. 182)**.

Zu-San-Li (Drittes Wegemaß des Beines — Magenpunkt 36): 4 Finger breit unter der äußeren Kniegelenksgrube, 1 Daumen breit neben dem Schienbein **(Abb. 182)**.

Yin-Ling-Quan (Quelle des Yin-Grabhügels — Milzpunkt 9): auf der Innenseite des Knies, unter dem Gelenkknorren des Schienbeins **(Abb. 182)**.

Tai-Chong (größter Ansturm — Leberpunkt 3): 1 Daumen breit hinter den Grundgelenken der Zehen, zwischen dem 1. und dem 2. Mittelfußknochen des Fußrückens **(Abb. 182)**.

Yang-Ling-Quan (Quelle des Yang-Grabhügels — Gallenblasenpunkt 34): 1 Finger breit vor und unter dem Zentrum des Wadenbeinköpfchens **(Abb. 182)**.

Nei-Guan (innere Schranke — Perikardpunkt 6): 2 Endglieder des Zeigefingers oberhalb des Handgelenks, auf der Innenseite des Unterarms zwischen den beiden großen Sehnen **(Abb. 183)**.

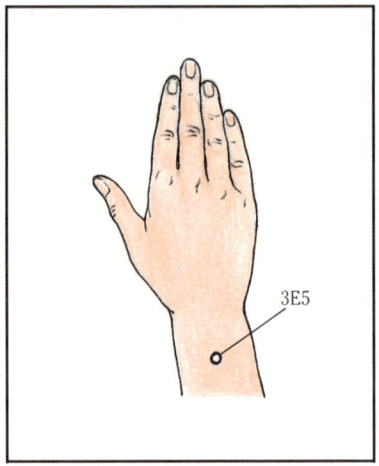

Abb. 184

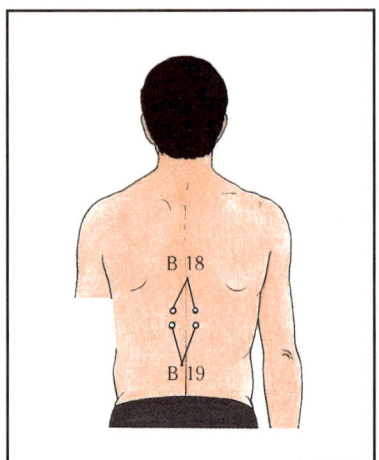

Abb. 185

Wai-Guan (äußere Schranke — Drei-Erwärmer-Punkt 5): 2 Endglieder des Zeigefingers oberhalb des Handgelenks, auf der Außenseite des Unterarms zwischen den beiden Unterarmknochen **(Abb. 184)**.

Gan-Shu (Zustimmungsstelle der Leber — Harnblasenpunkt 18): 2 Finger breit neben dem unteren Ende des Dornfortsatzes des 9. Brustwirbels **(Abb. 185)**.

Dan-Shu (Zustimmungsstelle der Gallenblase — Harnblasenpunkt 19): 2 Finger breit neben dem unteren Ende des Dornfortsatzes des 10. Brustwirbels **(Abb. 185)**.

Erschlaffung der Bauchmuskulatur

Viele Menschen mittleren Alters und speziell auch Frauen nach mehreren Geburten haben schlaffe Bauchmuskeln. Durch Übergewicht wird die Entwicklung begünstigt.

Eine Schwäche der Bauchmuskulatur an sich ist keine Krankheit, sie ist aber bei vielen Krankheiten ein mitverantwortlicher Faktor.

Typischerweise haben Menschen mit schlaffer Bauchmuskulatur eine starke Disposition zur Verstopfung, da die Ausscheidung der Exkremente unter anderem auch der Druckkraft der Bauchdecke bedarf.

In Kombination mit schlaffen Bauchmuskeln findet man oft ein dickes Fettpolster im Bauch. Dieses Gewicht belastet zusätzlich die örtliche Blutzirkulation und führt zur Blutstauung in der Bauchhöhle. Die Verdauung, insbesondere die Resorptionsfähigkeit des Darmes, wird dadurch insgesamt beeinträchtigt.

Außerdem beobachtet man häufig Schmerzen im Rücken- und im Lendenbereich. Durch die Schwäche der Bauchmuskulatur sinken die Eingeweide nach vorn unten ab; durch die Gewichtsverlagerung wird der Körperschwerpunkt nach vorn verschoben. Als Ausgleich entsteht allmählich ein Hohlkreuz (Lordose). Die Rückenmuskulatur wird übermäßig belastet und reagiert mit Verspannungen. Die Gelenke werden fehlbelastet, Bänder überdehnt. Der Organismus reagiert mit Schmerzen, es entstehen die sogenannten funktionellen Lendenschmerzen.

Wichtig sind zwei Übungsaspekte:
● gezieltes Training der Bauchmuskeln (lokale Muskelstraffung);
● allgemeines Ganzkörpertraining.

Das allgemeine Training ist besonders wichtig bei Menschen mit Übergewicht, da es den Energieverbrauch steigert und bei entsprechend reduzierter Kalorien-/Joulezufuhr den Abbau von überflüssigen Fettpolstern beschleunigt und anregt.

Für spezielle Bauchmuskelübungen siehe auch Seite 110. Für das Ganzkörpertraining eignen sich vor allem Sportarten, die einen hohen körperlichen Einsatz verlangen wie Ballsportarten, Schwimmen, Rudern, Langlauf usw.

Hämorrhoiden

Man unterscheidet innere (im Inneren des Darmes hinter dem Afterschließmuskel liegende) und äußere (vor dem Afterschließmuskel liegende) Hämorrhoiden. Außerdem wird bei den inneren Hämorrhoiden noch nach Schweregrad differenziert.

Grad I: die Hämorrhoiden bluten, aber noch kein Vorfall;
Grad II: die Hämorrhoiden treten beim Stuhlgang heraus (Vorfall), gleiten aber spontan zurück;
Grad III: die Hämorrhoiden treten heraus und müssen zurückgeschoben werden.

Häufige Ursachen von Hämorrhoiden:
● Pfortaderhochdruck; bei Verdacht darauf muß die Leber genauer untersucht werden;
● Erhöhung des Bauchinnendrucks durch Schwangerschaft oder Tumore im Beckenraum;
● chronische Verstopfung, Überanstrengung beim Stuhlgang (Bewegungsmangel, Ernährungsfehler!);
● langjährige Entzündung des Mastdarms und des Afters;
● chronischer Durchfall, chronische Entzündungen des Magen-Darm-Kanals (Gastroenteritis);
● unregelmäßige Eß- und Trinkgewohnheiten; übermäßiger Genuß von stark gewürzten Speisen;
● hoher Blutdruck und Arterienverkalkung;
● Konstitutionsschwäche; speziell anlagebedingte Bindegewebsschwäche;

Die obengenannten Fakten können eine Erweiterung der Analgefäße (Hämorrhoiden) hervorrufen oder sie begünstigen. Eine gewisse Veranlagung ergibt sich zusätzlich aus der menschlichen Anatomie: bedingt durch den aufrechten Gang, kommt es automatisch zu einer höheren Belastung des Beckenbodens (Gewicht der Eingeweide!) als beispielsweise bei einem Vierbeiner.

Der Rückfluß des Blutes in das Herz kommt hauptsächlich durch Zusammenziehen und Erschlaffen der Muskulatur (»Muskelpumpe«) sowie durch die Arbeit der Venenklappen zustande. Die Venenklappen funktionieren wie Ventile, sie lassen das Blut nur in Richtung des Herzens fließen und sperren die Strömung in entgegengesetzter Richtung. Beim Vierbeiner nun befinden sich die großen Venen im Beckenbereich auf Herzniveau, so daß das venöse Blut nicht gegen die Schwerkraft hochgepumpt werden muß.

Regelmäßige physikalische Maßnahmen senken den Venendruck, steigern die Kreislauffunktion des Herzens und der Gefäße, beseitigen die Verstopfung und trainieren die Muskulatur. Dies alles ist sowohl zur Behandlung als auch zur Vorbeugung von Hämorrhoiden sehr wichtig. Ebenso können nach einer Operation die Heilung beschleunigt und Rückfälle vermieden werden. Vor allem kann die physikalische Therapie bei Hämorrhoiden im Anfangsstadium (I.—II. Grad) wirksam eingesetzt werden.

Bewegungstherapie

Hier werden insgesamt neun Übungen vorgestellt, die sich in der Praxis bewährt haben. Haut-Schleimhaut-Einrisse in der Aftergegend (Analfissuren) und Entzündungen der Hämorrhoiden muß man vor der physikalischen Therapie vom Arzt behandeln lassen. Bei Herausgleiten der Afterkanalschleimhaut (Analprolaps) müssen die herausgetretenen Hämorrhoiden zuerst manuell sorgfältig und schonend in den Mastdarm zurückgeschoben werden.

Man übt 1- bis 3mal am Tag, gewöhnlich merkt man nach 2—3 Mo-

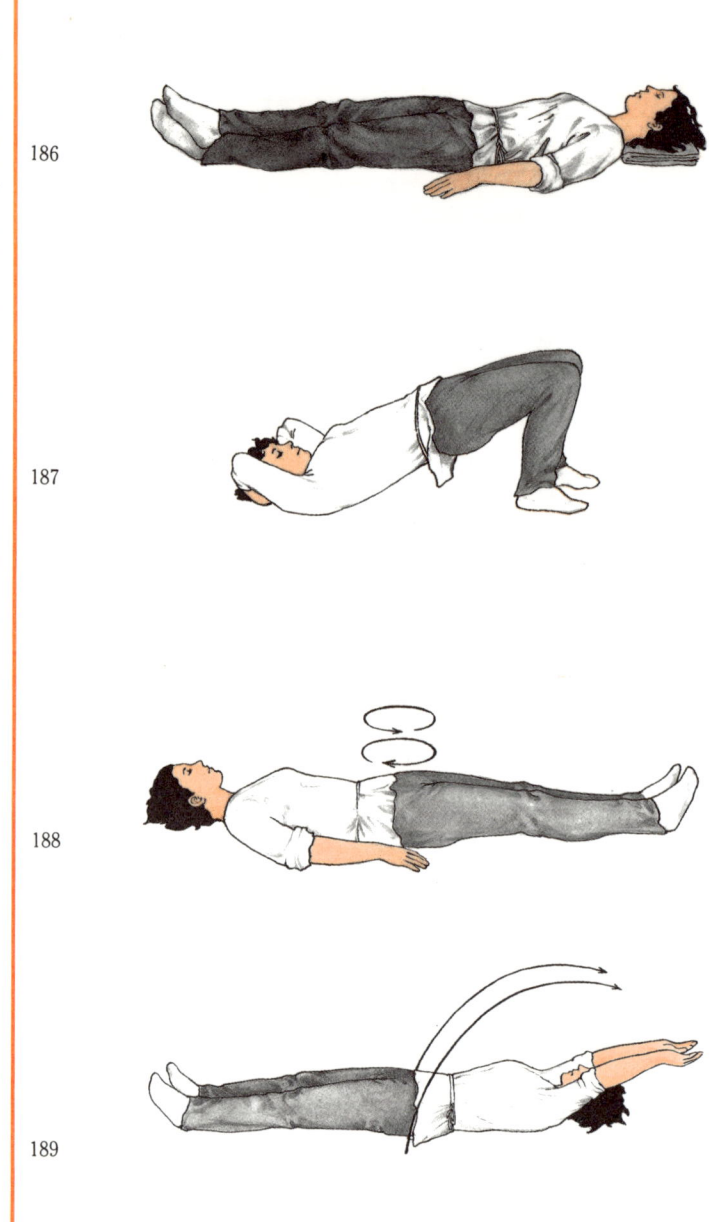

186

187

188

189

Abb. 186—189

104

naten eine Besserung. Speziell die 1., 5., und 6. Übung sind unerläßlich, um einen Behandlungserfolg zu erzielen. Nach der Heilung sollte man weiterhin 1mal täglich üben, zumindest jedesmal nach dem Stuhlgang und Wasserlassen die After und Gesäßmuskulatur einige Male zusammenkneifen, um den Behandlungserfolg zu festigen.

1. Man liegt auf dem Rücken und kreuzt die gestreckten Beine, wobei die Oberschenkel soweit wie möglich auf dem Boden liegen bleiben. Dann spannt man die Oberschenkel und das Gesäß an und kneift gleichzeitig den After langsam zusammen, als ob man den Stuhl zurückziehen wollte **(Abb. 186)**. Der Lenden-Rücken-Bereich muß während der Übung auf dem Boden bleiben. Im Wechsel spannt und entspannt man insgesamt 10- bis 30mal. Nachdem man diese Übung beherrscht, kann man sie mit der Atmung koordinieren; beim Entspannen atmet man aus, beim Anspannen ein. Wenn diese Übung beherrscht wird, kann man zusätzlich die Muskelspannung bei der Ausatmung ausführen.

2. Man liegt auf dem Rücken, zieht die Beine an, damit die Füße dicht ans Gesäß kommen, und legt die Hände unter den Kopf. Nun hebt man das Becken so hoch wie möglich und zieht gleichzeitig den After zusammen **(Abb. 187)**. Dann entspannt man sich und senkt das Gesäß wieder ab. Man macht diese Übung etwa 20mal (Atmung wie bei der 1. Übung).

3. Man liegt mit gestreckten Beinen auf dem Rücken und bewegt das Becken 20- bis 30mal im Kreis abwechselnd links und rechts herum **(Abb. 188)**. Das Zentrum der Bewe-

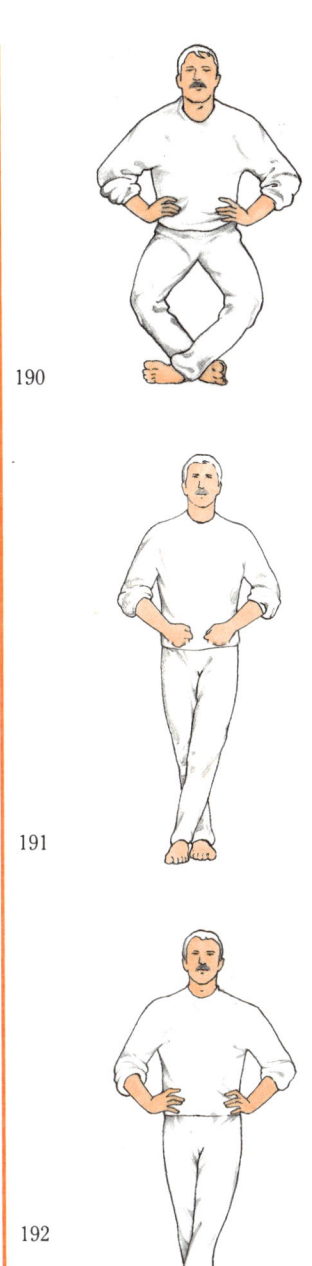

190

191

192

Abb.
190—192

gung liegt etwa 2—3 Finger breit unter dem Bauchnabel.

4. Man liegt entspannt auf dem Rücken, legt die Arme neben den Körper. Jetzt hebt man die Arme gestreckt hoch **(Abb. 189)** und atmet gleichzeitig ein. Sobald die Arme neben dem Kopf liegen, ist die Einatmung vollzogen; dann bringt man die Arme neben den Körper zurück und atmet aus. Diese Atemübung wiederholt man 5- bis 6mal (man kann sie zwischen zwei anderen Übungen immer zur Erholung durchführen).

5. Man sitzt aufrecht mit gekreuzten Beinen, legt die Hände auf die Taille. Dann steht man mit gekreuzten Beinen auf **(Abb. 190)**, kneift gleichzeitig Gesäß und After zusammen und drückt die Beine gegeneinander. Danach entspannt man sich und setzt sich mit gekreuzten Beinen wieder hin. Man wiederholt die Übung 10- bis 30mal.

6. Ähnlich wie bei 5. steht man aufrecht mit gekreuzten Beinen und legt die Hände auf die Taille **(Abb. 191)**. Dann drückt man die Beine gegeneinander, kneift Gesäß und After zusammen; danach entspannt man sich. Man wiederholt die Übung je nach Belastbarkeit 20- bis 25mal.

7. Man steht aufrecht mit gekreuzten Beinen, legt die Fäuste locker auf den Unterbauch **(Abb. 192)**. Dann drückt man die Beine gegeneinander, kneift Gesäß und After zusammen und atmet gleichzeitig ein. Danach atmet man langsam aus und klopft dabei mit den lockeren Fäusten nicht zu kräftig auf den Unterbauch. Kontraindiziert ist diese Übung bei massivem Analprolaps (Aftervorfall) und während der Schwangerschaft.

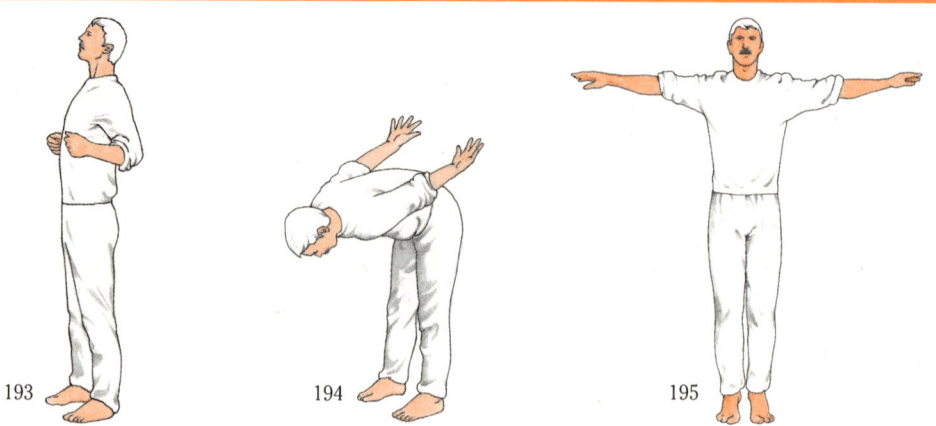

Abb. 193—195

8. Man steht aufrecht mit schulterbreit gespreizten Beinen, hebt die zur lockeren Faust geballten Hände neben die Brust und atmet gleichzeitig tief ein. Dabei hebt man den Kopf hoch und streckt die Brust heraus **(Abb. 193)**. Dann beugt man den Oberkörper vor und streckt die Hände nach hinten, dabei spreizt man die Finger; die Handflächen sind nach oben gerichtet **(Abb. 194)**. Die Übung wiederholt man 5- bis 6mal.
9. Man steht aufrecht und stellt die Füße nebeneinander. Man hebt die Arme zur Seite bis auf Kopfhöhe, geht dabei auf die Zehenspitzen und atmet gleichzeitig tief ein **(Abb. 195)**; dann läßt man die Arme fallen, die Fersen kommen langsam auf den Boden zurück, und man atmet gleichzeitig aus. Das wiederholt man 5- bis 6mal.
Da Hämorrhoiden unter Umständen durch Tumore im Dick- und Mastdarm verursacht oder begünstigt werden, sollte man sich vor der Behandlung unbedingt sorgfältig untersuchen lassen. Neben physikalischer

Therapie muß man sicherlich eine ursächliche Behandlung durchführen, zusätzlich auf vernünftige Ernährung achten, um den Stuhl weich zu halten, und möglichst regelmäßig Bewegung (als Ausgleich bei hauptsächlich sitzender Tätigkeit) haben.

Magen- und Zwölffingerdarmgeschwüre (Ulcus ventriculi, Ulcus duodeni)

In zahlreichen Kliniken Chinas hat man festgestellt, daß nach einer Behandlung mit Qi-Gong Druckschmerzen im Oberbauch und andere Beschwerden stark gelindert wurden oder ganz verschwanden, die röntgenologischen Befunde sich verbesserten und kein Blut im Stuhl mehr nachgewiesen werden konnte. Außerdem nahm der Appetit zu und die Verdauung funktionierte besser; in der Regel konnte man eine Gewichtszunahme beobachten; das Allgemeinbefinden besserte sich deutlich.
Wie bereits besprochen, bewirkt das Qi-Gong im vertieften Ruhezustand eine Dämpfung der Großhirnrinden-

aktivität. Es ist bekannt, daß die Entstehung von Magen- und Zwölffingerdarmgeschwüren deutlich in Bezug zur funktionellen Aktivität der Großhirnrinde steht (wenn der Kranke bekümmert, psychisch angespannt und übererregt ist, treten gehäuft Beschwerden auf). Qi-Gong wirkt entspannend und beruhigend und reguliert die Funktion der Großhirnrinde; für die Heilung der Geschwüre wird so eine günstige Ausgangslage geschaffen.

Entweder sollte die Übung zur Entspannung (siehe Seite 24) oder die zur inneren Regulation (siehe Seite 27 f.) geübt werden (in Seitenlage oder im Sitzen 2- bis 3mal am Tag, jeweils etwa 30 Minuten).

Als Unterstützung kann zusätzlich öfter eine Bauchmassage (siehe Seite 111) oder eine Punktmassage siehe (Seite 98) durchgeführt werden. Wichtig ist allerdings auch eine harmonische Lebensweise zwischen Aktivität und Ruhe. Hat der Patient bereits massive Beschwerden, sollte er zuerst ausschließlich Qi-Gong üben, weil heftige körperliche Bewegung (Sport) die Beschwerden häufig verschlimmert. Erst nach einer Besserung des Zustands darf er wieder therapeutische Sportübungen ausüben. Zum Abschluß sei nochmals betont, daß psychische Ausgeglichenheit ein wichtiger Faktor bei der Heilung der Geschwüre ist. Es ist daher nicht nur wichtig, psychischen Dauerstreß möglichst zu vermeiden, sondern auch eine positive Einstellung zu sich selbst und Vertrauen in die Kraft des eigenen Körpers zu finden.

Magensenkung (Gastroptose)

Eine geringfügige Magensenkung verursacht in der Regel keinerlei Beschwerden. Erst bei einer ausgeprägten Senkung, wenn der Magen bereits tief in die untere Bauchhöhle oder in den Beckenraum abgesenkt ist, treten typische Beschwerden auf: Druckgefühl, Völlegefühl, Bauchschmerzen, Beklemmungsgefühl im Bauch, Verstopfung und Ernährungsstörungen, Kopfschmerzen, Schwindelgefühl, körperliche Erschöpfung usw. Ihre Ursache ist eine verminderte Darmperistaltik.

Die Entstehung der Magensenkung hat eine enge Beziehung zur körperlichen Konstitution. Sie tritt gehäuft bei dünnen und eher schwachen Menschen auf. Es wird angenommen, daß die Bänder in der Bauchhöhle, die den Magen in seiner Lage festhalten sollen, schwach und locker geworden sind und die Bauchmuskulatur zusätzlich schlaff ist. Begünstigt wird dieser Prozeß auch, wenn das Fettpolster im Bauch durch Mangelernährung stark vermindert oder die Struktur oder das Volumen der Bauchhöhle infolge einer Geburt verändert ist.

Die wirksamste Behandlung bei Magensenkung besteht im Prinzip in einer Stärkung des körperlichen Allgemeinzustandes, einer Straffung der Bauchmuskulatur (siehe Seite 110) und besserer Ernährung.

Da Qi-Gong sich sehr günstig auf den Aufbau der körperlichen Konstitution, auf die Besserung des Appetits, auf Verdauungs- und Resorptionsfunktion auswirkt, ist es optimal zur Behandlung von Magensenkung geeignet. In der Praxis wurde bei vielen Menschen nach der Behandlung mit Qi-Gong festgestellt, daß die Magensenkung bis zu einem gewissen Grad behoben und die Beschwerden, wie Bauchschmerzen, Völlegefühl, Sodbrennen, Ernährungsstörungen, gelindert wurden, wenn nicht überhaupt verschwanden.

Üblicherweise werden die Übungen zur Kräftigung und zur inneren Regulation (siehe Seite 27 f.) angewendet. Hauptsächlich übt man in Rückenlage. Bei sehr starken Beschwerden empfiehlt sich folgende Lagerung: Man legt ein Kissen oder Polster unter Gesäß und Knie; das Gesäß soll höher als der Bauch liegen, die Knie sind angebeugt. Sobald sich die Beschwerden gebessert haben, kann selbstverständlich auch in Seitenlage geübt werden. Man führt dabei immer die Bauchatmung durch; die Atmung soll sanft, langsam, gleichmäßig, ruhig und entspannt sein.

Schluckauf

Schluckauf wird durch plötzliches Zusammenziehen des Zwerchfells verursacht. Es handelt sich gewöhnlich um eine vorübergehende, harmlose Erscheinung, die meist nach kurzer Zeit von alleine verschwindet. Bei langanhaltenden Beschwerden können durch Akupressur das Zwerchfell entspannt und der Schluckauf beseitigt werden.

Die Akupunkturstellen soll man mit Daumen- bzw. Fingerkuppe kräftig massieren. Je früher man behandelt, desto schneller wird der Schluckauf aufhören. Nach Abklingen der Beschwerden sollte man noch für eine

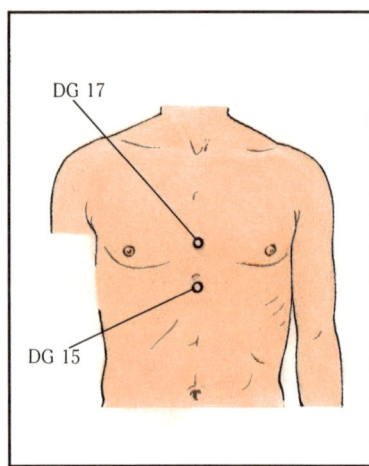

Abb. 196

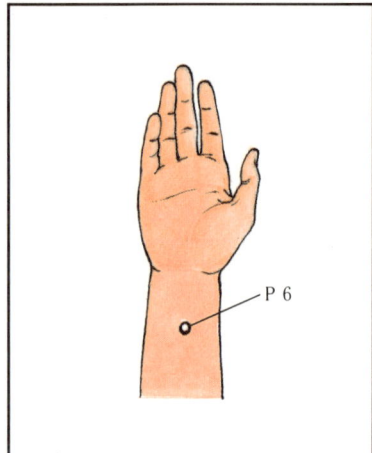

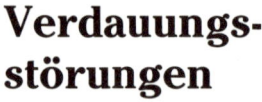

Abb. 197

Weile weitermassieren. Bis zu einem gewissen Grad kann Akupressur auch vorbeugend angewendet werden.

Shan-Zhong (Brustmitte — Dienergefäßpunkt 17): auf dem Brustbein in Höhe des 4. Zwischenrippenraums, etwa in der Mitte zwischen den Brustwarzen **(Abb. 196)**.

Jiu-Wei (Taubenschwanz — Dienergefäßpunkt 15): am Ende des Schwertfortsatzes des Brustbeins **(Abb. 196)**.

Nei-Guan (innere Schranke — Perikardpunkt 6): 2 Endglieder des Zeigefingers oberhalb des Handgelenks, auf der Innenseite des Unterarms zwischen den beiden großen Sehnen **(Abb. 197)**.

Bei chronischem Schluckauf kann man zusätzlich die Harnblasenmeridiane im Rücken, etwa 2 Finger breit neben der Wirbelsäule **(Abb. 198)** massieren.

Verdauungsstörungen

Bei Verdauungsstörungen, wie z. B. Völlegefühl im Bauch, Aufstoßen, Sodbrennen, Übelkeit, Erbrechen oder Bauchschmerzen, können durch Massage die Symptome beseitigt oder gelindert werden. Das Völlegefühl verschwindet; der Magen entleert sich besser und schneller, man leidet weniger oft an Aufstoßen und Sodbrennen; die Darmperistaltik wird angeregt, dadurch wird die im Darm angesammelte Luft ausgeschieden, Bauchschmerzen werden gelindert.

Klinische Untersuchungen haben bewiesen, daß die Bauchmassage ei-

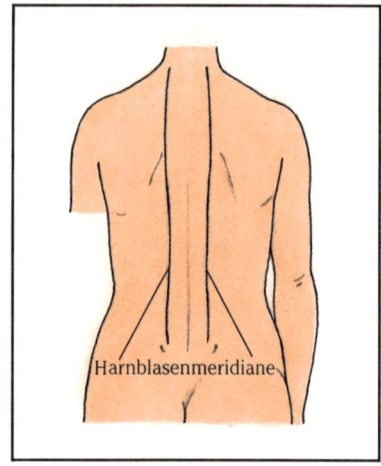

Abb. 198

ne Reihe von positiven Veränderungen der Magen-Darm-Funktion einleitet: die Peristaltik des Magen-Darm-Traktes wird verstärkt, die Sekretion aktiviert, Blutstauungen in der Bauchhöhle gehen zurück.

Die gewöhnliche Bauchmassage führt man folgendermaßen durch: Zuerst massiert man ganz leicht und rhythmisch links oben am Bauch (entspricht der Magenzone); ist der Bauch relativ gewölbt und gespannt, kann man mit den Fingern rütteln; im Anschluß daran massiert man rund um den Nabel, dann den ganzen Bauch (oben anfangen von rechts nach links, dann abwärts nach unten und danach von links nach rechts). Während der Massage soll man mit den Fingern rhythmisch, aber mäßig drücken. In der Regel dauert die Massage etwa 20 Minuten. Es ist vorteilhaft, die Massage erst ca. 1 Stunde nach einer Mahlzeit durchzuführen.

Verstopfung (Obstipation)

Die Häufigkeit der Darmentleerung ist bei vielen Menschen sehr unterschiedlich; manche entleeren den Darm 2- bis 3mal täglich, ohne Durchfall zu haben; manche entleeren ihn nur 1mal täglich oder nur alle zwei Tage. Gelegentliches Ausbleiben des Stuhlgangs über mehrere Tage ist nicht ungewöhnlich, solange es keine Beeinträchtigung des Wohlbefindens verursacht. Der Zwang, täglich Stuhlgang haben zu müssen, und die (unberechtigte) Angst vor Vergiftung des Körpers durch Ausbleiben der Darmentleerung führen bei vielen Menschen dazu, regelmäßig Abführmittel einzunehmen. Das ruft, auch bei Abführmitteln auf pflanzlicher Basis, immer eine chronische Verstopfung hervor, weil der Darm durch Gewöhnung träge wird und nicht mehr in der Lage ist, sich ohne Hilfe zu entleeren. Außer durch Abführmittelmißbrauch wird Verstopfung in der Regel auch durch fehlerhafte Stuhlganggewohnheit, falsche Ernährung, ungeregelten Tagesablauf und vor allem durch Bewegungsmangel verursacht. Eine plötzliche Änderung des gewohnten Tagesablaufs (z. B. Urlaub!) oder ein Ortswechsel kann bei manchen Menschen eine vorübergehende Verstopfung hervorrufen.

Die Nahrung muß ausgeglichen zusammengesetzt sein, vor allem dürfen Schlackenstoffe (die in Vollkorn, Mais, ungeschältem Reis, Gemüsen, Früchten reichlich vorkommen) nicht fehlen. Bei der sogenannten spastischen Verstopfung (durch Krämpfe des Enddarms bedingt) muß man auch darauf achten, daß man saure und scharf gewürzte Nahrung vermeidet. Bei allen Arten von Verstopfung sollte man reichlich Flüssigkeit einnehmen und anstatt Zucker Honig zum Süßen verwenden. Starker schwarzer Tee ist zu vermeiden.

Die meisten physikalischen Maßnahmen, wie Gymnastik, Atemübungen usw., regulieren und normalisieren die Darmperistaltik. Außerdem stärken sie die Bauchmuskulatur, so daß die Ausscheidung des Stuhls durch die »Bauchpresse« erleichtert wird. Die physikalische Therapie kann zusätzlich die Aktivität des Nervensystems einigermaßen regulieren und stabilisieren, damit wird auch die Steuerung der Darmtätigkeit verbessert.

Zur Behandlung von chronischer Verstopfung kann man Heilgymnastik, Sportübungen, Qi-Gong und Heilmassage einsetzen.

Atemtherapie

Am besten eignet sich die Übung zur inneren Regulation (siehe Seite 27 f.) zur Behandlung von Verstopfung. Man liegt auf der rechten Seite und führt die Bauchatmung aus (2mal täglich jeweils etwa 30 Minuten). Einerseits wirkt die Übung beruhigend auf die Psyche, was die nervöse Versorgung des Darmtrakts normalisiert. Andererseits bewirkt die tiefe Bauchatmung durch das rhythmische Senken und Anheben des Zwerchfells eine intensive Massage des Magen-Darm-Traktes. Beobachtungen zufolge vergrößert sich die Zwerchfellbewegung während der tiefen Bauchatmung um das 3- bis 4fache, und die Darmgeräusche sind erheblich deutlicher zu hören, was auf eine erhöhte Darmaktivität hinweist.

Bewegungstherapie

Heilgymnastik

Hauptsächlich wird durch die folgenden Übungen die Bauchmuskulatur trainiert.

1. Man liegt flach auf dem Rücken und beugt die Beine an (die Fußsohlen haben Kontakt mit der Unterlage). Dann löst man die Fußsohlen von der Unterlage und drückt die Oberschenkel auf den Bauch **(Abb. 199)**. Im Anschluß bringt man die Beine in die Ausgangslage zurück. Diese Übung wiederholt man ca. 15mal.

2. Jeweils nur ein Bein anheben oder beugen und zusätzlich den Kopf heben (Kinn zur Brust). Dabei liegt man flach auf dem Rücken **(Abb. 200)**.

3. Man liegt flach auf dem Rücken, zieht die Beine nacheinander an wie beim Radfahren **(Abb. 201)**. Wichtig dabei ist, möglichst schnelle Bewegungen auszuführen. Je nach Belastbarkeit macht man die Übung 20—30 Sekunden lang.

4. Beine angebeugt; nur Kopf und Nacken heben, Arme zeigen gestreckt in Richtung der Knie **(Abb. 202)**. Je nach Konstitution wiederholt man diese Übung 8- bis 12mal.

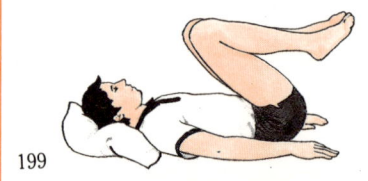

199

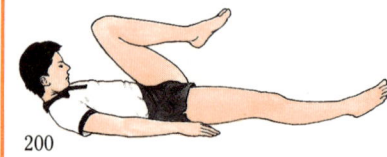

200

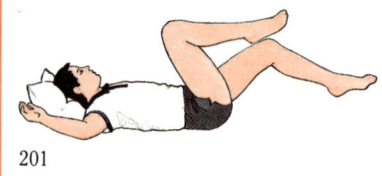

201

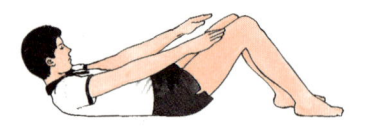

202

Abb. 199—202

Spaziergang

Idealerweise macht man am frühen Morgen einen Spaziergang. Zur Behandlung der Verstopfung sollte man mit möglichst schnellen Schritten ca. 1/2 Stunde lang gehen. Bei Menschen mit geschwächtem Körper kann die Dauer des Spaziergangs am Anfang auf etwa 15 Minuten reduziert werden (am besten nach dem Frühstück mit langsamen Schritten). Nach und nach kann man Dauer und Gehgeschwindigkeit erhöhen. Nach dem Spaziergang sollte man ein Glas warme Flüssigkeit (Orangensaft, abgekochtes Wasser oder dünnen Tee) einnehmen. Anschließend sollte man versuchen, Stuhlgang zu haben. Für Patienten im Krankenhaus sollte der Spaziergang wegen vermehrten Liegens insgesamt 2 km betragen, die man über den Tag verteilen kann.

Sportübungen

Laufen und Springen erschüttert die Gedärme. Dadurch wird die Darmperistaltik angeregt.

Wenn es der Allgemeinzustand erlaubt, empfiehlt es sich, Langlauf, Basketball, Volleyball, Federball, Schwimmen usw. zu betreiben.

Heilmassage

Man liegt flach auf dem Rücken und packt ein Kissen unter die Knie. Man legt die Hände übereinander auf den rechten Unterbauch (aufsteigender Dickdarmanteil), drückt etwas mit den Fingern in den Bauch und massiert dann kreisend entlang des Dickdarms: von rechts unten senkrecht aufwärts bis zum rechten Rippenbogen, dann quer zum linken Rippenbogen, danach senkrecht hinunter **(Abb. 203 und 204)**. Im linken Unterbauch sollte man verstärkt massieren. Man drückt dazu etwas tiefer in den Bauch hinein und bewegt die Finger (ohne sie auf der Haut zu verschieben!) in der Tiefe ganz langsam und sanft hin und her. Danach massiert man zurück zur Ausgangsstelle. Man wiederholt die Kreisbewegung 20- bis 30mal (Gesamtdauer etwa 10 Minuten). Nach der Bauchmassage setzt man sich aufrecht auf die Bettkante oder auf einen Stuhl und klopft ganz locker die Gegend von Kreuz- und Steißbein. Idealerweise massiert man sich morgens und abends im Anschluß an Gymnastik, Sport oder Qi-Gong.

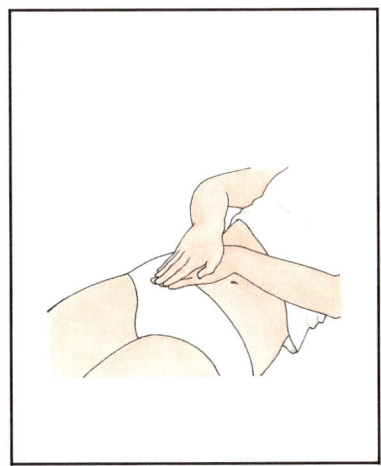

Abb. 203

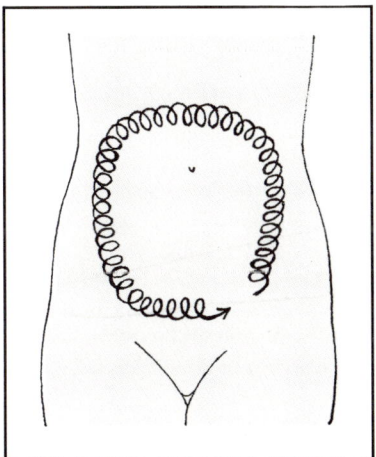

Abb. 204

Anwendung von Wasser

Die therapeutische Anwendung von Wasser regt die Beweglichkeit des Darmes an. Im allgemeinen benutzt man kalte Duschen oder kalte Güsse. Wenn der Körper einigermaßen trainiert ist, kann man im Freien in relativ kaltem Wasser schwimmen; ersatzweise kann man auch warmes Wasser nehmen, allerdings ist die Wirkung auf die Darmperistaltik bei weitem nicht so intensiv wie bei Anwendung von kaltem Wasser.

Am besten führt man die Wasserbehandlung morgens anschließend an Gymnastik oder Sportübungen aus. Allerdings sollte man sich vorher etwas ausruhen. Zuerst reibt man den ganzen Körper mit Bürste, Schwamm oder grobem Handtuch, bis die Haut rot und warm wird. Nun nimmt man eine kalte Dusche oder Güsse, anschließend trocknet man sich gründlich ab.

Viele Stoffwechselkrankheiten sind erblich bedingt. Das Leiden kann durch Fehlen, Mangel oder Defekt eines Enzyms oder durch einen abnormen Transportmechanismus entstehen. Die meisten dieser Krankheiten lassen sich nur durch Zufuhr bestimmter Substanzen (Substitutionstherapie) oder durch Diät erfolgversprechend behandeln. Die chinesische Physiotherapie kann bei einigen Stoffwechselstörungen, wie Fettsucht (Adipositas/Obesitas) und Blutzucker (Diabetes mellitus), als unterstützende Behandlung den Krankheitsverlauf günstig beeinflussen oder den Zustand verbessern.

Fettsucht (Adipositas)

Von Fettsucht oder Fettleibigkeit spricht man in der Regel, wenn das tatsächliche Gewicht das »Normalgewicht« mindestens um 10 Prozent überschreitet. Dieses »Normalgewicht« ist aber schwer zu ermitteln, denn aufgrund verschiedener Faktoren wie Körperbau, Veranlagung usw. hat jeder Mensch sein individuelles Körpergewicht, damit die allgemeine Funktionsfähigkeit des Organismus gewährleistet wird und um den beruflichen und den alltäglichen Belastungen gerecht zu werden.

Aus praktischen Gründen einigen sich die Fachleute auf Normtabellen, mit denen das Normalgewicht anhand bestimmter Umrechnungen (z. B. Körpergröße minus 100) ermittelt wird. Selbst diese Tabellen sind unter den Fachleuten umstritten, weil sie nicht alle wichtigen Faktoren berücksichtigen. Eine andere, einfache, aber relativ zuverlässige Methode ist die Messung der Hautfaltendicke unter dem Schulterblatt und im Übergangsbereich zwischen dem Rücken und dem Gesäß. Wenn sie bei Männern mehr als 35 mm und bei Frauen mehr als 45 mm beträgt, kann man von einer Fettleibigkeit sprechen. Auch hat sich in letzter Zeit mehr und mehr die Meinung durchgesetzt, daß eine Abweichung vom »Normalgewicht« bis zu 10 Prozent, sowohl nach oben als auch nach unten, nicht automatisch behandlungsbedürftig ist, wenn die Gesundheit nicht beeinträchtigt wird (z. B. keine Herz-Kreislauf-Beschwerden auftreten).

In den meisten Fällen wird Fettsucht durch übermäßige Nahrungsaufnahme (auch in flüssiger Form über alkoholische oder süße Getränke), deren Energiemenge insgesamt größer ist als die tatsächlich verbrauchte, hervorgerufen und nicht durch eine Stoffwechselstörung. Die überschüssigen Kalorien (oft als Kohlenhydrate aufgenommen) werden in Fett umgewandelt und im Fettgewebe gespeichert. Schlechte Eßgewohnheiten, die familiär bedingt sein können, und Mangel an körperlicher Arbeit können die Entstehung von Fettleibigkeit weiter begünstigen.

Nur in wenigen Fällen wird Fettsucht durch erblich bedingte Stoffwechsel- und Hormonstörungen verursacht, z. B. Unterfunktion der Eierstöcke (besonders im Klimakterium/nach den Wechseljahren), der Schilddrüse (Hypothyreose), Überfunktion der Hypophyse und der Nebennierenrinde (Cushing-Syndrom). In diesen Fällen unterstützt die Physiotherapie die Wirkung der entsprechenden Medikamente.

Was die Fettsucht infolge übermäßiger Nahrungsaufnahme anbelangt, so liegt es nahe, daß nur solche Behandlungen Aussicht auf Erfolg haben können, die folgenden Tatsachen Rechnung tragen:

● Die zugeführte Energiemenge muß geringer sein als die verbrauchte Energiemenge.

● Der bereits aufgenommene Energieüberschuß (das Übergewicht) muß durch vermehrten Verbrauch abgebaut werden.

Um die erste Forderung zu erfüllen, braucht man nicht nur einen vernünftigen Diätplan, in dem sowohl eine verminderte Kalorienmenge als auch eine gesunde Zusammensetzung der Nahrungsbestandteile (Eiweiß, Kohlenhydrate, Fett, Vitamine, Mineralien usw.) berücksichtigt werden, sondern auch eine Umstellung der Eßgewohnheiten, d.h., ein maßvolles Eßverhalten muß angestrebt werden, und zwar nicht nur vorübergehend. Es ist bekannt, daß bestimmte Lebensumstände und psychische Belastungen zu vermehrtem Hunger und zur Eßlust führen können. Manchen Patienten fällt es oft schwer, ihre Eßgewohnheiten auf

Dauer zu ändern oder sich an die veränderten Eßgewohnheiten zu halten. Für sie kann eine Selbsthilfegruppe von übergewichtigen Patienten oder eine Verhaltenstherapie von Vorteil sein. Einige Übungen der chinesischen Physiotherapie wie Qi-Gong haben eine die Psyche beruhigende Wirkung und können diesen Patienten weiterhelfen.

Was die zweite Forderung anbelangt, sollte der Patient auf jeden Fall wissen, daß die körperliche Bewegung nur eine flankierende Methode ist. Diätmaßnahmen sind und bleiben die Hauptsache bei einer Gewichtsreduzierung. Ferner sollte er wissen, daß er körperliche Betätigung als Therapie ebenso wie Diätmaßnahmen lebenslang durchführen muß. Sobald die körperliche Belastungstherapie vernachlässigt wird, nimmt er, wie bei der Vernachlässigung der Diätmaßnahme auch, wieder an Gewicht zu. Im allgemeinen sollte das Programm der chinesischen Physiotherapie einen Mehrverbrauch an Energie von etwa 200 Kalorien am Tag bringen. Dadurch kann eine Gewichtsabnahme zwischen 0,5 und 2 kg im Monat erzielt werden. Man soll mit einem niedrigen Belastungspensum beginnen und es nach und nach steigern, denn Patienten mit Fettleibigkeit leiden oft an verschiedenen chronischen Krankheiten wie Zuckerkrankheit (Diabetes mellitus), Bluthochdruck (Hypertonie), Erkrankungen der Herzkranzgefäße, verminderter Lungenfunktion usw. Bei deutlicher Begleitkrankheit soll das körperliche Training unter ärztlicher Aufsicht durchgeführt werden.

Eine äußerst hohe körperliche Belastung, die zu einem übermäßigen Energieverbrauch führt, kann zudem verstärkt Hungergefühle hervorrufen. Dies kann bei der Einhaltung des Diätplans und bei der Umstellung der Eßgewohnheiten eine zusätzliche Strapaze bedeuten. Außerdem soll die Gewichtsabnahme im Prinzip schleichend vor sich gehen. Eine schnelle Gewichtsreduktion kann die gewohnte Funktionstätigkeit des Organismus durcheinanderbringen und somit für die Gesundheit schädlich sein. Dies gilt auch für Diäten mit einseitiger Bevorzugung von bestimmten Nahrungsmitteln und Nulldiäten (Hungerkuren).

Neben den im folgenden Abschnitt vorgestellten Qi-Gong-Übungen lassen sich sehr viele andere Übungen aus der chinesischen Physiotherapie als flankierende Maßnahmen bei beiden Arten von Fettsucht einsetzen, z. B. Wu-Qin-Xi (Gymnastik nach fünf Tieren), Ba-Duan-Jin oder Shi-Er-Duan-Jin (Brokatgymnastik mit acht und mit zwölf Übungen), Man-Xing-Bai-Bu-Gong (Heilspaziergang) sowie kalte Bäder und Sonnenbäder. Gewöhnliche Spaziergänge, Wanderungen, Bergsteigen, langsame Waldläufe, Langlauf, Eislaufen, Schwimmen, Gymnastik, Hanteltraining sowie Tennis, Tischtennis, Federball, Basketball, Fußball, Handball usw. können je nach Belastbarkeit des Patienten als Alternative oder Ergänzung dienen.

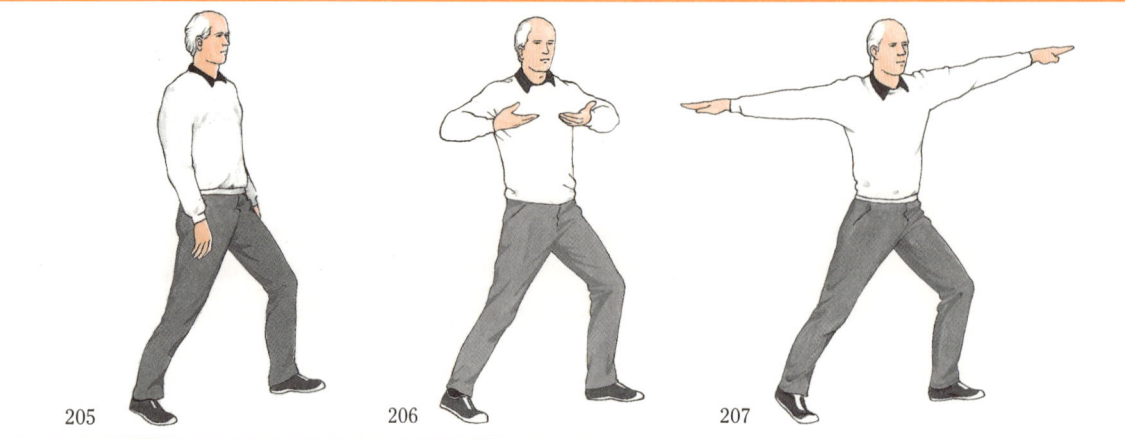

205	206	207

Abb. 205—207

Atemtherapie

Verschiedene Qi-Gong-Übungen, wie
die Übungen zur Entspannung, Kräftigung und inneren Regulation (siehe Seite 24 ff.) können eingesetzt
werden (die Qi-Gong-Übungen
macht man je nach Bedarf 1- bis
2mal täglich jeweils 20—30 Minuten). Sie haben eine hervorragende,
die Psyche beruhigende Wirkung.
Die hier zusätzlich vorgestellten Qi-
Übungen zeigen eine deutliche Wirkung bei vielen Begleitsymptomen
der Fettleibigkeit wie Funktionsschwäche des Herzens und der Lunge, Schlafsucht, Verstopfung, Blähungen, Schlaffheit der Muskeln,
Krampfadern, Hämorrhoiden usw.
Gewöhnlich übt man 2mal täglich,
morgens und abends.

1. Entspricht dem 3. Übungssatz
aus den ergänzenden Qi-Übungen
(siehe Seite 30 f.); 10- bis 20mal pro
Übungseinheit.

2. Entspricht dem 4. Übungssatz
aus den ergänzenden Qi-Übungen
(siehe Seite 32); ebenfalls 10- bis
20mal pro Übungseinheit.

3. Man nimmt als Ausgangsposition
eine Schützestellung (Gong-Bu) ein;
d.h., der linke Fuß steht vorn mit geradeaus zeigenden Fußspitzen und
mit gebeugtem Knie. Der rechte Fuß
bleibt hinten mit relativ (nicht ganz)
gestrecktem Knie und mit etwas
nach rechts gedrehter Fußspitze. Die
beiden Füße sind schulterbreit gespreizt, der linke Fuß steht 2—3
Fußlängen vor dem rechten. Der
Oberkörper bleibt aufrecht **(Abb.
205)**. Dann dreht man den Oberkörper etwas nach rechts, schaut auch
in diese Richtung, bringt die Hände
mit nach oben gerichteten Handflächen vor die Brust und atmet dabei
aus **(Abb. 206)**.

4. Anschließend führt man die Arme bogenförmig zuerst vor dem Körper herunter und dann nach oben,
und zwar geht der linke Arm nach
vorn und der rechte Arm nach hinten; dabei atmet man ein. Die Hände, Arme und Schulter befinden sich

nach der Bewegung in einer Ebene
(Abb. 207).

5. Danach führt man die beiden
Hände wieder bogenförmig herunter
und vor dem Körper vorbei zur
Brust. Die Handflächen sind nach
oben gerichtet, und man atmet aus
(Abb. 208). Während dieser Bewegung dreht man den Körper etwas
nach links und schaut auch in diese
Richtung. Anschließend führt man
die Hände bogenförmig zuerst vor
dem Körper herunter und dann
nach oben (diesmal die rechte Hand
nach vorn und die linke Hand nach
hinten) und atmet dabei ein **(Abb.
209)**. So betreibt man die Übung mit
abwechselnd nach links und nach
rechts gedrehtem Körper insgesamt
30- bis 50mal.

6. Jetzt wechselt man die Füße, so
daß der rechte Fuß vorn und der linke Fuß hinten steht (die übrigen Kriterien der Körperhaltung sind
gleich), und betreibt die Übung wie
beschrieben.

114

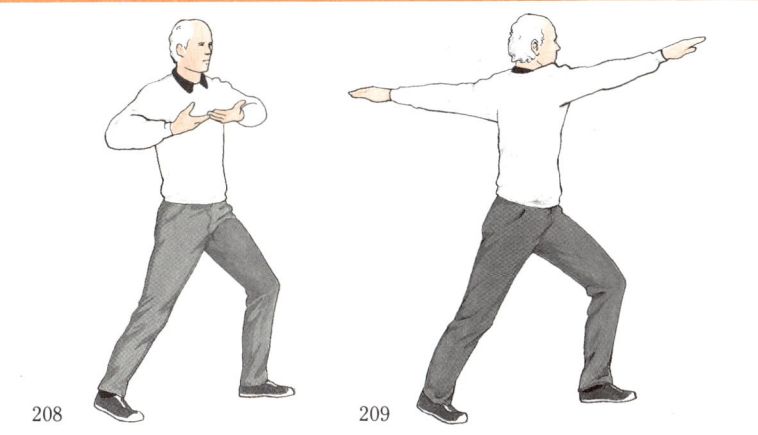

208   209

Abb. 208—209

Zuckerkrankheit (Diabetes mellitus)

Schon in der älteren medizinischen Literatur (aus der Sui-Dynastie 581—618 nach Christus und aus der Tang-Dynastie 618—907 nach Christus) wurde die Behandlung von Zuckerkrankheit durch Dao-Yin bereits beschrieben. Heute wissen wir, daß auch die körperliche Belastung neben Diäten und Medikamenten (orale Antidiabetika oder Insulin) eine gute Behandlungsmöglichkeit ist. Denn sie kann den Insulinbedarf bei der gleichen Ernährung durch Beschleunigung der Glucoseoxidation (Verbrennung des Zuckers) vermindern. Aus einer klinischen Studie in einer chinesischen Klinik für Zukkerkranke geht hervor, daß eine körperliche Belastung von 30 Minuten durch die chinesische Physiotherapie den Blutzuckergehalt um 12 bis 16 mg% und die Urinausscheidung um 500—1000 ml verringern kann. Außerdem wurde festgestellt, daß der dauerhafte Einsatz der chinesischen Physiotherapie die Begleitsymptome lindern kann, wie z. B. schlechte Atemfunktion, Schmerzen infolge von Nervenentzündungen, Verstopfung und Hautjuckreiz sowie Potenz- und Menstruationsstörungen.

Die chinesische Physiotherapie eignet sich für Zuckerkranke mit leichtem und mittelschwerem Diabetes mellitus. Sie haben 1 Stunde nach dem oralen Glucosebelastungstest einen Blutzuckerwert von 200 bis 250 mg% (jedoch nicht höher), und ihre körperliche Verfassung ist nicht sehr geschwächt.

Folgende Punkte müssen Zuckerkranke beim Einsatz der chinesischen Physiotherapie beachten:

● Die chinesische Physiotherapie ist trotz ihrer guten Wirkung eine ergänzende Methode. Die Hauptbehandlung bleiben Diätmaßnahmen und Medikamente. Besonders beim hohen Blutzuckerwert muß zuerst eine diätetische oder medikamentöse Behandlung, sei es mit oralen Diabetika oder Insulin, erfolgen. Erst danach darf die chinesische Physiotherapie eingesetzt werden.

● Bei der Festlegung der Diät und der medikamentösen Behandlung soll man den Arzt und den Diätassistenten über das Vorhaben sowie das Belastungspensum der Physiotherapie oder andere körperliche Belastungen informieren, damit Blutzuckermangel (Hypoglykämie) und andere Komplikationen nicht auftreten können.

● Patienten mit sehr hohem (über 250 mg%) oder mit durch Diät und Medikamente schlecht einzustellendem Blutzuckerwert dürfen sich nicht ohne ärztliche Aufsicht körperlich belasten. Dies gilt auch für Patienten mit schwerwiegenden Begleitkrankheiten und mit Infektionserkrankungen sowie für schwangere Patientinnen.

● Prinzipiell soll der Patient zuerst mit einem geringen Belastungspensum anfangen und es allmählich und ganz vorsichtig steigern. Hier ist eine Rücksprache mit dem behandelnden Arzt immer notwendig. Dies gilt besonders, wenn nach der körperlichen Belastung ein Unwohlsein auftritt.

● Alle Übungen der chinesischen Physiotherapie oder Sportübungen sollen möglichst nach einer Mahlzeit betrieben werden. Patienten, die einen labilen oder schwer einstellbaren Blutzuckerwert haben, sollen stets Äpfel oder Traubenzuckerdragees mit sich führen, die beim Auftreten von hypoglykämischen Symptomen, wie Zittern, Schweißausbruch, Pulsbeschleunigung usw., schnell eingenommen werden können.

Die Hauptmethoden der chinesischen Physiotherapie bei Diabetes sind: chinesische Atemtherapie, Heilspaziergänge und chinesische Heilmassagen.

Atemtherapie

Die Übungen zur inneren Regulation (im Liegen oder im Sitzen, siehe Seite 27 f.) sind besonders geeignet für die Funktionsregulation der inneren Organe und für die Besserung des Allgemeinzustands. Man betreibt sie 2mal täglich, jeweils 20—30 Minuten lang.

Bewegungstherapie

Spaziergang

Nach jeder Mahlzeit kann man einen Spaziergang machen, und zwar — je nach körperlicher Verfassung — bis zu 1 Stunde mit langsamer oder mittlerer Gehgeschwindigkeit. Bei besserem Allgemeinzustand kann man auch wandern, paddeln oder andere leichtere Sportübungen oder körperliche Arbeit machen.

Heilgymnastik

Wu-Qin-Xi (Gymnastik nach fünf Tieren), Ba-Duan-Jin und Shi-Er-Duan-Jin (Brokatgymnastik mit acht und mit zwölf Übungen) können ebenfalls eingesetzt werden.

Heilmassage

Die chinesische Punkt- und Meridianmassage (Akupressur) kann

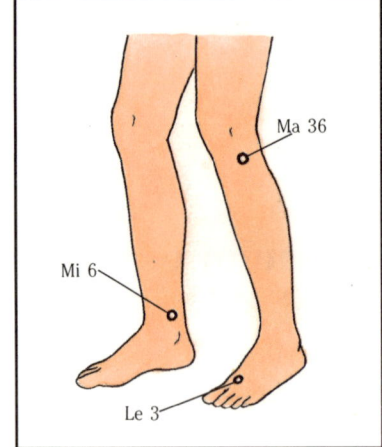

Abb. 210

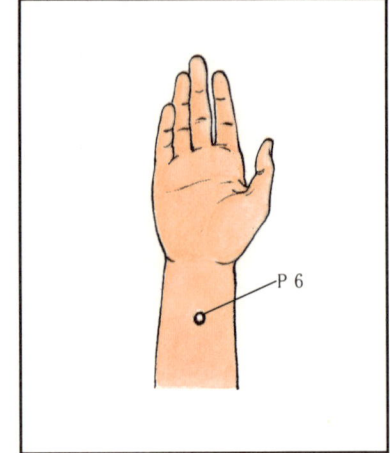

Abb. 211

nicht nur die Symptome lindern, sondern unter Umständen Produktion und Ausscheidung des Insulins stimulieren.

Folgende Punkte werden durch Drücken, Reiben, Kneten für jeweils 1—2 Minuten massiert:

Zu-San-Li (Drittes Wegemaß des Beines — Magenpunkt 36): 4 Finger breit unter der äußeren Kniegelenksgrube, 1 Daumen breit neben dem Schienbein **(Abb. 210)**.

Tai-Chong (größter Ansturm — Leberpunkt 3): etwa 1 Daumen breit hinter den Grundgelenken der Zehen, zwischen dem 1. und dem 2. Mittelfußknochen auf dem Fußrücken **(Abb. 210)**.

San-Yin-Jiao (Kreuzung der drei Yin — Milzpunkt 6): 4 Finger breit oberhalb des inneren Knöchels, hinter dem Schienbein **(Abb. 211)**.

Nei-Guan (innere Schranke — Perikardpunkt 6): 2 Endglieder des Zeigefingers oberhalb des Handgelenks, auf der Innenseite des Unterarms

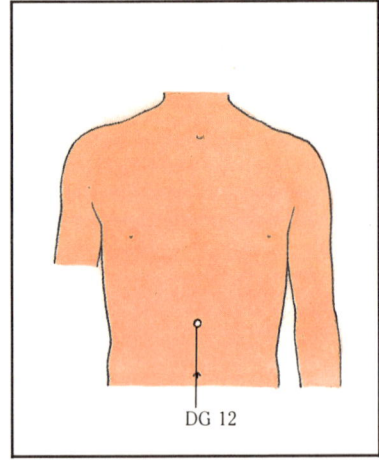

Abb. 212

zwischen den beiden großen Sehnen **(Abb. 211)**.

Zhong-Wan (mittlerer Magenkanal — Dienergefäßpunkt 12): in der Mitte zwischen dem Bauchnabel und dem unteren Ende des Brustbeins **(Abb. 212)**.

Erkrankungen und Funktionsstörungen des vegetativen Nervensystems lassen sich sehr gut durch die chinesische Physiotherapie behandeln. Viele dieser Methoden regulieren das vegetative Nervensystem und wirken allgemein aufheiternd auf die Stimmung, z. B. Bäder, Spaziergänge und Qi-Gong (chinesische Atemtherapie).

Bei Nervenschmerzen, wie z. B. Ischias, bieten sich hauptsächlich Massage und Heilgymnastik als sehr gute Behandlungsmethoden an. Die Massage, insbesondere die chinesische Punkt- und Meridianmassage, kann Schmerzen rasch lindern und Entzündungen beseitigen. Die hier vorgestellten speziellen Übungen der chinesischen Heilgymnastik sind sehr gut zur Behandlung geeignet und können Rückfälle (Rezidive) verhindern, wenn man sie nach der Heilung weiterhin regelmäßig betreibt.

Gehirn-erschütterung (Commotio cerebri)

Nach einigen Tagen Bettruhe und passender Behandlung (wie Kreislaufstabilisierung und Schmerzbekämpfung) klingen die Beschwerden ziemlich rasch ab. Manchmal können jedoch Schwindel, Kopfschmerzen, Konzentrationsstörungen, Bewußtseinstrübung, Depressionen, Ermüdbarkeit (Leistungsschwäche) und kraftlose Gliedmaßen über Wochen bis Monate bestehenbleiben. Neben dem Alter, der psychischen oder der sozialen Situation spielt hier oft die teilweise unnötige, übermäßig lange Bettruhe (2—3 Wochen) eine gewisse Rolle.

Neben anderen Maßnahmen kann die physikalische Therapie helfen, diese Beschwerden zu lindern oder zu beseitigen. Die Maßnahmen ähneln denen bei nervöser Erschöpfung (Neurasthenie), jedoch ist das gesamte Trainingspensum kleiner. In der Regel sind am Anfang Qi-Gong (die Übung zur Entspannung, siehe Seite 24), Spaziergänge, leichtere Gymnastikübungen (vor allem eignet sich die 3. Übung des Ba-Duan-Jin, der Brokatgymnastik mit acht Übungen, siehe Seite 45) zu empfehlen. Wenn der Kranke sich einigermaßen erholt hat, kann er andere spielerische Sportübungen wie Tischtennis, Gymnastik, Übungen mit Musikbegleitung usw. versuchen.

Bei Kopfschmerzen und Schwindel kann man zusätzlich die Selbstmassage des Kopfes wie bei hohem Blutdruck durchführen (siehe Seite 87).

Ischias

Ischias (Hüftschmerzen) wird durch viele verschiedene Faktoren verursacht. Unter anderem findet man Veränderungen der Bandscheibe (z.B. Bandscheibenvorfall), Wirbelgelenksentzündungen (Spondylitis) im Lendenbereich oder Entzündungen des Ischiasnervs selbst. Die Nervenentzündung kann durch Erkältung und Gifte (toxische Reize von Bakterien und Viren sowie von Stoffwechselstörungen wie Diabetes mellitus) hervorgerufen werden oder sekundär bei Entzündungen der umliegenden Gewebe auftreten.

Besonders bei Hüftschmerzen infolge von Nervenentzündungen zeigt die Krankengymnastik guten Erfolg. In der akuten entzündlichen Phase darf man allerdings noch keine Gymnastik anwenden, sondern erst nachdem die Entzündung im Abklingen begriffen ist. Übungen zur Entspannung und Haltungskorrekturen ohne Streckung der Hüfte sind erlaubt.

Bewegungstherapie

Am Anfang macht man folgende vier Übungen:

1. Man liegt mit angezogenen Knien auf dem Rücken, wobei die Füße am Boden bleiben, legt die beiden Knie aneinander und zieht sie dann soweit wie möglich auseinander **(Abb. 213)**.

2. Man liegt mit angezogenen Knien auf dem Rücken und streckt die Beine abwechselnd aus, die Ferse bleibt immer mit der Unterlage in Berührung **(Abb. 214)**.

3. Man liegt in Seitenlage (auf der gesunden Seite), zieht den erkrankten Oberschenkel des betroffenen Beines mäßig an **(Abb. 215)** und streckt und beugt abwechselnd das Knie (Schmerzgrenze beachten!).

4. Man sitzt auf dem Bett und stützt sich mit den Händen nach hinten ab (der Oberkörper wird dabei etwas zurückgeneigt). In dieser Haltung streckt man die Beine nacheinander aus, wobei der Fuß auf dem Bett bleiben soll **(Abb. 216)**.

Hat sich der Zustand gebessert, kann man zusätzlich die folgenden Übungen ausführen:

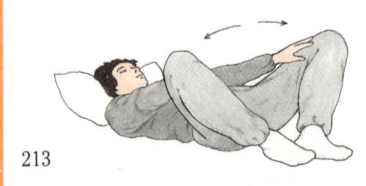

213

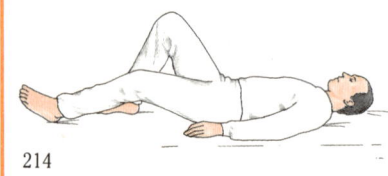

214

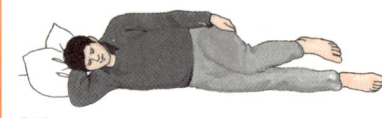

215

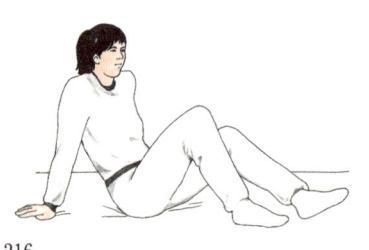

216

Abb. 213—216

5. Man sitzt aufrecht mit mäßig angezogenen Knien auf einem Stuhl und legt die Hände auf die Oberschenkel; man beugt den Oberkörper nach vorn und gleitet mit den Händen über die Unterschenkel zum Fußrücken **(Abb. 217)**.

6. Man sitzt mit gestreckten Beinen auf Bett oder Boden, dann beugt man den Oberkörper und versucht mit den Fingern möglichst nahe an die Fußspitzen zu kommen **(Abb. 218)**.

7. Man steht aufrecht, stützt sich mit einer Hand an der Wand oder am Bett ab und schwenkt das erkrankte Bein gestreckt, aber locker abwechselnd vor und zurück **(Abb. 219)**.

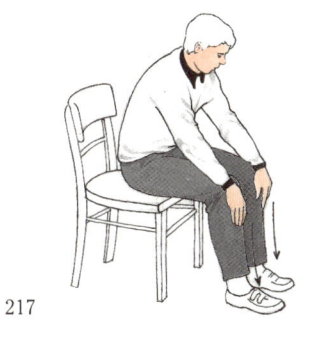

217

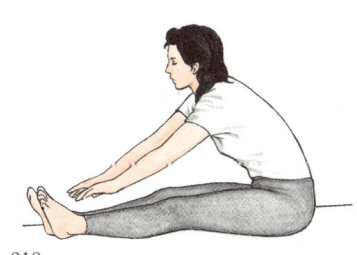

218

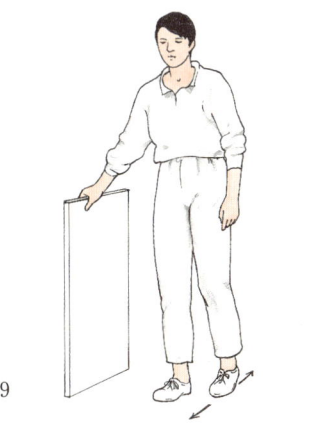

219

Abb. 217—219

8. Man steht zuerst aufrecht und legt die Hände auf die Taille, stellt dann die Beine auseinander (etwas mehr als schulterbreit). Jetzt beugt man ein Knie, das andere Bein bleibt weiterhin gestreckt. Man verlagert das ganze Körpergewicht auf das gebeugte Bein; danach wiederholt man die ganze Übung zur anderen Seite **(Abb. 220)**.

9. Man steht aufrecht mit gestreckten Beinen und legt die Hände auf die Taille, dann beugt man den Oberkörper nach vorn **(Abb. 221)**. Danach richtet man sich langsam wieder auf; allmählich sollte die Bewegung größer werden.

Bei Ischiasschmerzen infolge von Bandscheibenveränderungen soll man wie folgt vorgehen:

Wenn der Vorfall relativ harmlos ist, normalisiert sich der Zustand in der Regel spontan nach einigen Tagen Bettruhe (manchmal bis zu 2 Wochen). Nachdem die Schmerzen und andere Beschwerden einigermaßen abgeklungen sind, kann man aufstehen und ein paar einfache Streckübungen machen (die obengenannten Übungen 5, 6 und 9 sollte man vorerst nicht durchführen). Wenn nach der Bettruhe noch Restbeschwerden vorhanden sind, kann man die entsprechende Stelle mit Wärme behandeln (z.B. warmer Umschlag, Wärmflasche).

Sind die Veränderungen an der Bandscheibe schwerwiegend, muß außer genügender Bettruhe unter Umständen eine Streckung der Wirbelsäule vorgenommen werden. Die dazu erforderlichen chiropraktischen Handgriffe bleiben dem dafür speziell ausgebildeten Personenkreis vorbehalten. Eine andere Streckübung, die in China seit langem be-

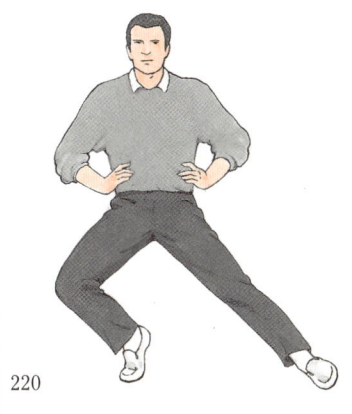

220

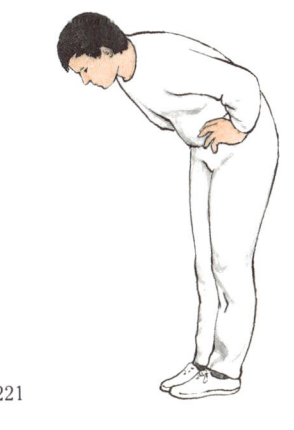

221

Abb. 220—221

kannt ist, kann man selbst durchführen.

Dazu braucht man ein Reck, das höher befestigt ist, als der Kranke mit hochgestreckten Armen reichen kann. Man ergreift mit beiden Händen das Reck (Sprung) und hängt sich daran, der Körper soll dabei gestreckt bleiben (man läßt praktisch das ganze Gewicht fallen), die Füße bleiben zusammen und der Lenden-Kreuz-Bereich gerade. Dann dreht man die Hüfte je 10mal nach links und nach rechts. Man macht diese Übung 2- bis 3mal pro Tag.

Um längerfristig beschwerdefrei zu bleiben, sollte man auf Haltungstraining und -schulung, Rumpfmuskulaturtraining und Funktionsschulung unter Aufsicht eines(r) Krankengymnasten(in) bzw. Physiotherapeuten(in) Wert legen.

Heilmassage

Außer die übliche Massage anzuwenden, kann man selbst mit lockerer Faust, mit der Handfläche oder mit einem umwickelten Gegenstand von den Lenden über das Gesäß, die Rückseite des Oberschenkels entlang bis zur Außenseite des Unterschenkels klopfen (Verlauf des Ischiasnervs). 3- bis 5mal am Tag, jedesmal 5—10 Minuten.

Folgende Akupunkturstellen kann man mit Drücken, Reiben, Kneten usw. für jeweils 2—3 Minuten massieren:

He-Gu (Talvereinigung — Dickdarmpunkt 4): auf dem höchsten Punkt des Muskelwulstes zwischen Daumen und Zeigefinger, neben dem Faltenende **(Abb. 222)**.

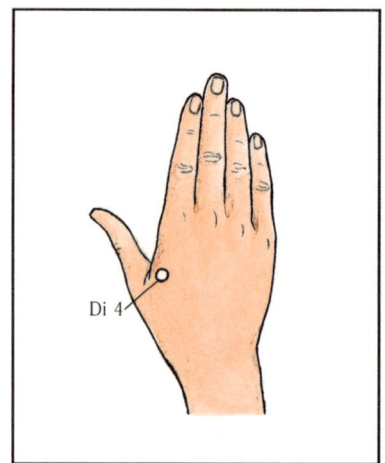

Abb. 222

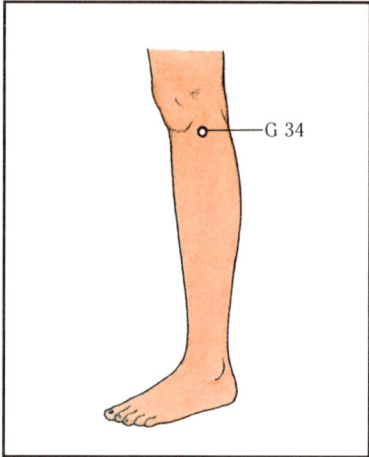

Abb. 223

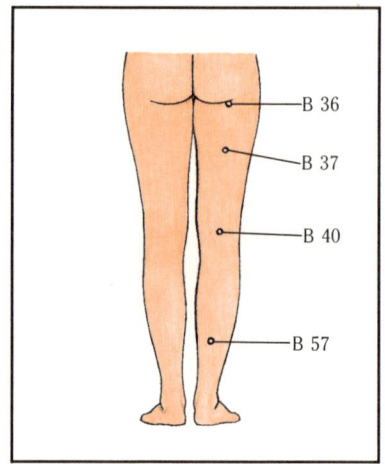

Abb. 224

Yang-Ling-Quan (Quelle des Yang-Grabhügels — Gallenblasenpunkt 34): 1 Finger breit vor und unter dem Zentrum des Wadenbeinköpfchens **(Abb. 223)**.

Cheng-Fu (stützende Stelle — Harnblasenpunkt 36): in der Mitte der Gesäßfalte **(Abb. 224)**.

Yin-Men (Tor des Reichtums — Harnblasenpunkt 37): auf der Grenze zwischen den oberen zwei Fünfteln und den unteren drei Fünfteln der Mittellinie der Oberschenkelrückseite **(Abb. 224)**.

Wei-Zhong (Mitte der Beugefalte — Harnblasenpunkt 40): in der Mitte der Kniekehle **(Abb. 224)**.

Cheng-Shan (Gebirgsstütze — Harnblasenpunkt 57): in der Mitte der Rückseite des Unterschenkels, am Übergang der Achillessehne in den Wadenmuskel **(Abb. 224)**.

Nervöse Erschöpfung (Neurasthenie)

Üblicherweise wird bei Neurasthenie viel Ruhe verordnet, insbesondere wenn die Nervenschwäche durch eine Überanstrengung hervorgerufen wurde.

Ruhe allein kann aber das Problem meist nicht befriedigend lösen. Denn außer dem strapazierten Nervensystem genügend Ruhe zu geben, muß man es zusätzlich vorsichtig trainieren, um es wieder an die normalen Lebens- und Arbeitsbedingungen anzupassen. Wird dieses Training versäumt, kommt es nach Abschluß der Erholungsphase häufig zu Rückschlägen, auch wenn die Beschwerden schon beseitigt waren.

Sport ist eine ideale Trainingsmöglichkeit. Dabei werden die Nervenrezeptoren der Muskulatur und der Gelenke angeregt und die Impulse an das Zentralnervensystem (Gehirn) weitergegeben. Dadurch wird eine Regulation der Aktivität des gesamten Nervensystems bewirkt.

Zusätzlich wird die psychische Lage des Betroffenen verbessert; die Gedanken werden von der Krankheit abgelenkt und wenden sich einem positiven Erleben von Körperaktivität zu.

Um einen optimalen Therapieeffekt zu erzielen, muß ein ausgeglichener Rhythmus zwischen Ruhe und Entspannung einerseits und Aktivität andererseits gefunden werden.

So wie die Ursachen der »Nervenschwäche« sehr unterschiedlich sind, ist auch die Wirkung der physikalischen Therapie unterschiedlich.

Am wirkungsvollsten kann sie bei Beschwerden durch Überanstrengung und mangelhafte Erholung, kombiniert mit wenig körperlicher Arbeit oder Sport eingesetzt werden. Sind Körper und Psyche noch sehr geschwächt, sollte man Bettruhe und Erholung betonen und zwischendurch die Übung zur Entspannung aus dem Qi-Gong (siehe Seite 24) betreiben (Gesamtdauer der Übung ca. 20—30 Minuten täglich).

Ist die »Nervenschwäche« die Folge oder Begleiterscheinung einer anderen Krankheit, muß diese zuerst behandelt werden.

Folgende Punkte sind bei der Behandlung nervöser Erschöpfung besonders zu beachten:

● Die physikalische Therapie ist nur ein Teil der Behandlung. Man muß selbstverständlich die eigentliche Ursache (psychisch oder organisch) finden, um eine entsprechende Behandlung einzuleiten. Weiter sollte man einen ausgeglichenen Tagesplan zusammenstellen, um neben der Arbeit auch ausreichend Ruhe, Erholung, Unterhaltung zu haben. Von Vorteil ist eine konstruktive und positive Einstellung des Patienten.

● Das Gesamtpensum der physikalischen Therapie muß angemessen sein. Am Anfang, solange der Körper noch geschwächt ist, sollte man nur Qi-Gong und Massage betreiben. Nachdem sich der Zustand gebessert hat, kann man zusätzlich noch 1/2—1 Stunde lang andere Übungen machen. Allmählich steigert man dann auf eine 1—2 Stunden Therapie (außer Qi-Gong und Massage). Sollten nach der Übung Schweißausbrüche, Übererregung oder Schlaflosigkeit auftreten, muß das Trainingspensum verringert werden.

● Der Kranke sollte allmählich ein gesundes Vertrauen zu sich und seinen Fähigkeiten entwickeln und die Angst vor der körperlichen Anstrengung und Erschöpfung überwinden. In erster Linie werden bei Neurasthenie Qi-Gong, Massage, Ausflüge, Spaziergänge und kalte Bäder verordnet.

Atemtherapie

In der traditionellen chinesischen Medizin wird Qi-Gong benutzt, um das geschwächte Qi wieder aufzubauen. Qi-Gong mobilisiert Körper und Psyche.

Die Hauptwirkung des Qi-Gong wird durch den vertieften Ruhezustand (siehe Seite 24, 26, 28) erreicht. Durch die schützende Dämpfung der Großhirnrinde im vertieften Ruhezustand können sich die strapazierten Nervenzellen der Großhirnrinde erholen und ihre normale Funktionsfähigkeit zurückgewinnen.

An sich können dafür alle Übungen des Qi-Gong verwendet werden; in der Regel zeigt die Übung zur Kräftigung (siehe Seite 25 ff.) aber die deutlichste Wirkung. Man übt im Sitzen, bei geschwächtem Körper zu Beginn im Liegen, bei bereits gebessertem Zustand auch im Stehen. Man übt 2- bis 3mal am Tag etwa 30 Minuten pro Sitzung.

Bewegungstherapie

Spaziergänge und Ausflüge

Nach klinischer Erfahrung bewirkt ein längerer Spaziergang (2—3 km) eine Regulation der Großhirnrindenaktivität und eine Linderung der Beschwerden bei Störungen der Gefäßregulation (wie Kopfschmerzen, Pochen an den Schläfen).

Ausflüge und Wanderungen ohne zu große körperliche Strapazen haben ebenfalls eine aufheiternde Wirkung.

Sportübungen

Neigt der Kranke zu Depressionen und braucht er vor allem auch Aufmunterung und Ablenkung, sollte er Spiele und Sport gemeinsam mit anderen betreiben. Gut geeignet sind Tischtennis, Basketball, Rudern, Segeln usw., aber auch leichtere körperliche Arbeit im Freien, wie z.B. Gartenarbeit.

Heilmassage

Hauptsächlich massiert man wie bei hohem Blutdruck (siehe Seite 87); bei Kopfschmerzen kann man die Schläfengrube *(Tai-Yang = höchstes Yang — Zusatzpunkt 9; **Abb. 225**)* verstärkt massieren; bei Schwindel zusätzlich die Übung »Tönen der Himmelstrommel« aus Shi-Er-Duan-Jin (Gymnastik mit zwölf Übungen, siehe Seite 49) durchführen; bei Schlafstörungen ist die Übung »Reiben der Fußsohle« aus Shi-Er-Duan-Jin (siehe Seite 51) speziell vor dem Schlafengehen zu empfehlen.

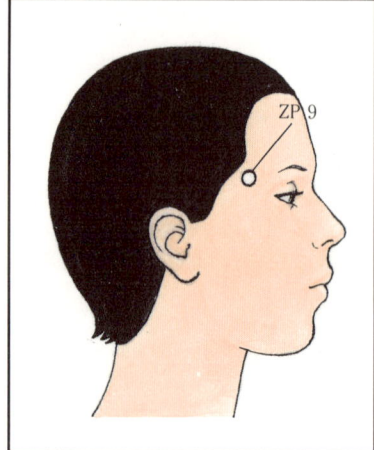

Abb. 225

Anwendung von Wasser

Die Reizung durch kaltes Wasser stärkt nicht nur den Körper, sondern auch das Nervensystem.

Man nimmt sie am besten morgens nach dem Aufstehen vor. Am Anfang sollte man den Körper zuerst durch Waschen und Reiben mit einem warmen, nassen Handtuch trainieren. Nach einigen Wochen, nachdem der Körper schon etwas abgehärtet ist, kann man ein kaltes, nasses Handtuch verwenden (jedesmal ca. 1/2 bis 1 Minute). Im Sommer kann man zusätzlich in kaltem Wasser schwimmen. Der Behandlungserfolg ist sicherlich größer, wenn man das Schwimmen auch über Herbst und Winter fortsetzt. Es setzt aber voraus, daß der Körper im großen und ganzen abgehärtet und nicht mehr gegen die Kälte empfindlich ist.

Reisekrankheit (Nausea)

Typische Symptome der Reisekrankheit sind: Schwindelgefühl, Flimmern vor den Augen, Übelkeit, Erbrechen, Schweißausbrüche, blasses Gesicht usw. Die Beschwerden werden durch eine unzureichende Anpassungsfähigkeit des Gleichgewichtsorgans im Innenohr ausgelöst. Hunger, Übermüdung, Hitze, Schwüle, ungenügender Schlaf, schlechte Luft und Nervosität, bei manchen empfindlichen Menschen sogar Benzingeruch, können diese Beschwerden auslösen oder verstärken.

Die beste Prophylaxe gegen Reisekrankheit ist einerseits das Training des Gleichgewichtsorgans durch verschiedene Sportarten wie Boden- oder Geräteturnen. Aber auch Schaukeln, Klettern auf Hängeleitern oder einfaches Hin- und Herrollen auf dem Boden können die Anpassungsfähigkeit fördern.

Bewegungstherapie

Aus den Grundübungen des chinesischen Ba-Gua-Quan (einer klassischen Selbstverteidigungsart, die nach dem achteckigen Wahrsagezeichen benannt ist) gibt es zwei Übungen, die den Gleichgewichtsapparat besonders wirksam trainieren.

1. Man steht zuerst aufrecht, streckt die Arme bei nach oben gerichteten Handflächen waagrecht zur Seite. Dann beugt man die Knie und führt die ganze Übung in dieser Körperhaltung aus **(Abb. 226)**: Zuerst geht man eine Spirale ab, die immer klei-

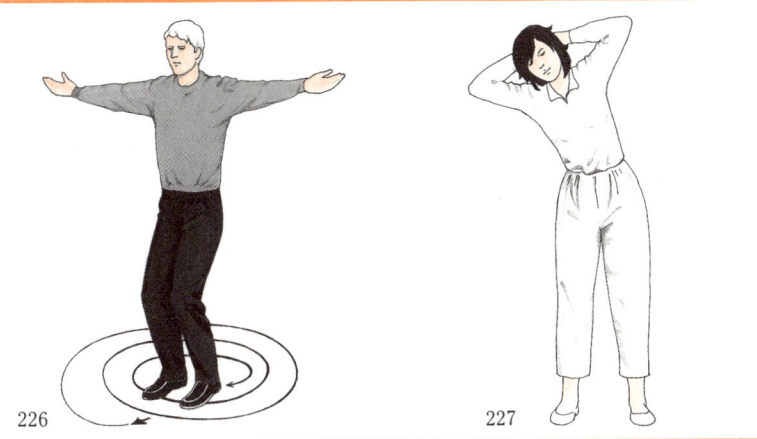

Abb. 226—227

ner wird, dann geht man auf einem imaginären Quadrat, dessen Seiten jeweils vier Schritte lang sind; danach auf einem Dreieck, dessen Seiten jeweils drei Schritte lang sind. Zum Schluß dreht man sich um die eigene Achse, bis es einem schwindelig wird. Dann dreht man sich in die Gegenrichtung.

2. Man steht aufrecht mit schulterbreit gespreizten Beinen, legt die Hände mit verschränkten Fingern an den Hinterkopf. Nun kreist man mit dem Oberkörper in einer Richtung **(Abb. 227)**. Das Becken bleibt dabei ruhig; Drehpunkt ist die Lendenwirbelsäule. Die Drehung des Oberkörpers soll so groß wie möglich sein. Nachdem man ein Schwindelgefühl spürt, dreht man sich in die Gegenrichtung.

In der Regel braucht es 2—3 Monate konsequenten Übens, um eine spürbare Besserung zu erreichen. Die Kopfmassage wie beim hohen Blutdruck (siehe Seite 87) kann zusätzlich zur symptomatischen Behandlung benutzt werden.

Schlafstörungen

Schlaflosigkeit und andere Schlafstörungen haben sehr vielfältige Ursachen. Häufig sind sie Zeichen der momentanen psychischen Situation oder von nervöser Erschöpfung (Neurasthenie). Auch Funktionsstörungen oder Erkrankungen der inneren Organe (wie des Herzens, des Magen-Darm-Traktes usw.) können vorübergehend eine Übererregbarkeit der Großhirnrinde als Begleiterscheinung hervorrufen, die zur Schlafstörung führt. Die Behandlung durch Schlaf- oder Beruhigungsmittel kann dem Betroffenen nur kurzfristig helfen. Auf lange Sicht betrachtet, führt die medikamentöse Therapie nicht zur Heilung, sondern zu Abhängigkeit und Sucht.

Ist eine organische Ursache vorhanden, muß sie zuerst behandelt werden. Sollte eine psychische Ursache für die Schlafstörung verantwortlich sein, muß man versuchen, sie herauszufinden, um sich dann mit dem Problem auseinanderzusetzen.

Die nachfolgend vorgestellten Maßnahmen haben gemeinsam, daß sie durch bewußtes Training des Nervensystems die Übererregbarkeit der Großhirnrinde allmählich vermindern. Sie können je nach Bedarf einzeln oder kombiniert angewendet werden.

Atemtherapie

Geeignet sind die Übungen zur Entspannung und zur Kräftigung (siehe Seite 24 ff.). Man kann sie in Seitenlage oder in der gewohnten Schlafstellung ausführen. Ob man dabei die Brust- oder Bauchatmung übt, spielt keine wesentliche Rolle. Wichtig ist, daß man die Atmung in Gedanken bewußt verfolgt und damit frei von anderen Gedanken wird. Nach und nach schläft man unbemerkt ein. Die Dauer der Übung ist unterschiedlich, im Durchschnitt braucht man ca. 10—20 Minuten, um einzuschlafen.

Zusätzlich unterstützende Maßnahmen: Man nimmt vor dem Schlafengehen für 20—30 Minuten ein warmes Fußbad oder man leistet 30 Minuten vor dem Schlafengehen keinerlei geistige Arbeit. Wenn man in der Nacht aufwacht, sollte man ruhig liegenbleiben und die Selbstmassage (siehe Seite 124) oder Qi-Gong erneut anwenden.

Bewegungstherapie

Vor dem Schlafengehen macht man für etwa 10 Minuten einen Spaziergang; anschließend für einen kleinen Moment ausruhen und entspannen. Danach geht man schlafen.

Heilmassage

Die Selbstmassage des ganzen Körpers kann man sowohl im Sitzen als auch im Liegen betreiben. Mit den warmen Handflächen reibt man zuerst ganz leicht das Gesicht, dann massiert man den linken Arm und die linke Schulter mit der rechten Hand, den rechten Arm und die rechte Schulter mit der linken Hand; danach massiert man die Brust und den Bauch mit beiden Händen; anschließend die Beine und zum Schluß die Akupunkturstelle *Yong-*

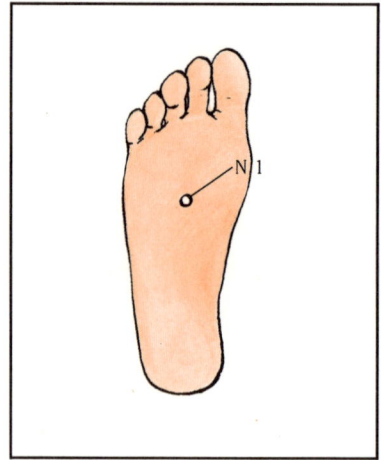

Abb. 228

Quan (sprudelnde Quelle — Nierenpunkt 1) in der Fußsohle **(Abb. 228)**.

Die Gesamtdauer der Selbstmassage ist beliebig. Wichtig ist, daß man die Massage ganz ruhig und entspannt macht. Man soll langsam und leicht massieren und sich Zeit lassen. In der Regel wird man nach 10 Minuten schläfrig. Man beendet die Massage und legt sich entspannt hin. In der Regel schläft man bald darauf ein. Die einzelnen Massagegriffe sind auf Seite 55 f. genau beschrieben.

Die Hauptmethode zur Behandlung dieser Krankheitsgruppe sind die verschiedenen Arten der Gymnastik. Viele chinesische Übungen haben durch ihre charakteristischen Körperhaltungen und Bewegungsformen eine gelenks- und wirbelsäulenschonende Wirkung. Außerdem sind sie zum Funktionstraining von erkrankten Gelenken, Muskeln, Sehnen und Bändern geeignet. Die in den jeweiligen Abschnitten vorgestellten speziellen und andere allgemeine Übungen, wie Wu-Qin-Xi (Gymnastik nach fünf Tieren), Ba-Duan-Jin oder Shi Er Duan-Jin (Brokatgymnastik mit acht oder mit zwölf Übungen), können auch als vorbeugende Maßnahme gegen solche Beschwerden eingesetzt werden. Die chinesische Punkt- und Meridianmassage kann durch ihre schmerzlindernde und durchblutungsfördernde Wirkung bei Schmerzen, Entzündungen und Bewegungseinschränkungen angewandt werden.

Entzündung der Umgebung des Schultergelenks (Periarthritis)

Bei vielen chronisch Erkrankten und besonders ab dem 40. Lebensjahr findet man sehr häufig Schmerzen und Bewegungseinschränkungen im Schulterbereich. Bei der Untersuchung stellt man dort schmerzempfindliche Stellen fest. Im Röntgenbild sieht man unter Umständen Verkalkungen in den Sehnen, Bändern und Schleimbeuteln des Gelenks. Man bezeichnet diese Erkrankung als Periarthropathie = Periarthritis des Schultergelenkes (frozen shoulder = »eingefrorene Schulter«).

Ist die Entzündung Folge einer Verletzung, wird sie vorwiegend konservativ mit Ruhigstellung, Schmerzbekämpfung, Eisbehandlung und nach Abklingen der Schmerzen mit Bewegungstherapie und Massage behandelt. Das gleiche gilt für durch übermäßige Belastung und Abnutzung bedingte Entzündungen.

Liegt die Ursache in der schwachen Konstitution des Patienten, sind zusätzlich auch diätetische und medikamentöse Maßnahmen zur Regulation des Stoffwechsels notwendig. Läßt sich einer solchen Entzündung durch Training vorbeugen? Leider kann man das nicht generell bejahen. Speziell bei durch schwache Konstitution und Stoffwechselstörungen ausgelösten Entzündungen kann bis zu einem gewissen Maß prophylaktisch gearbeitet werden, da die Entstehung oft in engem Zusammenhang mit Bewegungsmangel steht. Treffen die drei Faktoren — Bewegungsmangel, Stoffwechselstörung und schwache Konstitution — zusammen, werden degenerative Veränderungen, Kalkablagerungen und Entzündungen in den Schleimbeuteln und Bindegeweben des Schultergelenks begünstigt. Gymnastische Behandlung kann die Konstitution, die Blutzirkulation und den Stoffwechsel verbessern.

Bei einer Periarthritis kommt es sehr häufig auch zu einer Versteifung des gesamten Schultergelenks. Die physikalische Therapie kann hier sehr wirksam eingesetzt werden.

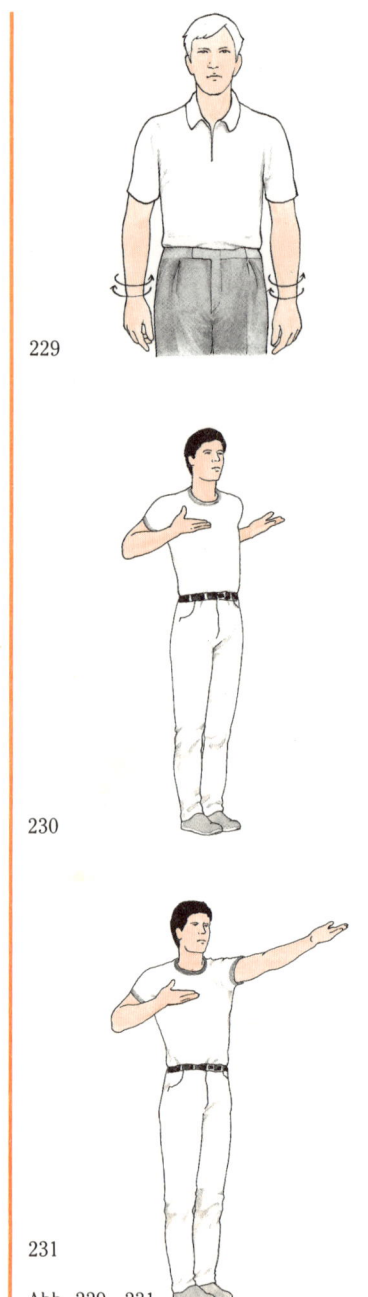

229

230

231

Abb. 229—231

Bewegungstherapie

Die folgenden vorbeugenden Übungen sind sehr einfach, man muß sie aber auf Dauer 1- bis 2mal täglich ausführen.

1. Man steht aufrecht, läßt die Arme locker hängen, dann dreht man sie je 20mal nach innen und außen **(Abb. 229)**.

2. Man steht aufrecht, beugt die Ellenbogen und bringt die Hände neben die Brust, Handflächen nach oben gerichtet **(Abb. 230)**; man streckt die Arme abwechselnd waagrecht nach vorn, als ob man etwas Schweres wegschieben würde, dabei bleiben die Handflächen nach oben gewendet **(Abb. 231)**. Man macht das etwa 20mal.

3. Man steht aufrecht und verschränkt die Finger vor dem Unterbauch, die Handflächen sind dabei zum Bauch gerichtet; so hebt man die Hände zuerst hoch über den Kopf und dann weiter hinter den Kopf **(Abb. 232)**. Danach löst man die Verschränkung und läßt die Hände zur Seite neben den Körper fallen. Auch diese Übung macht man etwa 20mal.

4. Man steht aufrecht und schwenkt die gestreckten Arme kraftvoll vor und zurück, hin und her **(Abb. 233)**, etwa 20mal.

5. Man steht aufrecht und läßt die Arme locker hängen. Jetzt kreist man die Schultern je 20mal vor und zurück **(Abb. 234)**.

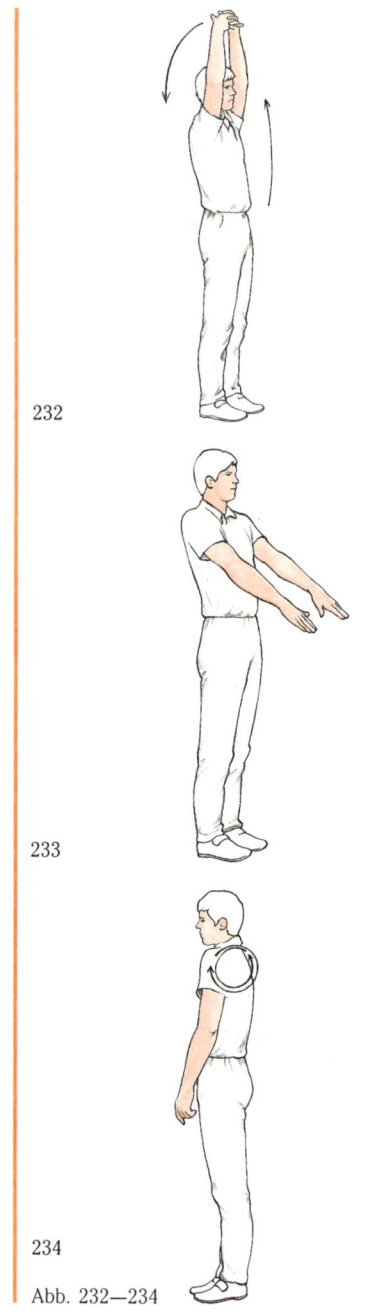

232

233

234

Abb. 232—234

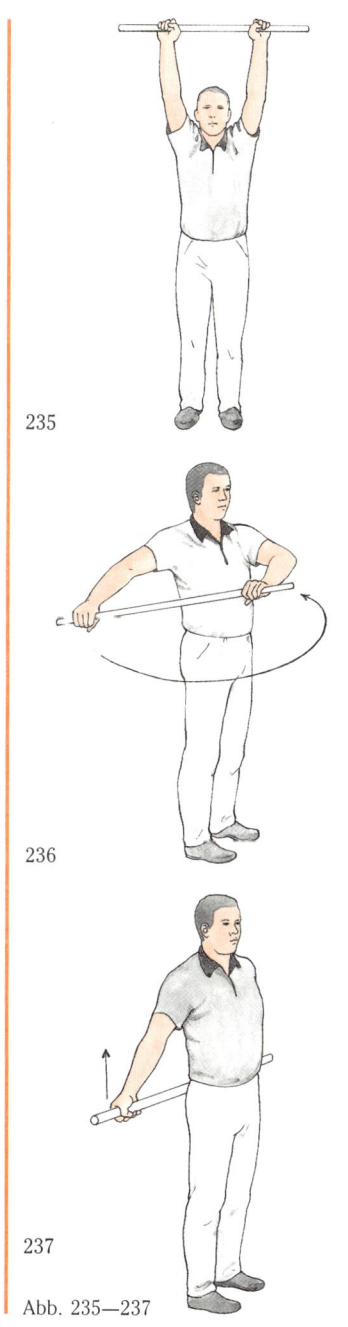

235

236

237

Abb. 235—237

Je nach Belastbarkeit können die folgenden Übungen vollständig oder nur teilweise durchgeführt werden.

1. Man steht aufrecht, hält einen langen Stab vor den Körper und hebt die Arme hoch über den Kopf **(Abb. 235)**, dann senkt man sie wieder langsam herunter.

2. Man steht aufrecht und hält einen Stab vor den Körper; man schwenkt die Arme kräftig links und rechts nach hinten (betont zur kranken Seite), je höher, desto besser **(Abb. 236)**.

3. Man steht aufrecht und hält einen Stab hinter den Körper **(Abb. 237)**; dann hebt man die Arme möglichst weit nach hinten oben.

4. Man steht aufrecht und läßt die Arme locker hängen; man hebt abwechselnd je eine Hand und berührt den Hinterkopf mit der Handfläche. Der Körper bleibt dabei aufrecht **(Abb. 238)**.

5. Grundstellung wie bei 4., dann bringt man die Hände abwechselnd hinter den Körper, dabei berührt man mit dem Handrücken den Rücken, je höher, desto besser **(Abb. 239)**.

6. Man steht aufrecht und verschränkt die Hände am Hinterkopf, dann zieht man die Ellenbogen soweit wie möglich zurück **(Abb. 240)**.

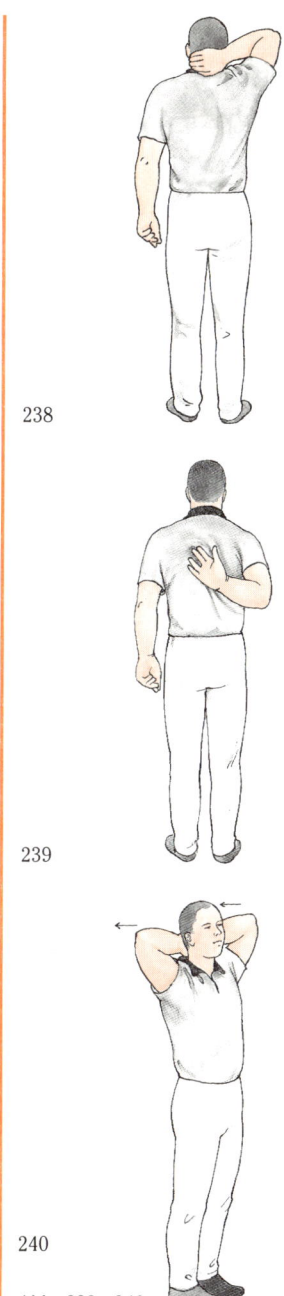

238

239

240

Abb. 238—240

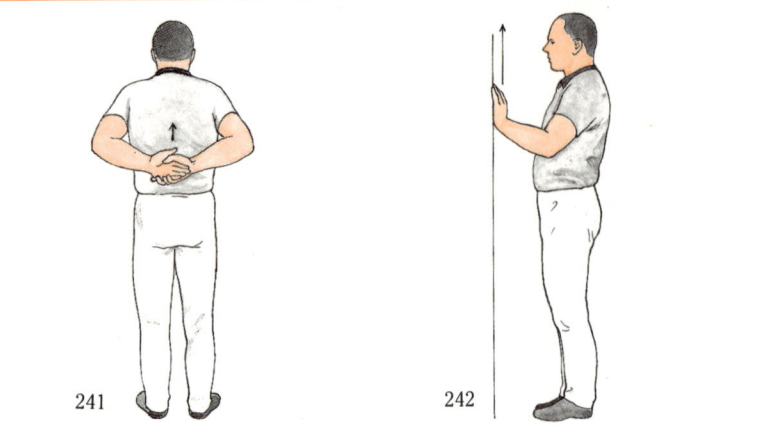

241   242

Abb. 241—242

7. Man steht aufrecht, und die Hände fassen sich hinter dem Körper, wobei die Handrücken den Rücken berühren. Man zieht Arme und Hände so hoch wie möglich, die Handrücken bleiben dabei am Rücken **(Abb. 241)**.

8. Man steht aufrecht vor einer Wand, einer Leiter oder einem Baum, legt die Hand der erkrankten Körperseite an die Wand (die Leiter, den Baum). Dann bewegt man die Hand stückweise nach oben und unten **(Abb. 242)**.

Halswirbel-säulensyndrom (Zervikal-syndrom)

Ab dem 40. Lebensjahr und nach Weichteilverletzungen im Nackenbereich (z.B. Schleudertrauma) findet man häufig Symptome wie Schmerzen, Taubheit und andere Mißempfindungen im Kopf-, Nacken-, Rücken-, Schulter- und Armbereich. Die Beschwerden verstärken sich bei Bewegung, und die Patienten nehmen dadurch bedingt eine Schonhaltung ein. Als Folge kommt es zu einer Bewegungseinschränkung der Halswirbelsäule und zur Atrophie (Muskelschwund) der Nackenmuskulatur.

Die Ursache der Symptomatik liegt meist in einer Quetschung (Kompression) der Halsnervenwurzeln infolge degenerativer Veränderungen der Halswirbel, der Bandscheibe, der inneren Halswirbelgelenke usw. Seltener ist sie in rheumatisch-entzündlichen Prozessen im Bereich der Halswirbelsäule oder in Wurzelentzündungen der Halsnerven zu sehen.

Die Behandlungsmethoden bei HWS-Syndromen:

● Die Beseitigung der Quetschung durch passive Streckung der HWS (Extension) und chiropraktische Maßnahmen. Diese Methoden dürfen nur von geschultem Fachpersonal durchgeführt werden.

● Die Beseitigung der Reizfaktoren (Entzündung und Schwellung) durch medikamentöse oder physikalische Therapie (meist Elektro-, Wärmetherapie oder Massage).

● Die Schmerzbekämpfung durch physikalische Therapie, auch spezielle Heilgymnastik oder Medikamente.

● Die Wiederherstellung der Bewegungsfunktion der Halswirbelsäule durch Heilgymnastik.

Die Heilgymnastik ist nicht nur unerläßlich zur Stärkung der Muskeln im Hals-Nacken-Schulter-Bereich und zur Wiederherstellung der Bewegungsfunktion, sie verbessert gleichzeitig die lokale Blutzirkulation und unterstützt dadurch die Beseitigung der Entzündung und der Schwellung (Reizfaktoren). Besonders nach Abnutzungsschäden oder Verletzungen der Weichteile zeigt sie eine sehr deutliche Wirkung. In der akuten Krankheitsphase besteht die Behandlung hauptsächlich in einer Ruhigstellung (z.B. durch Halskrawatte oder Schanz-Verband) und physikalischer Therapie (z.B. Moor- oder Paraffinpackungen und Elektrotherapie, unterstützt durch Gymnastik für Schultergürtel und Arme). Nachdem die Schmerzen deutlich abgeklungen sind, beginnt man vorsichtig mit aktiver Bewegungstherapie, unterstützt durch Massage und weitere physikalische Therapien.

Bewegungstherapie

Folgende Übungen macht man 3- bis 4mal am Tag, jedesmal insgesamt 10—15 Minuten. Wichtig ist, daß man die Bewegungen langsam und gleichmäßig ausführt, um nicht zusätzlich Schmerzen zu provozieren. In den Endstellungen einer Bewegung (z.B. maximal mögliche Beugung des Kopfes) verharrt man ein oder zwei Atemzüge lang, um die verkürzten oder verspannten Muskeln und Sehnen etwas zu dehnen. Sollte das Zervikalsyndrom unter anderem auch durch eine Veränderung in einem anderen Wirbelsäulenabschnitt bedingt sein (z.B. Hohlkreuz, Rundrücken, Skoliose), muß selbstverständlich auch diese mitbehandelt werden.

1. Man sitzt aufrecht, dreht den Kopf ganz langsam abwechselnd nach links und nach rechts.

2. Man sitzt aufrecht, neigt den Kopf nach vorn unten, bis das Kinn (nach Möglichkeit) die Brust berührt, dann streckt man den Kopf nach hinten und blickt zur Decke. Der Oberkörper bleibt dabei aufgerichtet.

3. Man sitzt aufrecht, neigt den Kopf nach links (Ohr wird der Schulter angenähert) und dreht dabei das Gesicht nach rechts (man schaut praktisch nach oben). Dann neigt man den Kopf nach rechts und dreht ihn gleichzeitig nach links.

4. Man sitzt aufrecht, neigt den Kopf ganz locker ein paarmal nach links und dann nach rechts. Das Ohr soll dabei der entsprechenden Schulter angenähert werden.

5. Man sitzt aufrecht, läßt die Schultern und Arme locker hängen, dann hebt man die Schultern hoch wie beim Achselzucken, zuerst abwechselnd jeweils eine, dann beide gleichzeitig, und läßt sie danach fallen. Diese Übung entspannt Schultergürtel- und Armmuskulatur.

Muskel-schmerzen im Lendenbereich

Durch schmerzhafte Verspannungen der Muskeln im Lendenbereich, bedingt durch Fehlbelastung, Verletzungen und ähnliches, ist die Beweglichkeit der Wirbelsäule meist massiv eingeschränkt. Die Behandlung besteht in einer Entspannung der Muskeln im Lenden- und unteren Rückenbereich.

Bewegungstherapie

Die folgenden Übungen wiederholt man jeweils ungefähr 10mal.

1. Man liegt auf dem Rücken und zieht die gebeugten Beine zum Bauch; nun hält man die Knie mit den Händen fest und zieht sie in Richtung Bauch. Dabei soll das Becken aber weiterhin die Unterlage berühren **(Abb. 243)**.

2. Man liegt auf dem Rücken und hebt die Beine abwechselnd gestreckt senkrecht hoch **(Abb. 244)**. Die Bewegung soll fließend und locker sein.

3. Man sitzt mit gestreckten Beinen und versucht, den Rumpf möglichst gerade aufzurichten (den Kopf zur Decke hochstoßen). Schulter und Nacken bleiben dabei locker **(Abb. 245)**.

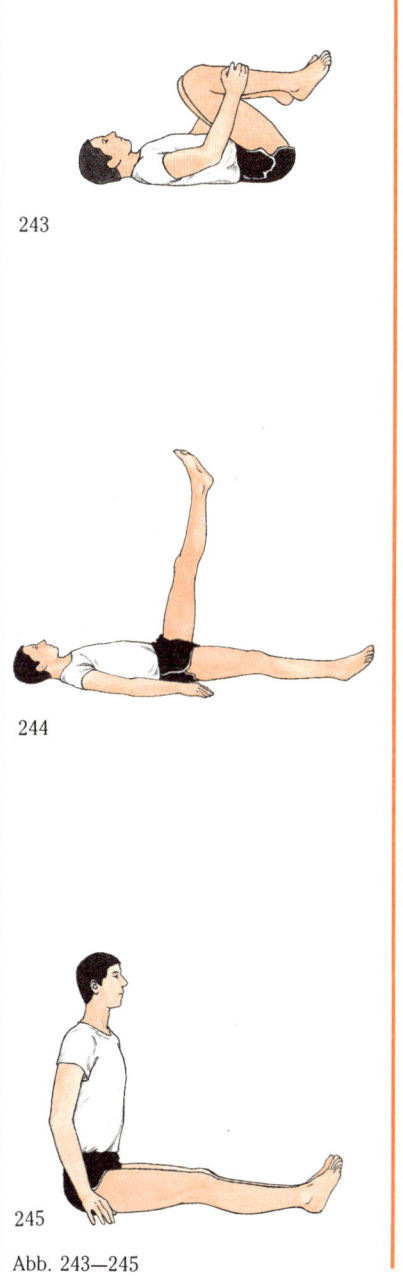

243

244

245

Abb. 243—245

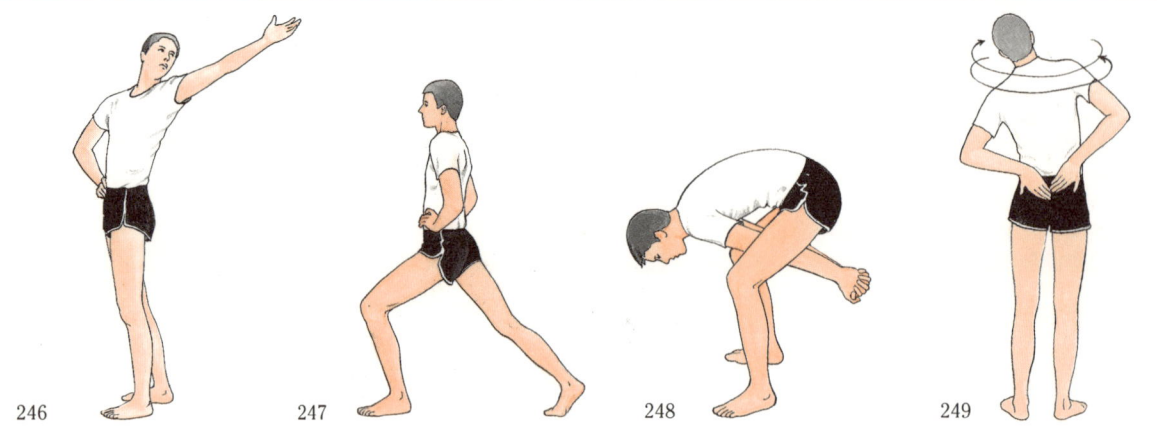

246   247   248   249

Abb. 246—249

4. Man steht aufrecht, legt die Hände auf die Taille und dreht den Oberkörper im Wechsel nach links und nach rechts; beim Drehen streckt man den jeweils gleichseitigen Arm nach hinten oben und schaut auf die Handfläche **(Abb. 246)**.

5. Man steht aufrecht, legt die Hände auf die Taille, macht einen Schritt mit dem linken Fuß nach vorn und beugt dabei das linke Knie soweit wie möglich, das rechte Bein bleibt dabei gestreckt **(Abb. 247)**. Danach wiederholt man die Übung mit dem rechten Bein. Der Rumpf bleibt möglichst aufrecht.

6. Man steht aufrecht mit weit gespreizten Beinen und leicht angebeugten Knien. Nun hebt man die Arme über den Kopf und verschränkt die Finger, dann schwenkt man die gestreckten Arme nach unten durch die Beine durch — wie beim Holzhacken **(Abb. 248)**. Bewegungsgröße und -schwung sollen so dosiert sein, daß keine Schmerzen auftreten.

7. Man steht aufrecht und legt die beiden Handflächen auf das Kreuzbein. Nun kreist man mit dem Oberkörper abwechselnd nach links und rechts **(Abb. 249)**.

Bei Bedarf kann man zusätzlich in der Lendengegend massieren. Idealerweise übt man 4- bis 6mal täglich (jeweils ca. 10 Minuten). Um die Beschwerden auf Dauer zu beseitigen, muß man allerdings mit einer Trainingszeit von mehreren Wochen rechnen.

Plattfüße

Das Merkmal des Plattfußes ist eine Abflachung des Fußgewölbes; die Fußsohle berührt mehr oder weniger vollständig den Boden. Typische Beschwerden sind Schmerzen bei längerem Stehen, und zwar im Unterschenkel, im Knie, in der Hüfte oder im Rücken; verminderte Gehleistung, rasche Ermüdung und unter Umständen sogar Durchblutungsstörungen im Fuß.

Die Ursachen sind äußerst vielfältig. Sehr selten handelt es sich um eine anlagebedingte Bindegewebsschwäche, wesentlich häufiger findet man folgende Gründe:

● Mangelndes Training bei Kindern und Jugendlichen mit folgender Muskelschwäche; nicht selten Übergewicht als zusätzlich begünstigender Faktor;

● Stehen und Gehen auf harten und glatten Böden; zu frühes Tragen von Schuhen (Zivilisationskrankheit);

● Fehlhaltung des Beines oder Fehlbelastung beim Gehen vor allem bei Frauen durch Schuhe mit zu hohen Absätzen;

● Schwäche oder Atrophie als Folge langer Ruhigstellung oder entzündlicher Prozesse;

● Knochenerweichung bei Erkrankungen wie Rachitis.

Die meisten Plattfüße bei Kindern entstehen aufgrund ungenügender Muskelkraft. Je früher mit Gymnastik begonnen wird, desto wirkungsvoller ist sie. Hauptziel ist das Muskeltraining von Füßen und Beinen.

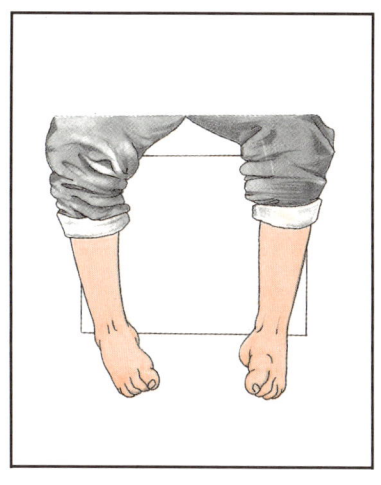

Abb. 250

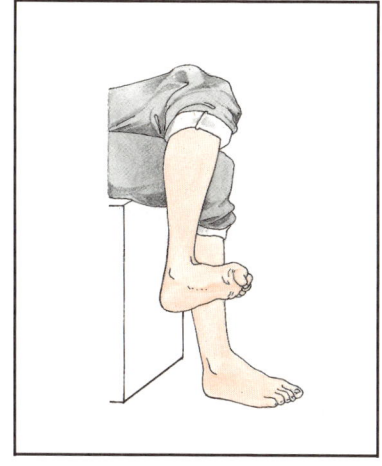

Abb. 251

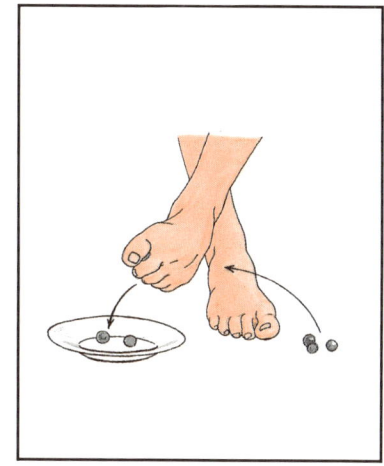

Abb. 253

Bewegungstherapie

1. Man sitzt auf einem Stuhl und stellt die Füße etwa hüftbreit auseinander; jetzt zieht man die inneren Fußkanten nach innen und oben, die äußeren Fußkanten bleiben auf dem Boden **(Abb. 250)**.

2. Im Sitzen schlägt man ein Bein über das andere, streckt und krümmt abwechselnd die Zehen. Gleichzeitig zieht man den Fuß zum Schienbein hin an **(Abb. 251)**.

3. Man sitzt im Sessel. Nun zieht man Vorfuß und Zehen hoch, die Fersen bleiben dabei auf dem Boden **(Abb. 252)**; in dieser Stellung krümmt und streckt man die Zehen.

4. Wie bei 3., nur spreizt und schließt man die Zehen.

5. Im Sitzen nimmt man mit den Zehen kleine Gegenstände wie Glasperlen, Murmeln, Holz- oder Textilstücke vom Boden auf und legt sie in einen Behälter **(Abb. 253)**.

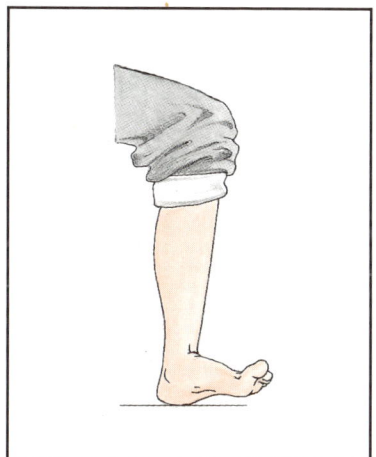

Abb. 252

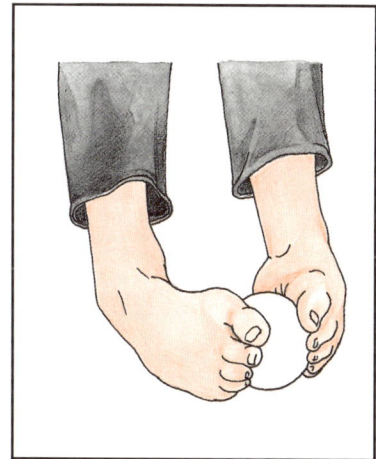

Abb. 254

6. Im Sitzen hebt man mit Hilfe der Fußsohlen einen Tischtennis- oder Tennisball auf **(Abb. 254)**.

131

Rheumatische Gelenkentzündung

Die betroffenen Gelenke sind bei rheumatischer Gelenkentzündung meist geschwollen, schmerzend und in der Beweglichkeit eingeschränkt. In symptomfreien Intervallen sollte man neben allgemeiner Heilgymnastik daher auch gezielte Gelenkgymnastik betreiben. Ziel ist es, die Beweglichkeit der Gelenke zu verbessern.

Die betroffenen Gelenke sollten mehrmals am Tag aktiv bewegt werden. Ist das aktive Bewegungsausmaß nicht zufriedenstellend, kann man sie selbst mit Hilfe der gesunden Hand oder mit Unterstützung durch eine Hilfsperson passiv durchbewegen. Wenn möglich, kann man im warmen Wasser (bei ca. 37° Celsius) üben (für kleine Gelenke in der Badewanne, ansonsten im Schwimmbad). Die Wärme lindert Krämpfe und Schmerzen der Muskeln; die Auftriebskraft des Wassers begünstigt die Bewegungen der Gelenke, und sein Gewicht bietet einen optimalen Trainingswiderstand bei der Muskelkräftigung.

Bei akuten Schüben sollte man die Heilgymnastik vorübergehend unterbrechen und vorerst nur die Entzündung behandeln.

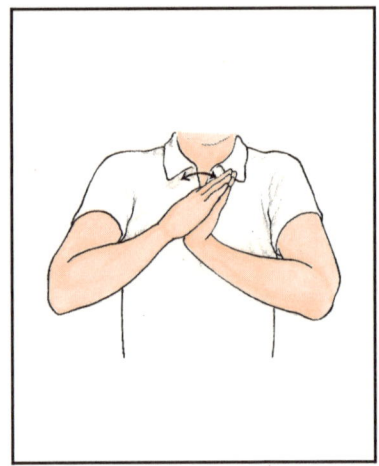

Abb. 255

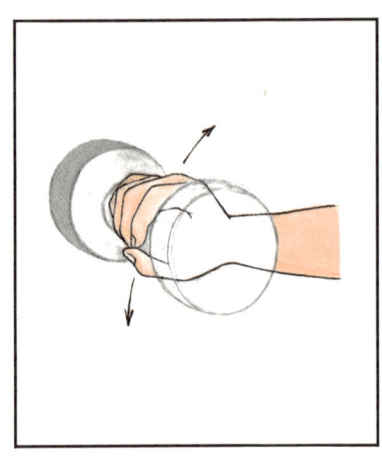

Abb. 256

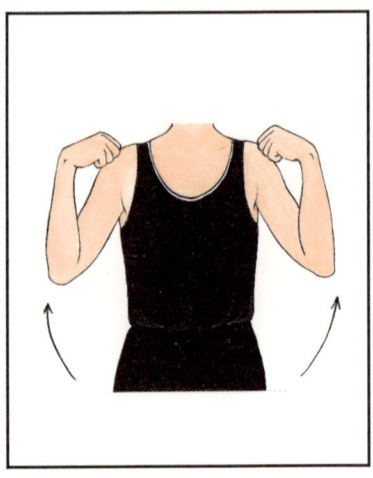

Abb. 257

Bewegungstherapie

Fingerübungen

1. Man drückt kräftig und mit allen Fingern einen Holzstab.
2. Man legt die Handflächen mit gespreizten Fingern auf einen Tisch und drückt mit Kraft die Handflächen und die Finger gegen die Unterlage.

Handgelenkübungen

1. Bei geschlossenen Fingern legt man die beiden Handflächen vor der Brust aneinander (Bethaltung); die eine Hand drückt die jeweils andere so hin und her, daß die Hände abwechselnd zurückgebogen und nach vorn gestreckt werden **(Abb. 255)**. Die Bewegung soll möglichst schnell und kräftig durchgeführt werden.
2. Man ergreift eine Hantel, beugt und streckt abwechselnd das Handgelenk **(Abb. 256)**.

Ellenbogenübung

Man hält die Arme neben dem Körper (Handflächen nach innen) und ballt die Hände zur Faust; dann beugt man die Ellenbogen, daß die Fäuste die Schultern berühren **(Abb. 257)**. Dann streckt man die Ellenbogen kräftig nach unten und streckt und spreizt dabei die Finger.

Schulterübungen

1. Man läßt die Arme neben den Körper fallen, hebt sie dann nach vorn und hoch über den Kopf. Dabei klatscht man in die Hände.
2. Man läßt die Arme neben den Körper fallen, hebt sie zur Seite hoch und klatscht über dem Kopf in die Hände.
3. Man legt die Handflächen an den Hinterkopf und zieht die Ellenbogen soweit wie möglich zurück.
4. Man legt die Handrücken an die Lende und zieht die Ellenbogen soweit wie möglich zurück.

Knie- und Hüftgelenkübungen

1. Man steht aufrecht, legt die Hände auf die Taille, macht einen Schritt mit dem linken Fuß nach vorn und beugt dabei tief das linke Knie (das rechte bleibt dabei gestreckt); dann kommt man zurück in die Ausgangsposition. Jetzt wiederholt man mit dem rechten Fuß und Knie die gleiche Bewegung. Man nennt diese Übung »Schützenschritt«.
2. Man steht hinter einem Stuhl und hält sich an der Rückenlehne fest; dann geht man in die Hockstellung, die Fußsohlen sollen ganz auf dem Boden bleiben. Dann aufstehen.

3. Man steht neben einem Stuhl und hält sich mit einer Hand an der Rückenlehne fest; dann schwenkt man ein gestrecktes Bein kraftvoll vor und zurück. Danach wiederholt man die Übung mit dem anderen Bein.
Jede der Übungen kann man 10- bis 20mal wiederholen, gewöhnlich morgens und abends. Außerdem sollte man die erkrankten Gelenke und die umliegenden Muskeln vorsichtig massieren, um Schmerzen und Schwellungen zu lindern, wobei man im Gelenkbereich nur ganz leicht reibt und streicht; die Muskeln dagegen knetet und massiert man kräftiger. Die Gesamtdauer der Übung beträgt inklusive Massage etwa 10—20 Minuten.

Schmerzen im Lendenbereich

Lendenschmerzen sind an sich nur ein Symptom (Krankheitszeichen) und können zahlreiche Ursachen haben. Am häufigsten sind die sogenannten »funktionellen Lendenschmerzen«, die durch falsche Körperhaltung und Schwäche der Rumpfmuskulatur hervorgerufen werden.
Eine typische Wirbelsäulenfehlhaltung ist das Hohlkreuz (Lordose). Die Folgen sind schmerzhafte Verspannungen der Rückenmuskeln, unter Umständen sogar Bandscheibenschäden oder Entzündungen an den Wirbelgelenken.
Bei einer Schwäche der Rumpfmuskulatur kann die Wirbelsäule nicht optimal gegen das Körpergewicht gehalten werden. Daher treten speziell

nach längerem Stehen, Sitzen oder Gehen, nach einer Arbeit in Bückstellung oder nach Tragen schwerer Lasten Schmerzen auf. Die Belastung der Bandscheiben, der Bänder und der Gelenke der Wirbelsäule ist wesentlich erhöht; es entstehen vorzeitig Abnützungen, die wiederum Schmerzen verursachen.
Durch Gymnastik wird einerseits die schwache Muskulatur trainiert, andererseits aber auch die Fehlhaltung bis zu einem gewissen Grad korrigiert.
Da aber jeder Patient sehr individuelle Gymnastik und Haltungsübungen braucht, um seine Beschwerden effizient zu behandeln, ist eine Beratung und Schulung durch einen Orthopäden bzw. Physiotherapeuten unumgänglich.
Hier werden dennoch einige Übungen vorgestellt, die den Zweck haben, die Rumpfmuskulatur allgemein zu stärken.

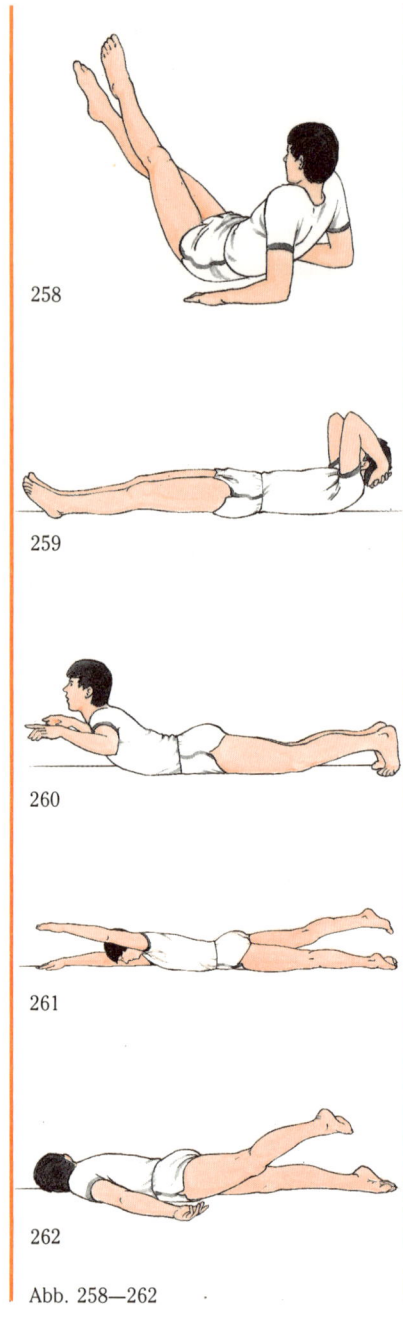

258

259

260

261

262

Abb. 258—262

Bewegungstherapie

1. Man sitzt auf dem Boden, stützt den Oberkörper entweder mit beiden Ellenbogen oder mit beiden Händen und hebt die Beine ca. um 45° **(Abb. 258)**; in dieser Haltung kreuzt man die Beine so, daß das linke und das rechte Bein abwechselnd oben liegen (3- bis 5mal). Dann legt man die Beine auf den Boden.

2. Man liegt auf dem Rücken, verschränkt die Hände hinter dem Kopf und hebt ihn (Kinn zur Brust) so weit, daß die Schulterblattspitzen gerade noch die Unterlage berühren **(Abb. 259)**.

3. Man liegt auf dem Bauch, legt die Hände mit gebeugten Ellenbogen neben den Kopf, dann hebt man den Oberkörper zusammen mit den Armen hoch **(Abb. 260)**. Danach kommt man in die Ausgangslage zurück. Dabei werden die Zehenspitzen aufgestellt und die gesamte Bein- und Gesäßmuskulatur angespannt.

4. Man liegt auf dem Bauch, die Arme über den Kopf gestreckt. Der linke Arm und das rechte Bein werden gleichzeitig leicht von der Unterlage abgehoben und vom Körper weggestreckt. Die Stirn bleibt parallel zum Boden **(Abb. 261)**. Die Spannung 3—5 Sekunden halten, lockerlassen und die Diagonale wechseln.

5. Man liegt auf dem Bauch, legt die Hände neben den Körper, dann hebt man die Beine abwechselnd von der Unterlage ab und zieht das Bein aus dem Hüftgelenk heraus. Dabei führt die Ferse die Bewegung **(Abb. 262)**. Zusätzlich kann man die 8. Übung aus dem Shi-Er-Duan-Jin (Brokatgymnastik mit zwölf Übungen) durchführen (siehe Seite 50).

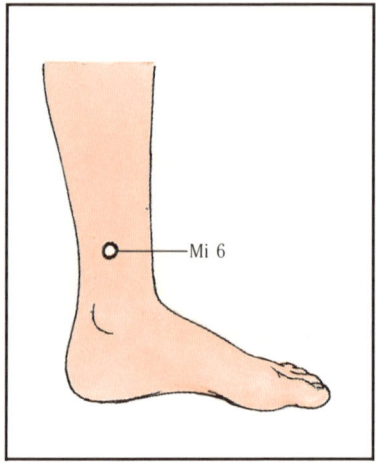

Abb. 263

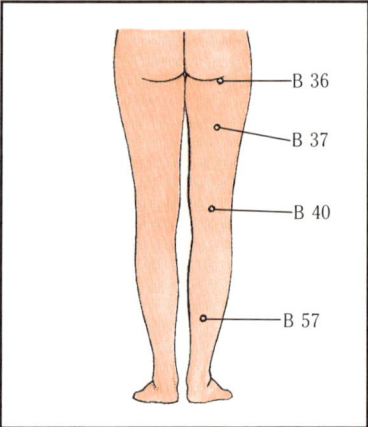

Abb. 264

134

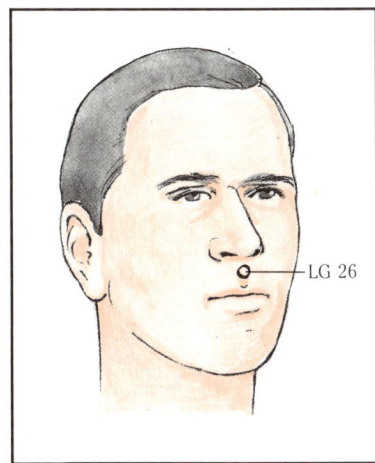

Abb. 265

Heilmassage

Sehr wirkungsvoll zur Schmerzlinderung ist die Punktmassage (Akupressur):

San-Yin-Jiao (Kreuzung der drei Yin — Milzpunkt 6): 4 Finger breit oberhalb des inneren Knöchels, hinter dem Schienbein **(Abb. 263)**.

Cheng-Shan (Gebirgsstütze — Harnblasenpunkt 57): in der Mitte der Unterschenkelrückseite, etwa beim Übergang der Achillessehne in den Wadenmuskel **(Abb. 264)**.

Wei-Zhong (Mitte der Beugefalte — Harnblasenpunkt 40): in der Mitte der Kniekehle **(Abb. 264)**.

Yin-Men (Tor des Reichtums — Harnblasenpunkt 37): auf der Grenze zwischen den oberen zwei Fünfteln und den unteren drei Fünfteln der Entfernung Gesäßfaltenmitte — Kniekehlenmitte **(Abb. 264)**.

Cheng-Fu (stützende Stelle — Harnblasenpunkt 36): in der Mitte der Gesäßfalte **(Abb. 264)**.

Bei starken Schmerzen kann man den Punkt *Ren-Zhong* (Menschenmitte — Lenkergefäßpunkt 26), in der Mitte der Furche zwischen Oberlippe und Nase **(Abb. 265)**, mit der Fingerkuppe massieren oder die Sehnen der Oberschenkelmuskeln in der Kniekehle ziehen, kneten und schnipsen.

Versteifende Entzündung der Wirbelsäule (Bechterew-Krankheit)

Solange die Versteifung der Wirbelsäule noch nicht abgeschlossen ist, muß versucht werden, durch intensive Gymnastik die noch nicht befallenen Wirbel möglichst beweglich zu halten. Auch bei bereits angegriffenen, aber noch nicht vollständig versteiften Wirbelgelenken kann dadurch bis zu einem gewissen Grad eine Verschlechterung verhindert werden.

Schwerpunkt dieser Heilgymnastik ist das Training der Bauch-, der Schulter-Rücken- sowie der Hüftmuskulatur. Sind diese Muskeln gut trainiert, können sie in gewissem Maß die Funktionseinschränkung der Wirbelsäule ausgleichen. Die Wirbelsäule selbst wird bei dieser Gymnastik nicht mit Gewalt gestreckt oder mobilisiert. Man versucht lediglich, das Bewegungsmaß mit entspannenden und kräftigenden Bewegungen auszuschöpfen.

Sehr häufig ist auch die Beweglichkeit des Brustkorbs eingeschränkt und die Atemfunktion beeinträchtigt. Daher sollte man zum Ausgleich auch Bauchatmung (Zwerchfellatmung, siehe Seite 26) üben und an der Beweglichkeit des Brustkorbs arbeiten.

Bewegungstherapie

Die folgenden sechs Übungen sollte man 2mal am Tag mit je 10—20 Wiederholungen durchführen.

1. Man liegt auf dem Rücken und übt die Bauchatmung.

2. Man legt die Hände hinter den Kopf und zieht die Beine so weit an, daß die Oberschenkel auf dem Bauch liegen **(Abb. 266)**, dann streckt man die Beine kräftig und legt sie anschließend auf den Boden zurück.

3. Man bleibt auf dem Rücken liegen und beugt ein Bein zum Körper, dann hebt man das andere gestreckt hoch und beugt gleichzeitig das Kinn zur Brust **(Abb. 267)**.

4. Man liegt auf dem Bauch, streckt die Arme zur Seite und zieht sie dann nach hinten zusammen **(Abb. 268)**.

5. Man steht aufrecht und legt die Hände in die Taille; zuerst beugt man den Kopf möglichst weit nach vorn und streckt ihn dann möglichst weit zurück, anschließend dreht man den Kopf soweit wie möglich nach links und nach rechts.

6. Man steht aufrecht, legt die Hände auf die Taille und dreht den Oberkörper nach links und nach rechts. Dabei wird das Becken nicht mitbewegt.

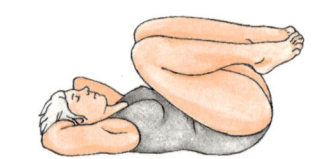

266

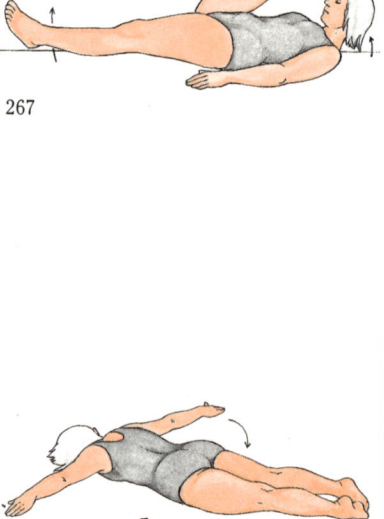

267

268

Abb. 266—268

Erkrankungen der Harn- und Geschlechtsorgane

Chinesische Atemtherapie, Heilgymnastik und Massage werden hauptsächlich zur Behandlung dieser Erkrankungen eingesetzt. Das Training der Beckenbodenmuskeln, das sowohl in der chinesischen als auch in der westlichen Heilgymnastik ein Begriff ist, gehört zu den besten Möglichkeiten, um Beschwerden der Beckenorgane (Harnblase, Gebärmutter, Enddarm usw.) zu beseitigen. Ähnlich wirksam ist auch die chinesische Punkt- und Meridianmassage. Sie zeichnet sich unter anderem durch ihre schmerzlindernde und entkrampfende Wirkung auf die Beckenorgane aus.

Beckenboden-schwäche

Der Beckenboden besteht aus übereinandergefügten Muskelschichten. Die Kräftigung dieser Muskulatur durch Gymnastik kann außer bei Beckenbodenschwäche auch bei folgenden Störungen erfolgreich eingesetzt werden:

- Vorfall des Afters oder der Mastdarmschleimhaut;
- Senkung oder Vorfall der Gebärmutter;
- unkontrollierter Harnabgang (Harninkontinenz), der auf eine Schrumpfung (Atrophie) oder Funktionsstörung der Beckenbodenmuskulatur zurückzuführen ist (häufig bei älteren Frauen).

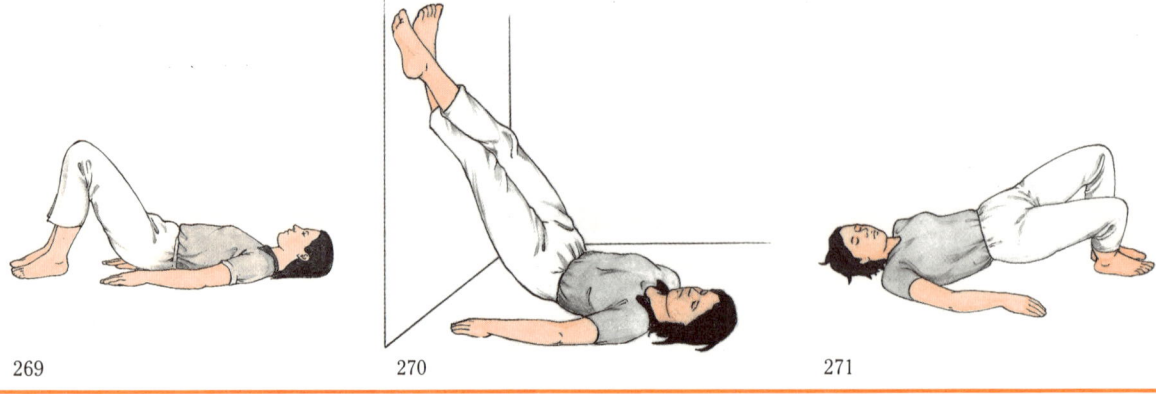

269   270   271

Abb. 269—271

Bewegungstherapie

Die Übungen bestehen aus drei Hauptkomponenten:
● *Zusammenziehen (Heben) der Aftermuskulatur;*
● *Straffung der Bauchdecke* (die Spannungssteigerung der Bauchdecke führt zu einer reflektorischen Straffung der Beckenbodenmuskeln);
● *Bewegung der Hüfte* (die Streckung und Innendrehung des Hüftgelenks verursacht unter anderem auch das Zusammenziehen der Beckenbodenmuskeln).
1. Man liegt flach auf dem Rücken, hebt das Gesäß beim Einatmen und zieht gleichzeitig die Beckenbodenmuskeln kräftig zusammen (wie beim Zurückhalten von Stuhl oder Urin). Während des Ausatmens senkt man das Gesäß wieder ab und entspannt sich.
2. Man liegt mit angewinkelten Knien auf dem Rücken, hebt während des Einatmens das Gesäß etwas

an, kneift die Gesäß- und die Aftermuskulatur gleichzeitig zusammen **(Abb. 269)**. Während des Ausatmens senkt man das Gesäß wieder ab und entspannt sich.
3. Man liegt, ziemlich nah an einer Wand, auf dem Rücken und legt die Beine gekreuzt hoch an die Wand. Während des Einatmens hebt man das Gesäß und den Kopf vom Boden ab, zieht die Aftermuskulatur gleichzeitig zusammen **(Abb. 270)**. Beim Ausatmen kommt man zurück in die Ausgangslage und entspannt sich.
4. Man liegt mit gebeugten Knien auf dem Rücken, stellt die Beine dicht aneinander und drückt die Knie kräftig zusammen. Gleichzeitig hebt man das Becken hoch. Dann läßt man die Knie auseinanderfallen und bringt das Becken zurück auf den Boden **(Abb. 271)**.
5. Man sitzt aufrecht auf einem Stuhl oder Hocker, streckt die Beine aus und legt sie gekreuzt übereinander, wobei die Füße auf dem Boden bleiben und die Knie kräftig gegeneinandergedrückt werden **(Abb.**

272). In dieser Haltung zieht man den After hoch und kneift das Gesäß zusammen, solange man kann.
6. Man nimmt die Knie-Ellenbogen-Lage ein, krümmt den Rücken beim Einatmen und zieht gleichzeitig die Aftermuskulatur zusammen **(Abb. 273)**; beim Ausatmen läßt man locker und entspannt sich.
7. Man sitzt aufrecht im Fersensitz **(Abb. 274)** — wenn nicht möglich, Polster zwischen Fersen und Gesäß legen —, kneift Gesäß und After beim Einatmen zusammen und kommt dabei hoch in den Kniestand **(Abb. 275)**. Beim Ausatmen geht man in die Ausgangslage zurück und entspannt sich.
8. Man sitzt aufrecht auf einem Stuhl oder Hocker, zieht die Aftermuskulatur beim Einatmen zusammen und hebt gleichzeitig die Füße vom Boden ab. Beim Ausatmen bringt man die Füße auf den Boden zurück und entspannt sich.
Von den obengenannten acht Übungen ist die erste die wichtigste. Reicht die Zeit für ein volles Übungs-

138

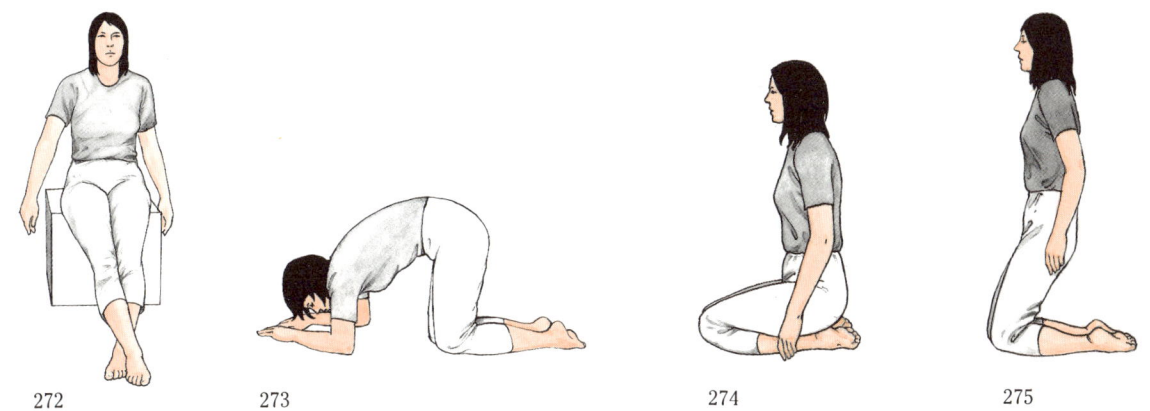

272   273   274   275

Abb. 272—275

programm nicht aus, sollte man zumindest diese eine Übung 2- bis 3mal täglich für insgesamt 15—20 Minuten oder etwa 200mal hintereinander durchführen.

Bemerkung: Beherrscht man die einzelnen Übungen, kann man zusätzlich versuchen, den Atemrhythmus umzukehren; d.h. beim Einatmen entspannen, beim Ausatmen die entsprechende Muskulatur anspannen. Man lernt dadurch, Muskelspannung ohne zusätzlichen Druck vom Bauchraum her (das Zwerchfell wird beim Einatmen nach unten gedrückt!) und ohne Hilfe der Bauchpresse (Anspannen der Bauchmuskulatur) zu erzeugen. Das wirkt sich vor allem dann günstig aus, wenn die Beckenbodenmuskulatur bereits überdehnt ist.

Chronische Entzündung der Harnblase (Zystitis)

Die Harnblasenentzündung ist die häufigste Erkrankung der ableitenden Harnwege. Typische Beschwerden sind Störungen bei der Blasenentleerung, Schmerzen und Brennen beim Wasserlassen, blutiger Urin. Da die Beschwerden bei chronischer Harnblasenentzündung meist nicht besonders ausgeprägt sind, werden sie sehr oft übersehen und vernachlässigt. In der Regel leiden wegen der kürzeren Harnröhre weit mehr Frauen als Männer darunter.

Manche chronische Zystitis ist ziemlich hartnäckig, vor allem wenn die ersten Behandlungen nicht optimal verlaufen sind. Es kann dadurch eine immer wiederkehrende (rezidivierende) Zystitis entstehen, besonders wenn die Erreger gegen bestimmte Medikamente resistent (widerstandsfähig) geworden sind.

Häufig ist die chronische Blasenentzündung eine Folge anderer Krankheiten (Diabetes mellitus, Nierenbecken- und andere Entzündungen der Niere). Daher sollte bei hartnäckiger Zystitis unbedingt ein Facharzt befragt werden, um eine gezielte Behandlung einzuleiten.

Die physikalischen Maßnahmen unterstützen die medikamentöse Behandlung. Sie können die Dauer der Behandlung stark verkürzen und das Behandlungsergebnis verbessern. Kalte Gußbäder, heiße Sitzbäder (bis zu 40° Celsius) mehrmals am Tag und innerliche »Blasenspülungen« durch vermehrte Flüssigkeitszufuhr in Form von Tee usw. eignen sich dafür hervorragend.

Zusätzlich kann man den Heilungsprozeß durch Heilgymnastik unterstützen. In der akuten Phase sind die physikalischen Behandlungen in der Regel nicht angebracht.

139

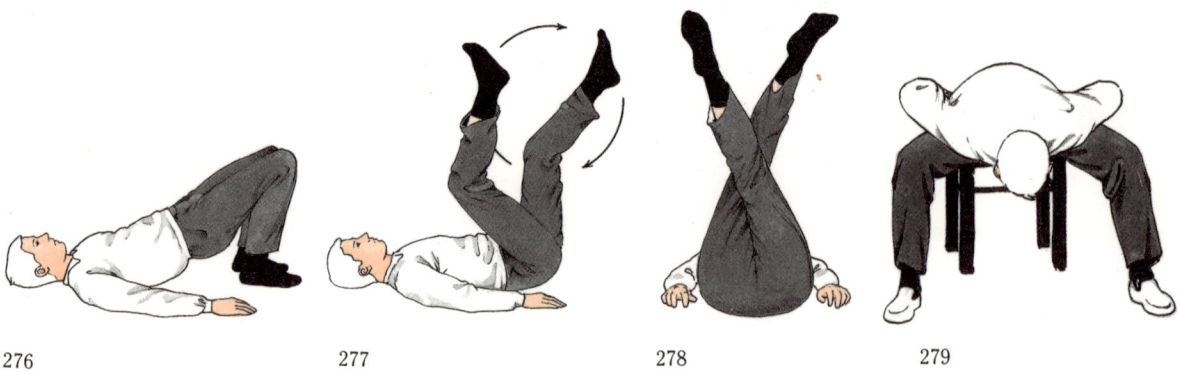

276 277 278 279

Abb. 276—279

Bewegungstherapie

1. Man liegt flach auf dem Boden, die Beine ausgestreckt, dann dreht man die Fußspitzen abwechselnd nach außen und innen (das Bein wird um seine Längsachse rotiert).
2. Man liegt auf dem Rücken, zieht die Beine an (die Füße dicht an das Gesäß gezogen, voller Sohlenkontakt mit dem Boden); nun hebt man das Gesäß so hoch wie möglich und atmet gleichzeitig tief mit dem Bauch ein **(Abb. 276)**. Danach senkt man das Gesäß wieder ab und atmet dabei tief aus.
3. Man liegt auf dem Rücken und bewegt die Beine wie beim Radfahren **(Abb. 277)**.
4. Man liegt flach auf dem Rücken, beugt die Beine an und streckt sie dann senkrecht nach oben. Dann kreuzt man die Beine wie eine Schere, daß abwechselnd das rechte und das linke Bein vorn liegt **(Abb. 278)**.
5. Man sitzt aufrecht auf einem Stuhl oder auf der Bettkante; die Sitz-

fläche soll möglichst klein sein. Man stellt die Füße weit auseinander (die Knie sind gebeugt) und legt die Handflächen auf den Unterbauch. Dann atmet man tief mit dem Bauch ein und aus. Kurz bevor man ganz ausgeatmet hat, beugt man den Oberkörper nach vorn unten, bis sich der Kopf zwischen den Knien befindet, dabei drückt man mit den Händen gegen den Bauch **(Abb. 279)**. Der erhöhte Druck im Bauchraum rückt das Zwerchfell höher in die Brusthöhle, so daß die Luft fast vollständig aus der Lunge gepreßt wird. Danach lockert man den Druck, hebt den Kopf hoch, richtet den Oberkörper ganz langsam auf und atmet gleichzeitig ein. Mit dem Ende des Einatmens ist die Ausgangsposition wieder erreicht. Man wiederholt die Übung ca. 8- bis 10mal. Anschließend steht man auf und stellt die Füße nebeneinander, dann hebt man die Beine abwechselnd einige Male möglichst hoch; zum Schluß geht man 7- bis 8mal tief in die Hocke.

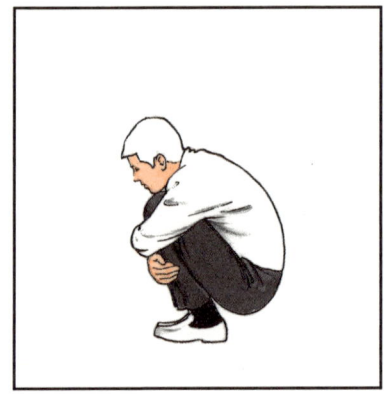

Abb. 280

6. Man steht aufrecht und massiert mit beiden Händen die Gegend von Kreuz- und Steißbein. Danach klopft man mit lockeren Fäusten ca. 30mal auf dieselbe Stelle. Nun atmet man tief mit dem Bauch ein und geht in die Hocke, dabei atmet man aus; die Hände sind vor den Unterschenkeln gekreuzt und die Fußsohlen bleiben ganz auf dem Boden **(Abb. 280)**. Dann steht man auf und wiederholt die Übung 6- bis 8mal.

Chronische Entzündung der weiblichen Geschlechtsorgane

Hier sind nicht die ansteckenden Geschlechtskrankheiten wie Tripper (Gonorrhö) oder Syphilis (Lues) angesprochen, sondern die Entzündungen der Eierstöcke und der Eileiter (Adnexitis), der Gebärmutterschleimhaut (Endometritis) oder der Scheide (Kolpitis). Typische Beschwerden sind Schmerzen im Unterleib sowie im Kreuz-Steißbein-Bereich, Ausfluß, starke und schmerzhafte Menstruationsblutungen usw.

Die physikalische Therapie kann durch die Verbesserung der Blutzirkulation den Heilungsprozeß beschleunigen. In der akuten Phase oder bei starker, lokaler, eitriger Schwellung darf Heilgymnastik vorerst nicht eingesetzt werden.

Wichtig ist, daß in jedem Fall zunächst der Facharzt aufgesucht werden muß.

Bewegungstherapie

1. Man liegt flach auf dem Rücken, entspannt den ganzen Körper und konzentriert sich auf den Unterleib. Mit der Daumenbeere massiert man kreisend links- und rechtsherum je 300mal die Akupunkturstelle *Guan-Yuan* (Schranke der Lebenskraft — Dienergefäßpunkt 4), die auf der Grenze zwischen den oberen drei Fünfteln und den unteren zwei Fünf-

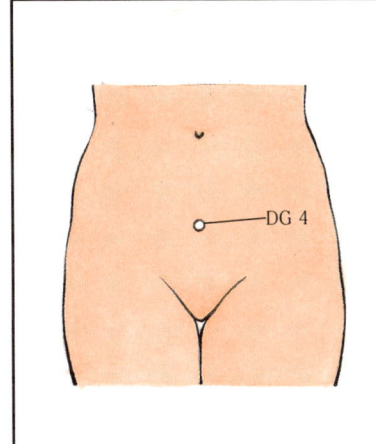

Abb. 281

teln der Entfernung vom Bauchnabel zum Schambein auf der Mittellinie des Bauches liegt **(Abb. 281)**. Nach einer gewissen Übung empfindet man hier ein warmes Gefühl, oder es ist eine Bewegung der inneren Organe zu spüren.

2. Man sitzt auf der Bett- oder Stuhlkante (je kleiner die Sitzfläche, desto besser), stellt die Beine weit auseinander, legt die Hände auf den Unterleib. Nun atmet man tief mit dem Bauch ein. Während der Ausatmung beugt man den Oberkörper nach vorn unten, bis sich der Kopf zwischen beiden Knien oder beiden Beinen befindet, und drückt dabei mit den Händen gegen den Unterleib. Dann lockert man die Hände, hebt langsam den Kopf und richtet den Oberkörper langsam wieder auf. Währenddessen atmet man mit dem Bauch tief ein; sobald die Einatmung beendet ist, befindet man sich wieder in der Ausgangsstellung. Insgesamt wiederholt man die Übung etwa 10mal. Danach steht man auf und hebt die Beine abwechselnd ei-

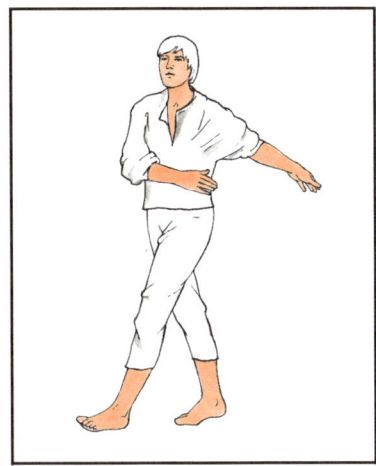

Abb. 282

nige Male so hoch wie möglich. Zum Schluß geht man ca. 6mal in die Hocke.

3. Man geht mit großen Schritten 10—20 Minuten lang im Kreis, dabei schwenkt man die Arme vor dem Körper hin und her, und zwar beide Arme nach links, wenn der linke Fuß einen Schritt macht, und umgekehrt **(Abb. 282)**. Anfänglich geht man in einem relativ großen Kreis (Durchmesser etwa 2 Meter), nach und nach wird der Kreis kleiner, bis er einen Durchmesser von 1 Meter hat. Man wechselt die Richtung, sobald man ein Schwindelgefühl spürt. Wird das Schwindelgefühl übermäßig stark, kann man zwischendurch geradeaus gehen (Paßgang).

Heilmassage

Bei chronischen Entzündungen der weiblichen Geschlechtsorgane hilft die bei Menstruationsbeschwerden vorgestellte Heilmassage (siehe Seite 145).

Gebärmuttervorfall/-senkung und Scheidenvorfall/-senkung

Normalerweise »schwebt« das gesamte Eingeweidepaket im Bauchraum. Diese »Schwebehaltung« wird unter anderem durch das Zusammenwirken von Zwerchfell, Bauchdecke und Beckenboden zustande gebracht sowie dadurch, daß sich die Eingeweide gegenseitig an ihrem Platz halten.

Man führt die Ursache von Senkungen und Vorfällen der Gebärmutter und der Scheide auf folgende drei Gründe zurück:

● *Beckenbodenschwäche*, meist infolge von Reißen oder Überdehnen des Beckenbodens bei der Geburt oder infolge zu schnell aufeinanderfolgender und/oder zu häufiger Geburten. Ferner kann auch zu schwere körperliche Arbeit zu früh nach der Geburt die Rückbildung der Beckenbodenmuskeln stören, was die Entstehung von Senkung und Vorfall begünstigt.

● *Erschlaffung des Band- und Haftapparates*. Sie kann im Rahmen einer allgemeinen Bindegewebs- und Muskelschwäche angeboren oder erworben sein. Sie führt in der Regel zu einer Abknickung der Gebärmutter nach hinten (Retroflexio uteri), die schließlich durch den Druck der Eingeweide in die Scheide gedrängt wird. Die reine Konstitutionsschwäche des Band- und Haftapparates hat für die Senkung und den Vorfall der Geschlechtsorgane der Frau nur eine geringe Bedeutung. Sie ist die häufigste Ursache bei Frauen, die noch nicht geboren haben.

● *Erschlaffung der Bauchdecke*. Ähnlich wie bei der Erschlaffung des Band- und Haftapparates liegt hier oft eine Konstitutionsschwäche des Bindegewebes und der Muskeln vor. Sie ist äußerlich durch einen Hängeleib gekennzeichnet und innerlich durch eine Senkung der Eingeweide. Dadurch entsteht ein erhöhter Bauchinnendruck, der sich auf den Beckenboden auswirkt. Bei normaler Lage der Gebärmutter kann der Beckenboden in der Regel den Druck auffangen. Besteht zusätzlich eine Lageanomalie der Gebärmutter, führt das meist zu einer Senkung oder einem Vorfall.

Nicht alle Zustandsbilder müssen operativ behandelt werden. Bei konsequentem Einsatz kann Gymnastik nicht nur bei geringgradigen Senkungen und Vorfällen gute Heilwirkung zeigen, sondern auch häufig bei schwerwiegenden Fällen.

Allerdings sind eine relativ lange Behandlungsdauer und konsequentes Üben erforderlich, um einen dauerhaften Erfolg zu erzielen.

In China wurde beobachtet, daß durch Gymnastik nicht nur die Bauch- und Beckenbodenmuskulatur gefestigt, sondern auch der gesamte Band- und Haftapparat gestrafft wurde. Die Senkung (oder der Vorfall) konnte zumindest eindeutig gebessert werden. Gleichzeitig verschwanden Beschwerden wie Druckgefühl, Blasenstörungen, Verstopfung usw. nicht selten sogar, bevor die Senkung (oder der Vorfall) vollständig beseitigt war.

Die Gymnastikbehandlung stellt die normale »Schwebehaltung« der Eingeweide wieder her. Da diese »Schwebehaltung«, wie anfangs beschrieben, durch Zusammenwirken von Zwerchfell, Bauchdecke und Beckenboden zustande kommt, muß man neben der Übung für die Beckenbodenmuskeln (Hochziehen des Afters, siehe auch Seite 138 f.) auch Übungen für Bauchdecke (siehe auch Seite 134) und Zwerchfell (durch tiefe Bauchatmung, siehe Seite 26) durchführen. Außerdem werden die Oberschenkelmuskeln, insbesondere die der Innenseite (Adduktoren), trainiert, um den Beckenboden zusätzlich zu unterstützen.

Bewegungstherapie

1. Man liegt auf dem Rücken oder auf dem Bauch, das Gesäß liegt höher als der Rumpf, damit die Gebärmutter schon durch die Schwerkraft möglichst in die normale Lage zurückkommt.

Danach kneift man den After kräftig zusammen (wie beim Zurückhalten von Stuhl oder Urin), dann entspannt man. In dieser Körperlage spannt und entspannt man im Wechsel. Geübt wird 2- bis 6mal täglich 100- bis 300mal. Die Übung ist leicht durchzuführen und eignet sich bei allen Schweregraden der Senkung und des Vorfalls. Nachdem der Vorfall oder die Senkung mehr oder weniger beseitigt ist, sollte man die Übung im Liegen, ohne erhöhte Gesäßlage, später auch im Sitzen und Stehen weiter betreiben, um die Heilung zu stabilisieren.

2. Man liegt flach auf dem Rücken und entspannt den ganzen Körper. Dann zieht man die Füße dicht ans Gesäß, legt die Arme neben den Körper, stützt den Körper mit Füßen

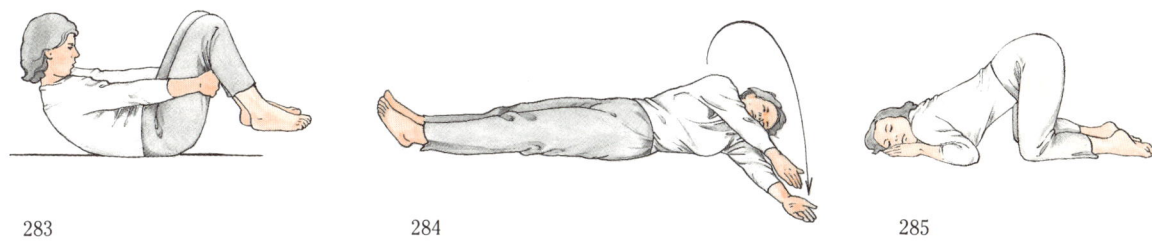

283   284   285

Abb. 283—285

und Schulterblättern, hebt das Gesäß vom Boden ab und atmet gleichzeitig ein; danach senkt man das Gesäß wieder ab, gleichzeitig wird ausgeatmet. Beim Einatmen zieht man zusätzlich den After zusammen, beim Ausatmen lockert man den ganzen Körper. Man wiederholt die Übung 20- bis 30mal.

3. Nachdem die Senkung/der Vorfall im großen und ganzen beseitigt ist, macht man diese Übung im Liegen (auf dem Bauch, dem Rücken oder der Seite) und im Stehen:

Man legt die gestreckten Beine gekreuzt übereinander und drückt sie kräftig gegeneinander. Dann spannt man After- und Scheidenmuskulatur kräftig an, danach entspannt man sie wieder. Man wiederholt Anspannen und Lockern 100- bis 300mal. Wenn man die Übung beherrscht, kann man sie mit der Atmung koordinieren.

4. Man liegt flach auf dem Rücken, zieht die Beine an und umfaßt die Oberschenkel so, daß die Ellenbogen den Boden nicht mehr berüh-

ren. Nun hebt man den Oberkörper nach vorn und zieht After- und Scheidenmuskulatur gleichzeitig zusammen **(Abb. 283)**. Danach legt man sich langsam zurück und entspannt den ganzen Körper. Man übt 20- bis 30mal.

5. Man liegt flach auf dem Rücken, streckt die Arme waagrecht mit nach oben gerichteten Handflächen zur Seite. Man dreht die rechte Schulter und den Oberkörper nach links; die linke Hand bleibt auf dem Boden liegen, und die rechte Hand schlägt gegen die linke; Becken und Beine werden möglichst nicht mitbewegt **(Abb. 284)**. Danach macht man die gleiche Übung nach rechts. Man übt insgesamt 20- bis 30mal abwechselnd nach links und nach rechts.

6. Man geht in die Knie-Ellenbogen-Lage. Die Knie werden etwas auseinandergestellt, dann senkt man den Oberkörper möglichst dicht auf den Boden, dreht den Kopf zur Seite; die Oberschenkel befinden sich senkrecht zum Boden **(Abb. 285)**. Dabei atmet man ganz ruhig und tief. Diese

einfache Übung macht man 2mal am Tag, und zwar morgens nach dem Aufstehen und abends vor dem Schlafengehen. Dauer der Übung: anfänglich jeweils 5 Minuten; nach und nach verlängert man auf 20 Minuten. Diese Übung wirkt sehr günstig gegen eine Rückwärtsverlegung der Gebärmutter und stabilisiert die Heilung.

Neben einer Senkung oder einem Vorfall besteht relativ häufig gleichzeitig eine Entzündung der äußeren Geschlechtsorgane, die selbstverständlich vorher oder gleichzeitig behandelt werden muß. Eine Blutung wird meist durch Druckgeschwüre der Gebärmutterschleimhaut hervorgerufen. Sie müssen sorgfältig vom Facharzt untersucht und behandelt werden, da sie unter Umständen entarten.

Eine operative Behandlung ist auf jeden Fall unumgänglich, wenn die Beschwerden nach sachgemäß und konsequent eingesetzter Gymnastikbehandlung keinerlei Besserung zeigen.

143

Menstruations-beschwerden

Typische Beschwerden während der Monatsblutung sind Schmerzen und Krämpfe im Unterleib, allgemeine Erregung, ein geblähter Bauch, Schmerzgefühl im Becken, Spannungen in der Brust. Es gibt:

● *Primäre Menstruationsbeschwerden:* Meistens sind junge Mädchen betroffen. Charakteristisch ist, daß die Schmerzen von der ersten Monatsblutung an vorhanden sind. Sie können psychisch, wie z.B. durch einen Konflikt, und/oder organisch, wie z.B. durch Unterentwicklung, Fehlbildung/Lageanomalie der Gebärmutter, bedingt sein.

● *Sekundäre Menstruationsbeschwerden:* Die erworbenen Menstruationsbeschwerden können ebenfalls psychische Faktoren, wie z.B. Partnerkonflikt, und/oder organische Faktoren, wie z.B. Zustand nach einer Entzündung oder chronische Entzündung der Geschlechtsorgane, als Ursache haben.

Vor einer Selbstbehandlung sollte sich jede Frau unbedingt frauenärztlich untersuchen lassen, um z.B. eine bösartige Erkrankung der Geschlechtsorgane auszuschließen und, wenn nötig, eine gezielte Behandlung der Grundkrankheit einzuleiten.

Die physikalische Therapie hat eine sehr gute, schmerzstillende Wirkung vor allem bei primären Regelschmerzen. Sie verbessert nicht nur die Blutzirkulation im Unterleib und stärkt die Bauchmuskeln, sie kann auch bis zu einem gewissen Grad die Psyche stabilisieren (sicherlich kann sie aber die notwendige Aufarbei-

tung etwaiger Konflikte nicht ersetzen). In China hat man bei Schülerinnen beobachtet, daß die primären Regelschmerzen bei 60 Prozent der Untersuchten merkbar gelindert und bei 25 Prozent sogar vollständig beseitigt wurden, nachdem sie längerfristig die physikalische Therapie angewendet hatten.

Die folgenden Übungen aktivieren vorwiegend den Bauch und regulieren die Blutzirkulation im Beckenraum. Idealerweise übt man sie vor und während der Monatsblutung 2- bis 3mal am Tag. Normalerweise ist nach etwa drei Monaten eine deutliche Besserung spürbar. Der Einsatz der Übungen auch außerhalb der Regeltage erhöht die Wirkung.

Abb. 286

Bewegungstherapie

1. Man liegt auf dem Rücken und zieht die Beine möglichst nah zum Gesäß, die Füße bleiben auf dem Boden. In dieser Haltung führt man die Bauchatmung (siehe Seite 26) 10mal aus.
2. Man steht hinter einem Stuhl und legt die Hände auf die Rückenlehne, der Oberkörper ist leicht nach vorn gebeugt; dann stellt man sich etwa 20- bis 30mal auf die Zehenspitzen.
3. Man nimmt die gleiche Körperhaltung wie bei 2. ein und macht 8—12 tiefe Kniebeugen. Die Fußsohlen bleiben dabei vollständig auf dem Boden.
4. Man liegt auf dem Rücken und zieht die angebeugten Beine zum Bauch. Dabei zieht man den Bauch ein und beugt den Oberkörper etwas nach vorn, damit die Knie möglichst nahe zum Kinn kommen. Man macht diese Übung etwa 10mal.

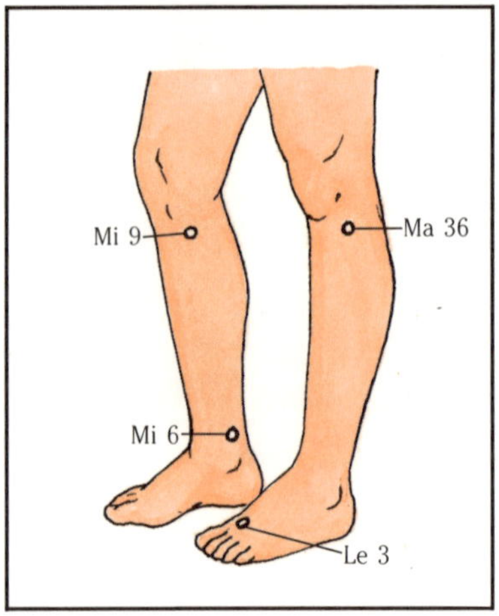

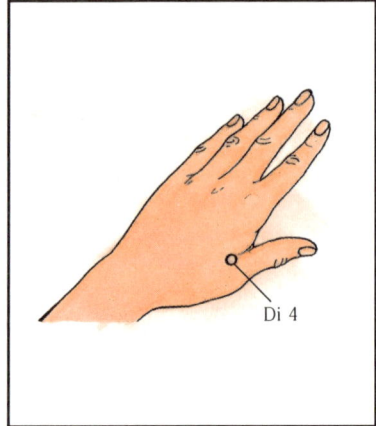

Abb. 287

Heilmassage

Außer den obengenannten vier Übungen kann man die folgenden Akupunkturstellen massieren. Die Schmerzen werden gelindert, die Funktion der Geschlechtsorgane wird verbessert.

San-Yin-Jiao (Kreuzung der drei Yin — Milzpunkt 6): 4 Finger breit oberhalb des Knöchels, hinter dem Schienbein **(Abb. 286)**.

Zu-San-Li (Drittes Wegemaß des Beines — Magenpunkt 36): 4 Finger breit unterhalb der äußeren Kniegelenksgrube, etwa 1 Daumen breit neben dem Schienbein **(Abb. 286)**.

Tai-Chong (größter Ansturm — Leberpunkt 3): etwa 1 Daumen breit hinter den Grundgelenken der Zehen, zwischen dem 1. und 2. Mittelfußknochen auf dem Fußrücken **(Abb. 286)**.

Yin-Ling-Quan (Quelle des Yin-Grabhügels — Milzpunkt 9): auf der Innenseite des Knies, unter dem Gelenkknochen des Schienbeins **(Abb. 286)**.

He-Gu (Talvereinigung — Dickdarmpunkt 4): an der dicksten Stelle des Muskelwulstes, der beim Zusammenlegen von Daumen und Zeigefinger entsteht, neben dem Ende der Falte **(Abb. 287)**.

Bei sehr starken Schmerzen kann man zusätzlich die Akupunkturstelle *Ren-Zhong* (Menschenmitte — Lenkergefäßpunkt 26), in der Mitte der Oberlippenfurche **(Abb. 288)**, kräftig mit der Fingerkuppe massieren. Eine Wirkung wird erzielt bei Schmerzen im Unterleib und im Kreuzbereich.

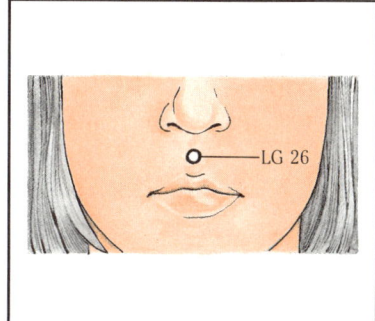

Abb. 288

Schwanger-schaftsgymnastik

Um die Schwangerschaft und die Geburt zu erleichtern, sollte die Schwangere die Tiefatmung erlernen. Das richtige, tiefe Atmen kann nicht nur den Allgemeinzustand während der Schwangerschaft verbessern, sondern auch den Geburtsvorgang erleichtern. Die verbesserte Elastizität der Bauchdecke und des Beckenbodens sowie eine optimale Beweglichkeit der Hüftgelenke erleichtern die Geburt wesentlich.

In den ersten 3—4 Schwangerschaftsmonaten sollte man noch keine Gymnastik betreiben, da gerade in diesem Zeitraum körperliche Anstrengungen leicht zu einer Fehlgeburt führen; vor allem Schwangere, die bereits einmal Fehlgeburten hatten, sollten sich schonen. Im allgemeinen sind kurze Spaziergänge in frischer Luft erlaubt. Zwischendurch können ein paar vertiefte Atemzüge geübt werden. Auch die Übung zur Entspannung der Atemgymnastik (siehe Seite 24) eignet sich vorzüglich für die ersten Monate der Schwangerschaft. Sie kann in gewissem Grad die unangenehmen Begleiterscheinungen einer Schwangerschaft, wie Übelkeit, Erbrechen, Appetitmangel usw., lindern.

Vom 4.—6. Schwangerschaftsmonat können folgende Gymnastikübungen betrieben werden. Wichtig ist, die Übungen langsam und sanft durchzuführen (harmonische Bewegung!) und sich beim Üben nicht zu übermüden.

1. Nach dem Aufwachen legt man sich flach auf den Rücken, streckt die Beine ganz entspannt aus und legt die Arme locker neben den Körper. In dieser entspannten Lage streckt und krümmt man Finger und Zehen, als ob man einen Gegenstand greift (50- bis 100mal).

2. Ausgangslage wie 1.; dann bewegt man die Arme und Beine 50—100mal um die eigene Längsachse.

3. Man liegt flach auf dem Rücken, streckt die Beine entspannt aus und legt sie dicht nebeneinander. Dann beugt man die Knie an, zieht die Füße zum Gesäß, hebt es hoch und zieht die Aftermuskulatur gleichzeitig zusammen; danach senkt man das Gesäß langsam wieder ab und lockert den After. Jetzt läßt man die Knie auseinanderfallen und legt die Fußsohlen gegeneinander **(Abb. 289)**. Anschließend atmet man 3mal tief durch. Zum Schluß streckt man die Beine wieder entspannt aus. Diese Übung macht man 10- bis 20mal. Da sie aber die Beckenbodenmuskeln besonders beansprucht, sollte man am Anfang nicht übertreiben.

4. Man liegt flach auf dem Rücken, streckt die Arme waagrecht mit nach oben gerichteten Handflächen zur Seite. Man dreht die rechte Schulter und den Oberkörper nach links; die linke Hand bleibt auf dem Boden liegen, und die rechte Hand schlägt gegen die linke. Becken und Beine werden nicht mitbewegt **(Abb. 290)**. Danach macht man die gleiche Übung nach rechts. Man übt insgesamt 20- bis 30mal abwechselnd nach links und nach rechts.

5. Man liegt flach auf dem Rücken, streckt die Beine aus und legt die Arme neben den Körper. Man spannt den Beckenboden an (wie beim Zurückhalten von Stuhl oder Urin) und lockert dann wieder (30- bis 50mal

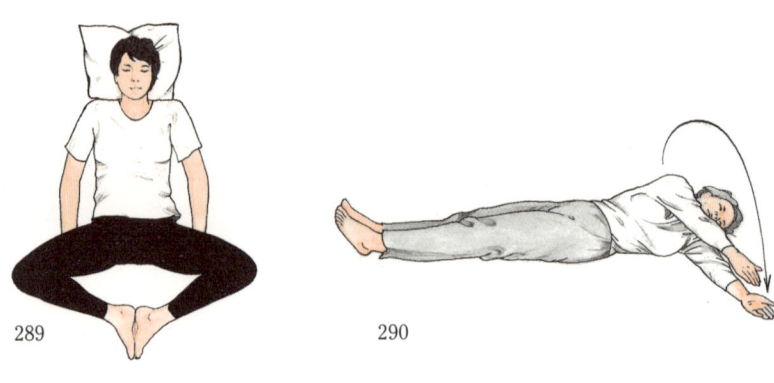

289   290

Abb. 289—290

nacheinander). Zusätzlich kann die Bewegung mit der Atmung koordiniert werden (siehe auch Seite 138 f.). Genau wie bei der 3. Übung sollte man sich am Anfang nicht anstrengen, sondern das Übungspensum erst nach und nach erhöhen.

6. Man steht aufrecht, legt die Hände in die Taille, stellt einen Fuß einen Schritt weit nach vorn und beugt das Knie soweit wie möglich. Danach wiederholt man die Übung mit dem anderen Fuß; insgesamt 4- bis 8mal.

7. Man steht aufrecht, legt die Hände in die Taille und hebt abwechselnd ein Bein gestreckt so hoch wie möglich (ca. 4- bis 8mal); die Knie bleiben dabei durchgedrückt.

8. Man steht aufrecht, legt die Hände in die Taille und hebt abwechselnd ein Bein gebeugt hoch, so daß der Oberschenkel waagrecht zum Boden steht (4- bis 8mal).

9. Man steht aufrecht, verlagert das Körpergewicht auf ein Bein und dreht den anderen Fuß soweit wie möglich nach außen, dabei soll die

Ferse auf dem Boden bleiben. So übt man jeweils 4- bis 8mal nach links und nach rechts.

Bei Balanceschwierigkeiten kann man sich mit einer Hand an der Wand abstützen.

Ab dem 7. Schwangerschaftsmonat nimmt das Körpergewicht deutlich zu, und der Schwerpunkt des Körpers verlagert sich nach vorn. Man hat dadurch nicht nur Schwierigkeiten mit der Balance, es stellt sich auch eine Behinderung der Atemfunktion und eine vermehrte Belastung der Herz-Kreislauf-Funktion ein. Deshalb sollte die Schwangere nur die Übungen im Liegen fortsetzen und das Pensum herabsetzen (insbesondere einen Monat vor dem Geburtstermin!).

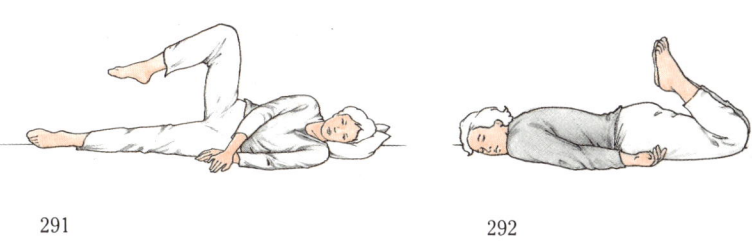

291   292

Abb. 291—292

Wochenbett-gymnastik

Eine Geburt ist eine enorme körperliche Belastung. Die Muskeln und die Bindegewebsstrukturen der Bauchwand, des Rückens und des Beckenbodenbereichs sind, bedingt durch die Schwangerschaft und Geburt, erschlafft und geschwächt. Die Darmtätigkeit ist vermindert.

Gymnastik nach der Geburt fördert die Wiederherstellung des normalen Zustands der Beckenboden-, Bauchdecken- und Rückenmuskeln sowie die Festigung der Bindegewebsstrukturen, aktiviert die Darmtätigkeit und unterstützt die Rückbildung der Gebärmutter. Damit können die Schwierigkeiten bei Stuhlgang und Wasserlassen früher beseitigt und hartnäckige Folgeerscheinungen durch eine verzögerte und/oder gestörte Rückbildung der Gebärmutter vermieden werden. Außerdem wirkt die Gymnastik günstig bei depressiven Verstimmungen, die auf die hormonelle Umstellung zurückzuführen sind.

Falls Fieber oder starke Blutungen auftreten, eine übermäßige Auflockerung des Beckenrings festgestellt wird oder eine Erkrankung der Niere, der Leber, eine aktivierte Lungentuberkulose, eine Kreislauf- oder Stoffwechselstörung vorliegt, darf Gymnastik, wenn überhaupt, nur nach fachlicher Beratung durchgeführt werden. Im allgemeinen, d.h., wenn die Geburt komplikationslos verlaufen ist, kann die Frau bereits 8—16 Stunden danach mit der Gymnastik beginnen. Die nachfolgend vorgestellten beiden Gymnastiksätze können individuell zusammengestellt werden. Gegebenenfalls sollte der Rat eines Arztes, einer Hebamme oder eines Physiotherapeuten eingeholt werden. Nach einem Dammschnitt oder einem Kaiserschnitt sollte unbedingt erst nach Absprache mit dem Arzt geübt werden. Ca. 1 Monat nach der Niederkunft kann man mit den Übungen zur Behandlung von Gebärmuttervorfall (siehe Seite 142 f.) weitermachen.

Erster Übungssatz

1. Man liegt flach auf dem Rücken, die Arme locker neben dem Körper. Die Arme werden senkrecht hochgehoben, gleichzeitig atmet man ein; dann legt man die Arme zurück und atmet aus.

2. Man liegt flach auf dem Rücken, hebt ein Bein hoch und beugt das Knie, danach legt man das Bein zurück und wiederholt die Übung mit dem anderen Bein.

3. Man liegt flach auf dem Rücken, zieht die Beine zum Körper heran (Sohlen bleiben auf der Unterlage), hebt das Gesäß hoch und senkt es gleich wieder ab. Bewegung und Atmung sollen möglichst koordiniert werden (siehe auch Seite 138 f.)

4. Man legt sich mit gestreckten Beinen auf die linke Seite, beugt das rechte Knie an und hebt das Bein zur Seite **(Abb. 291)**, dann bringt man es zurück in die Ausgangslage; danach wechselt man auf die rechte Seite und macht die Übung mit dem linken Bein.

5. Man liegt mit entspannt gestreckten Beinen auf dem Bauch, hebt die beiden Unterschenkel und bringt die beiden Fersen möglichst dicht an das Gesäß heran **(Abb. 292)**. Dann kommt man in die Ausgangslage zurück.

6. Man sitzt auf dem Boden, stützt den Oberkörper entweder mit beiden Ellenbogen oder mit beiden Händen und hebt die Beine ca. um 45°; in dieser Haltung kreuzt man die Beine so, daß das linke und das rechte Bein abwechselnd oben liegt (3- bis 5mal). Dann legt man die Beine wieder auf den Boden.

7. Man liegt auf dem Rücken, verschränkt die Hände hinter dem Kopf und hebt ihn (Kinn zur Brust) so weit, daß die Schulterblattspitzen gerade noch die Unterlage berühren.

8. Man liegt auf dem Bauch, legt die Hände mit gebeugten Ellenbogen neben den Kopf, dann hebt man den Oberkörper zusammen mit den Armen hoch. Danach kommt man in die Ausgangslage zurück. Dabei werden die Zehenspitzen aufgestellt und die gesamte Bein- und Gesäßmuskulatur angespannt.

9. Man liegt flach auf dem Rücken, zieht die Beine an und bewegt sie wie beim Radfahren.

10. Zum Schluß wiederholt man die 1. Übung.

Es empfiehlt sich folgendes Schema:
Bis zum 2. Tag nach der Geburt übt man die 1., 2., 3. und 8. Übung;
ab dem 3. Tag die 1., 2., 3., 4. und 10.;
ab dem 4. Tag die 1., 2., 3., 4., 5., 7. und 10.;
ab dem 5.—7. Tag führt man alle 10 Übungen durch.

Im allgemeinen wiederholt man anfänglich jede Übung 4- bis 6mal, dann steigert man auf 8- bis 12mal.

Zweiter Übungssatz

1. Man liegt flach auf dem Rücken, streckt die Beine entspannt aus, legt die Arme locker neben den Körper, beugt und krümmt (streckt) Finger und Zehen (Fußgelenke, Handgelenke) 50- bis 100mal.

2. Ausgangsstellung wie bei 1. Man spannt den Beckenboden beim Einatmen an und lockert ihn beim Ausatmen (und umgekehrt); 5- bis 7mal.

3. Ausgangsstellung wie bei 1. Man zieht die Füße zum Gesäß und atmet gleichzeitig tief ein, dann streckt man die Beine und atmet gleichzeitig aus (und umgekehrt); 3- bis 7mal.

4. Man liegt flach auf dem Rücken, beugt die Knie, bringt die Füße dicht an das Gesäß und legt die Hände unter den Kopf. Man hebt Becken und Gesäß beim Einatmen hoch und senkt sie beim Ausatmen zurück auf das Bett. Beim Einatmen zieht man gleichzeitig die Aftermuskulatur zusammen, beim Ausatmen lockert man sie. Diese Übung macht man 3- bis 7mal (zusätzlich auch Anspannen mit Ausatmen, Entspannen mit Einatmen!)

5. Ausgangsstellung wie bei 1. Man hebt die Arme hoch über den Kopf und atmet gleichzeitig tief ein; dann zieht man die Ellenbogen herunter und legt die Arme neben den Körper zurück. Gleichzeitig atmet man tief aus. Man wiederholt die Übung 3- bis 7mal.

6. Man liegt auf dem Bauch, legt die Arme locker neben den Körper, beugt die Knie langsam während des Einatmens, dann streckt man die Beine langsam während des Ausatmens. Diese Übung kann man ab dem 4. oder 5. Tag nach der Geburt machen. Sie hilft, eine Abknickung der Gebärmutter nach hinten zu vermeiden.

Schlußwort

Bereits am Anfang des Buches wurde dargestellt, wie und warum die chinesische physikalische Therapie Krankheiten behandeln und ihnen vorbeugen kann. Kurz zusammengefaßt: die Wirkung wird dadurch hervorgerufen, daß der Mensch in seiner Gesamtheit durch dauerhafte körperliche Betätigung einen ausgeglichenen Zustand erlangt. D.h., nicht nur die Muskeln werden stärker, die Gelenke beweglicher, die Funktionen der inneren Organe, wie Verdauung, Stoffwechsel und Kreislauf, verbessert usw., sondern auch die Aktivität der Großhirnrinde wird reguliert und dadurch die psychische Ausgeglichenheit stabilisiert.

Gedanken zum Abschluß

Es bedarf großer Ausdauer, oft mehrmals täglich zu üben, denn diese an sich leicht zu erlernenden Übungen (eventuell unter der Anleitung von Fachpersonal) brauchen oft viel Zeit, um einen sichtbaren Heilerfolg zu zeigen. Häufig entwickelt sich der Heilungsprozeß nur allmählich und in kleinen Schritten, die vom Patienten oft kaum wahrgenommen werden. Diese Fortschritte bemerkt man meist erst, wenn man den Zustand nach wochen-, ja monatelanger Behandlung mit dem Zustand bei Behandlungsbeginn vergleicht.

Bevor man mit einer Therapie beginnt, muß man sich darüber im klaren sein, daß mangelnde Geduld und inkonsequentes Üben jeden Therapieerfolg in Frage stellen. Die harte Arbeit, sich täglich geduldig mit dem eigenen Körper zu beschäftigen, oft auch ohne die Wirkung sofort sehen zu können, kann dem Betroffenen niemand abnehmen. Wer sich dennoch des Erfolgs bewußt ist, kann die täglichen Übungen dann recht leicht und mühelos absolvieren und sich auch die notwendige Zeit dazu nehmen. Im Endeffekt ist es eine Frage der Organisation und des Willens, ob man z.B. 30 Minuten Zeit pro Tag in die eigene Gesundheit investiert.

Meiner Meinung nach spielt dabei auch die Vorstellung von Gesundheit und Krankheit eine entscheidende Rolle. Leider ist es hier im Westen üblich geworden, sich erst dann mit der eigenen Gesundheit auseinanderzusetzen, wenn bereits Beschwerden auftreten. Kranksein wird häufig als etwas Schreckliches empfunden: Man kann nicht arbeiten (sprich: man ist nicht mehr zu gebrauchen, für die Mitmenschen sogar überflüssig und lästig). Man ist allein und von seiner gewohnten Umwelt isoliert. Dies bedeutet: Wenn man krank ist, muß (!) man mit allen Mitteln (!), und zwar sofort (!), wieder gesund und fit für die Arbeit werden.

Diese Einstellung führt häufig dazu, daß wir die notwendige Geduld für Behandlung und Vorbeugung nicht aufbringen wollen und können, geschweige denn die Therapie nach der Beseitigung der Beschwerden zur Stabilisierung und zum Training des Körpers weiter betreiben.

Ich bin der Ansicht, daß das Kranksein — wie Geburt und Sterben, Erwachsenwerden und Altern — zum ganz gewöhnlichen Leben gehört. Krankheit kann für uns ein Warnsignal sein, daß unser Organismus den Konflikten mit unserer Umwelt (auch den psychosozialen) oder anderen krankmachenden Faktoren (wie Fehlernährung und Bewegungsmangel usw.) nicht mehr gewachsen ist.

Unser Körper zwingt uns durch Beschwerden, wie z.B. Nackenschmerzen, Verstopfung, Schlafstörungen usw., diese Konflikte wahrzunehmen. Folglich ist Kranksein ein ganz natürlicher Vorgang in unserem Organismus, den man hin und wieder erlebt, erleben muß, der uns im Endeffekt dazu zwingt, uns mit unserem Körper auseinanderzusetzen. Erst wenn wir das Kranksein als einen normalen Teil unseres Lebens akzeptieren, können wir lernen, ohne Angst mit allen positiven und negativen Seiten unseres Körpers umzugehen.

Es ist sicherlich ein langer Weg, Beschwerden durch die physikalische Therapie zu lindern, gesund zu werden, gesund zu bleiben. Nimmt man aber den Weg auf sich und bleibt dabei, dann erreicht man irgendwann sein Ziel. Ein geflügeltes Wort aus China sagt: »Auch eine Reise von tausend Meilen fängt mit dem ersten Schritt an.« Für viele könnte dies einen weiteren Schritt bedeuten bei der Bewußtwerdung des eigenen Körpers, der Umwelt, der Lebens- und der Verhaltensweisen.

Inzwischen ist die Erkenntnis weit verbreitet und akzeptiert, daß körperliche Beschwerden, wie z.B. Verspannung im Schulter-Nacken-Bereich, durch innere Anspannung verursacht oder beeinflußt und daher nicht einfach durch Medikamente, Massagen, Entspannungsübungen usw. auf Dauer beseitigt werden können. Mimik und Gestik, Haltung und Bewegung sind Ausdruck des Charakters, der inneren Haltung eines Menschen. Die chinesische Medizin bezeichnet dieses »Shen« als das äußere Erscheinungsbild des »Qi« eines Menschen. Die Ausdrucksformen der inneren Haltung werden unter anderem durch Entwicklungsprozesse ab der frühesten Kindheit, durch kulturelle und psychosoziale Umweltbedingungen beeinflußt und geprägt. Die erworbenen Haltungs-, Bewegungs-, Handlungsmuster bestimmen wiederum, wie ein Mensch seine erlebten Erfahrungen verarbeitet, und geben seiner geistig-seelischen Entwicklung eine Richtung.

Die Wechselbeziehung zwischen Denken und Fühlen einerseits und Handeln, Verhalten und Bewegen andererseits bietet uns eine Möglichkeit, durch die Beschäftigung mit dem eigenen Körper ein besseres Körpergefühl bzw. ein ausgeprägteres Körperbewußtsein zu gewinnen. Durch entsprechendes Üben entwickelt sich dieses neue Bewußtsein nach und nach zu einem Teil des allgemeinen, normalen Bewußtseins eines Menschen. Man lernt nicht nur, dem eigenen Körper mehr Aufmerksamkeit zu schenken und ein verstärktes Ich-Bewußtsein aufzubauen, sondern auch ein seelisch-körperliches Gleichgewicht zu entwickeln.

Daher ist es auch wichtig, die geistige Grundhaltung bei der Ausübung der chinesischen physikalischen Therapie genauer zu betrachten. Man sollte sich ruhig fragen, wozu man die Übungen macht, was Gesundheit und Krankheit für einen selbst bedeuten und was man eigentlich unter Gesundheit und Krankheit versteht. Bedeutet Gesundheit nur Fitsein und die Funktionstüchtigkeit des Körpers für die Arbeit, dann wird man wahrscheinlich die Übungen nur so lange betreiben, bis man sich körperlich wieder halbwegs in Form fühlt. Man vergißt dabei, daß der Körper die physikalischen Übungen nicht nur im Zustand der Erkrankung oder des Unwohlseins als

Behandlung, sondern auch im gesunden Zustand als Training braucht. Nur so kann man gesund werden und bleiben, nur so kann sich der Körper optimal gegen krankheitsverursachende Faktoren zur Wehr setzen.

Dazu gehören eine entsprechende geistige Grundhaltung und Lebensanschauung. Schon die Ärzte im alten China wußten, daß übertriebener Ehrgeiz, Eitelkeit, Mißtrauen, Ängste, Machtgier und Geltungssucht nicht nur erhöhte Sicherheitsbedürfnisse verursachen, die auf Dauer schließlich überfordern, sondern auch seelische und körperliche Leiden hervorrufen können. Sie wußten auch, daß eine weltoffene Haltung, Toleranz, Optimismus und Freisein von übermäßig egoistischer Denkweise einen Menschen davor schützen können.

Die in diesem Buch vorgestellten Methoden der chinesischen physikalischen Therapie können besonders bei chronischen Krankheiten zur Heilung oder zumindest zur Linderung beitragen. Die Patienten sollen sich dadurch nicht der Erkrankung ausgeliefert fühlen, sondern die Initiative ergreifen. Ein dauerhafter Erfolg kann nur erreicht werden, wenn die Übungen und Behandlungen konsequent durchgeführt werden, wenn gleichzeitig die innere Einstellung überprüft und nötigenfalls korrigiert wird. Bei an sich gesunden Menschen können sie unter anderem das Körperbewußtsein verbessern, Geist und Seele stabilisieren, kurz gesagt, das Selbstbewußtsein stärken.

Außer Konsequenz und der positiven geistigen Grundhaltung braucht man auch eine die gesamte Lebens-

weise und Umwelt umfassende, ganzheitliche Betrachtungsweise, um Beschwerden oder Krankheiten erfolgreich zu behandeln. Diesen wichtigen Standpunkt möchte ich am Beispiel der chronischen Verstopfung (Obstipation) verdeutlichen:

Bei der Behandlung der chronischen Obstipation bemerkt man oft, daß Massage, Heilgymnastik usw. den erwarteten Heilerfolg nicht immer deutlich oder nicht dauerhaft bewirken können. Ein Grund dafür liegt in den vielfältigen Faktoren, die diese Erkrankung verursachen. Abgesehen von den wenigen angeborenen und idiopathischen (nicht erklärbaren) Formen sind Erschlaffung, Trägheit oder Krämpfe (Spasmen) der Darmmuskulatur als Symptome der Verstopfung ein Ergebnis des Zusammenspiels von mehreren Faktoren: Fehlernährung, Genußmittelsucht, Bewegungsmangel, fehlende Stuhlganggewohnheit, Nervosität, dauernde psychische Anspannung usw., wobei der eine oder andere Faktor bei diesem Zusammenspiel einen unterschiedlich großen Anteil haben kann.

Die schlackenarme Ernährung führt dazu, daß der Darm nicht gefüllt wird und dadurch die Bewegung (Peristaltik) nicht ausreichend angeregt wird. Die Gifte in Genußmitteln, wie Nikotin und Koffein, können bei chronischer Einnahme eine Erschlaffung der Darmmuskeln verursachen. Mangel an Bewegung und körperlichem Training führt nicht nur zu Darmträgheit, sondern auch zu einer Erschlaffung der Bauchdeckenmuskeln, die die Darmentleerung erschwert. Eine fehlende Stuhlganggewohnheit bedingt meist zusätzlich eine Fehlsteuerung der Darmentleerung. Ausgeprägte Nervosität, dauernde psychische Anspannung können so weit führen, daß der Mensch den Stuhlgang nicht in Ruhe zu Ende führen kann und der Darm nicht ausreichend Zeit bekommt, sich optimal zu entleeren.

Die chinesische Medizin ist stets der Meinung, daß man zur Behandlung und Vorbeugung von Krankheiten neben der frühzeitigen Krankheitserkennung und der richtigen Behandlung der Krankheit auch körperliches Training, gesunde Ernährung, geregeltes Alltagsleben, Ausgewogenheit zwischen Arbeit und Erholung, psychisches Gleichgewicht und eine positive Lebenseinstellung braucht. Diese ganzheitliche Betrachtungsweise gilt auch bei der chronischen Verstopfung. Wenn der Betroffene lediglich eine physikalische Therapie einsetzt und die obengenannten Fehler und Fehlverhalten nicht zu korrigieren sucht, tritt der gewünschte Erfolg meist nicht ein, da nur ein Teilaspekt der Erkrankung behandelt wird. Er übersieht dabei die Zusammenhänge und Wechselwirkungen zwischen sich selbst und seiner Umwelt und vergißt, daß er mit seiner natürlichen und psychosozialen Umwelt eine Einheit bildet, daß er nur ein Teil dieser Einheit ist. Aufgrund dieses fehlenden Bewußtseins kann er die eigentlichen Ursachen seiner Beschwerden/Erkrankungen nicht in vollem Umfang erkennen und dementsprechend auch keine umfassende und erfolgversprechende Therapie betreiben.

Kurzum, man braucht nicht nur das Wissen, welches Organ die Beschwerden verursacht, sondern auch die Einsicht in das umfassende Warum der Krankheitsentstehung, um die Behandlung, die Vorbeugung ganzheitlich und erfolgreich zu gestalten. Dies kann unter Umständen schwierig sein, und nicht selten braucht man dazu die Hilfe eines Fachmanns, wie Arzt, Psychologe, Diätberater usw. Aber letztendlich bleibt es dem Betroffenen selbst überlassen, ob er nach dieser umfassenden, ganzheitlichen Betrachtungsweise handelt und den hürdenreichen, langwierigen Weg einschlägt, um auf Dauer eine für ihn befriedigende Möglichkeit zum Gesundwerden und Gesundbleiben zu finden.

Glossar

Akupressur
siehe Zi-Wo-An-Mo (Selbstmassage)

Akupunkturstellen
oft in Kurzform »Punkte« genannt. Es handelt sich um Stellen, die sich an einem ganz bestimmten Platz auf der Körperoberfläche befinden. Sie stehen mit inneren Organen und Bezirken in Verbindung. Bei Behandlung mit der chinesischen Punkt- und Meridianmassage werden solche Punkte massiert. Dabei entfalten sie ihre Heilwirkung.

Ba-Duan-Jin
Brokatgymnastik mit acht Übungen. Alte Gesundheitsgymnastik Chinas.

Dan-Tian
Qi-Zentrum, eine Stelle in der Tiefe des Bauches, ca. 3 Finger breit unter dem Nabel. Nach Ansicht der traditionellen chinesischen Medizin wird das Qi im Dan-Tian gespeichert.

Dao-Yin
auch Do-In geschrieben. Eine klassische Methode zur Pflege der Gesundheit in China; sie beinhaltet sowohl die heilgymnastische als auch die atemtherapeutische Komponente und wird daher auch oft als Oberbegriff für verschiedene Arten der Heilgymnastik und des Qi-Gong gebraucht.

De-Qi
bedeutet wörtlich: das Qi erhalten/erreichen. Mit De-Qi beschreibt man den augenblicklichen Zustand der Reaktion des Organismus, der durch Qi-Gong-Übungen, Akupressur oder Akupunktur eingeleitet wird. Dabei spürt man unter anderem ein Gefühl von Taubheit, Schwere, Wärme, Kribbeln usw.

Drei Erwärmer
Sammelbegriff für die inneren Organe. Der erste (obere) Erwärmer entspricht den Brustorganen (Herz und Lunge), der zweite (mittlere) Erwärmer entspricht den Verdauungs- und Stoffwechselorganen (Magen, Dünndarm, Leber, Gallenblase, Milz und Pankreas), der dritte (untere) Erwärmer entspricht den Ausscheidungs- und Geschlechtsorganen (Niere, Harnblase, Dick- und Mastdarm, Gebärmutter, Eierstock und Hoden).

Gong-Bu
Schützestellung. Neben Ma-Bu eine häufig eingenommene Körperhaltung bei vielen Übungen der chinesischen Physiotherapie.

Jiu-Fa
Moxibustion. Es handelt sich dabei um eine typisch chinesische Wärmetherapie. Dabei werden Akupunkturstellen oder Meridiane durch eine angezündete Zigarre oder einen Kegel aus Beifußblättern erwärmt, um eine Qi-Regulation im Sinne der Behandlung zu stimulieren.

Lotussitz
Sitzende Haltung mit gekreuzten Beinen (oft auf einem Polster). Häufig benutzte Stellung bei Qi-Gong- oder Yoga-Übungen.

Ma-Bu
Reiterstellung, eine häufig eingenommene Körperhaltung bei vielen Übungen der chinesischen Physiotherapie.

Man-Xing-Bai-Bu-Gong
eine besondere Art des Heilspaziergangs, auch Geh-Gymnastik genannt. Dabei wird auf körperliche Entspannung, geistige Konzentration und die Harmonie der Atmung großen Wert gelegt.

Meridian
imaginäre Linie auf der Körperoberfläche. Auf ihr befinden sich eine ganze Anzahl von Akupunkturstellen (über- oder untereinandergereiht), die im großen und ganzen eine ähnliche Wirkung besitzen. In der traditionellen chinesischen Medizin dienen die Meridiane unter anderem der systematischen Zusammenfassung der zahlreichen (ca. 700—800) Akupunkturstellen zur Darlegung einiger physiologischer und pathologischer Vorgänge im Organismus sowie zur Diagnose und Therapie der Krankheiten.

Qi
die materiellen Grundlagen für die Wahrnehmung verschiedener Funktionen des Organismus (wie Sauerstoff, Nährstoffe usw.). Zugleich die Funktionsaktivitäten des Organismus selbst.

Qi-Gong

chinesische Atemtherapie. Manche sagen Atemübungen oder -gymnastik dazu; ist eine in China und anderen fernöstlichen Ländern sehr verbreitete Methode zur Pflege der Gesundheit. Dabei wird auf die körperliche und seelische Entspannung sowie eine natürliche, ruhige und gleichmäßige Atmung sehr großen Wert gelegt. Einige Übungen führt man in Ruhe (unter Einnehmung bestimmter Körperhaltungen) aus, andere kombiniert man mit Bewegungen.

Shi-Er-Duan-Jin

Brokatgymnastik mit zwölf Übungen. Alte Gesundheitsgymnastik, ähnlich wie Ba-Duan-Jin.

Tai-Ji-Quan

auch Tai-Chi-Chuan geschrieben. Es ist eine traditionelle Methode zur Pflege der Gesundheit in China. Neben dem hohen Stellenwert in der Gesundheit besitzt Tai-Ji-Quan auch eine deutliche meditative Funktion.

Es wurde aus Wu-Shu (Kampfkunst) entwickelt und hat bestimmte Bewegungsabläufe (auch »Figuren« oder »Folgen« genannt). Es gibt sehr viele unterschiedliche Formen (auch als Familien bezeichnet); die im Westen am meisten verbreiteten sind die kurze »Peking-Form« mit 24 Folgen und die Yang-Form mit unterschiedlich langen Folgen.

Wu-Qin-Xi

Gymnastik nach fünf Tieren. Die klassische chinesische Heilgymnastik wurde von dem berühmten Arzt Hua-Tuo durch Nachahmung von Tierbewegungen entwickelt.

Wu-Shu

auch unter Kung-Fu oder Wu-Gong bekannt. Sammelbezeichnung für verschiedene Selbstverteidigungskünste aus China.

Yi-Jin-Jing

eine klassische Methode des Körpertrainings in China (besonders für die Muskeln). Die Übungen des Yi-Jin-Jing setzen sich aus bestimmten Körperhaltungen, Bewegungen und Atmung zusammen.

Yuan-Qi

Antriebskraft der Funktionsaktivitäten des Organismus. Eine Unterart des Qi, weitgehend identisch mit Zheng-Qi.

Zhan-Zhuang

eine besondere Art des Qi-Gong. Wird meist im Stehen bei bestimmter Körperhaltung ausgeübt.

Zheng-Qi

siehe Yuan-Qi

Zi-Wo-An-Mo

Selbstmassage. Dabei werden in der Regel bestimmte Akupunkturstellen oder Meridiane massiert, um Krankheiten zu behandeln oder ihnen vorzubeugen.

Verwendete Literatur

Chinesische Literatur

»Ba-Duan-Jin« Bian-Xie Xiao-Zu (Autorengruppe »Ba-Duan-Jin«), *Ba-Duan-Jin* (Acht Brokatgymnastikübungen), Ren-Min Ti-Yu Chu-Ban-She (Volkssportverlag), Peking 1977

Bei-Jing Wai-Guo-Yu Xue-Yuan De-Yu-Xi (Deutsche Fakultät der Akademie für Fremdsprachen Peking) *Han-De Ci-Dian* (Chinesisch-deutsches Wörterbuch) Shang-Wu Yin-Shu-Guan (The Commercial Press), Peking 1959

»De-Hua Biao-Zhun Da-Zi-Dian« Bian-Zuan Wei-Yuan-Hui (Redaktionskomitee des großen deutsch-chinesischen Standardwörterbuchs), *De-Hua Biao-Zhun Da-Zi-Dian* (Großes deutsch-chinesisches Wörterbuch) Hao-Hua Shu-Ji (Hao-Hua Buchhandlungsverlag), Taipe 1971

Guang-Dong Zhong-Yi Xue-Yuan Deng (Akademie für chinesische Medizin, Guang-Dong und andere), Xin-Bian Zhong-Yi-Xue Gai-Yao Gong Xi-Yi Xue-Yi Zhong-Yi Yong (Überarbeitete Grundlagen der traditionellen chinesischen Medizin für westliche Ärzte zum Erlernen der chinesischen Medizin), The Commercial Press, Hongkong 1973

Guo Lin, *Xin Qi-Gong Fang-Zhi Ai-Zheng-Fa* (Neue Vorbeugungs- und Behandlungsmethode von Krebskrankheiten durch chinesische Atemtherapie), Ren-Min Ti-Yu Chu-Ban-She (Volkssportverlag), Peking 1980

Ma Chun, *Qiang-Shen Qi-Gong* (Chinesische Atemtherapie zur körperlichen Stärkung), Ren-Min Ti-Yu Chu-Ban-She (Volkssportverlag), Peking 1981

Ma-Xiu-Tang, *Dian-Xue Liao-Fa* (Heilbehandlung mit Punktmassage), Shan-Xi Ke-Xue Ji-Shu Chu-Ban-She (Verlag für Wissenschaft und Technik Shan-Xi), Xi-An 1981

Nan-Jing Zhong-Yi Xue-Yuan (Akademie für chinesische Medizin Nanking), *Zhong-Yi-Xue* (Lehrbuch der chinesischen Medizin), Jiang-Su Ge-Xue Ji-Shu Chu-Ban-She (Verlag für Wissenschaft und Technik Jiang-Su), Nanking 1983

Shang-Hai Zhong-Yi Xue-Yuan (Akademie für chinesische Medizin Shanghai), *Zhen-Jiu-Xue* (Akupunktur und Moxibustion), Ren-Min Wei-Sheng Chu-Ban-She (Volksgesundheitsverlag), Peking 1980

»Wu-Qin-Xi« Bian-Xie Xiao-Zu (Autorengruppe »Wu-Qin-Xi«) *Wu-Qin-Xi* (Gymnastik nach fünf Tieren) Ren-Min Ti-Yu Chu-Ban-She (Volkssportverlag), Peking 1978

Yang Ren-Min, *Chang-Jian Man-Xing-Bing Jia-Ting Zhi-Liao* (Die Heimbehandlung der häufigen chronischen Krankheiten) Ren-Min Wei-Sheng Chu-Ban-She (Volksgesund-heitsverlag), Peking 1984

Yang Shao-Qing, *Jin-Gang Qi-Gong* (Chinesische Atemtherapie »Diamanten«), Hu-Nan Ge-Xue Ji-Shu Chu-Ban-She (Verlag für Wissenschaft und Technik Hu-Nan), Chang-Sha 1981

Yu Yong-Nian, *Zhan-Zhuang* (Stehende Qi-Übungen), Zhi-Shi Chu-Ban-She (Verlag für allgemeines Wissen), Peking 1982

Zhao Zheng-Shan, *Jian-Yi Tui-Na Liao-Fa* (Kurzgefaßtes Lehrbuch der Heilmassage), Ren-Min Wei-Sheng Chu-Ban-She (Volksgesundheitsverlag), Peking 1981

Zhong-Guo Ren-Min Jie-Fang-Jun Wu-Han Bu-Dui Hou-Qin-Bu Wei-Sheng-Bu (Hygieneabteilung des Etappendienstes der Truppeneinheit der chinesischen Volksbefreiungsarmee in Wu-Han), *Jian-Ming Zhong-Yi-Xue* (Kurzgefaßtes Lehrbuch der traditionellen chinesischen Medizin), Hu-Bei Ren-Min Chu-Ban-She (Volksverlag Hu-Bei), Wu-Han 1975

»Zong-Yi Ci-Dian« Bian-Ji Wei-Yuan-Hui (Autorenkomitee des Wörterbuches der traditionellen chinesischen Medizin), *Jian-Ming Zhong-Yi Ci-Dian* (Verständliches Wörterbuch der traditionellen chinesischen Medizin), Ren-Min Wei-Sheng Chu-Ban-She (Volksgesundheitsverlag), Peking 1979

Zhou Ren-Feng, *Tai-Ji-Quan Chang-She* (Allgemeines Wissen über Tai-Ji-Quan — »chinesisches Schattenboxen«), Ren-Min Ti-Yu Chu-Ban-She (Volkssportverlag), Peking 1978
Zhuo Da-Hong, *Yi-Liao Ti-Yu Chang-Shi* (Allgemeines Wissen der physikalischen Therapie) (Behandlungen der chronischen Krankheiten), Ren-Min Ti-Yu Chu-Ban-She (Volkssportverlag), Peking 1976

Deutschsprachige Literatur

Hammerschmid-Gollwitzer, Josef *Wörterbuch der medizinischen Fachausdrücke*, Wilhelm Goldmann Verlag, München 1978
Hegglin, Robert/Siegenthaler, Walter, *Differentialdiagnose innerer Krankheiten,* Georg Thieme Verlag, Stuttgart/New York 1980

Huhnstock, Karl-Heinz/Kutscha, Werner/Dehmel, Horst, *Diagnose und Therapie in der Praxis,* Springer Verlag, Berlin/Heidelberg/New York 1976
Lie, Foen Tjoeng, *Chinesische Punkt- und Meridianmassage,* Wilhelm Maudrich Verlag, Wien 1986

Pschyrembel, W., *Klinisches Wörterbuch,* Walter de Gruyter, Berlin/New York 1977
Vogler, Paul/Camrath, Joachim-E., *Physiotherapie — Technik und Verfahrensweise,* Georg Thieme Verlag, Stuttgart/New York 1975

Register